灾害应急护理救援

ZAIHAI YINGJI HULI JIUYUAN

主　编　孟　萌　　孟晓云　　张　燕

副主编　张彩霞　　牛永杰　　董红梅　　吕　伟

编　者　（以姓氏笔画为序）

于海瑶　　王　蒙　　牛永杰　　吕　伟

朱桂玲　　刘雪梅　　杨晓红　　肖艳玲

沈　波　　张　颖　　张　燕　　张素丽

张彩霞　　陈　瑜　　陈立英　　孟　萌

孟晓云　　赵恬静　　高利娜　　郭宏晶

黄贤伟　　董红梅　　韩　洋

河南科学技术出版社

·郑州·

内容提要

本书以大规模突发事件医学护理救援实践程序为主线,从灾害应急护理救援概述、灾害救援事件响应、灾害救援护理救护技能、灾害创伤并发症的护理、特定灾害事件护理救援、灾害事件心理应激与干预 6 个方面,系统介绍了各类灾害的医学护理救援组织管理、创伤救护、心理防护等内容。本书主题突出、详略得当,理论与实践密切结合,不失为一部灾害护理实践指南,对于提升护理人员灾害救护能力起到积极作用。本书可供各级医院、社区医护人员,社会急救组织应急救援从业人员培训及自学使用。

图书在版编目 (CIP) 数据

灾害应急护理救援/孟萌,孟晓云,张燕主编. 郑州:河南科学技术出版社,2023.4

ISBN 978-7-5725-1150-9

Ⅰ.①灾… Ⅱ.①孟… ②孟… ③张… Ⅲ.①灾害-急救医疗②灾害-护理学 Ⅳ.①R459.7 ②R47

中国国家版本馆 CIP 数据核字(2023)第 044525 号

出版发行:河南科学技术出版社
  北京名医世纪文化传媒有限公司
  地址:北京市丰台区万丰路 316 号万开基地 B 座 115 室 邮编:100161
  电话:010-63863186 010-63863168
策划编辑:张利峰
文字编辑:刘新瑞
责任审读:周晓洲
责任校对:龚利霞
封面设计:龙 岩
版式设计:崔刚工作室
责任印制:程晋荣
印 刷:河南省环发印务有限公司
经 销:全国新华书店、医学书店、网店
开 本:850 mm×1168 mm 1/32 印张:12.75 字数:320 千字
版 次:2023 年 4 月第 1 版 2023 年 4 月第 1 次印刷
定 价:59.00 元

前　言

我国是灾害频发国家之一,每年有约 2 亿人受到灾害的影响,数千人生命安全受到灾害威胁。近 10 年来,我国已经逐步成为继美国、日本之后的第 3 个受灾损失严重的国家。护理人员在灾害救援领域发挥着愈加重要的作用,包括抢救巡诊、配合开展手术、重症患者救护、灾区群众和救灾队伍的体检巡诊、消毒隔离、心理疏导及健康教育工作等方面,均做出了突出贡献。随着灾害救援工作向专业化、标准化发展,应急救援能力不足、力量布局不均衡、科技创新能力不足、保障机制有待完善等问题成为亟待解决的重点问题。对灾害护理救援工作来说,需要培养一支具备丰富的护理理论知识和临床工作经验,能够对危重患者进行应急救护,具备领导力、组织协调能力和创新思维的人才队伍。当前,我国部分护理院校开设了灾害护理课程,且与灾害护理有关的护理研究逐渐受到人们的重视。但与其他国家相比,我国灾害护理救援工作仍然处于起步阶段。

本书共分为 6 个篇章,包括灾害应急护理救援概述、灾害救援事件响应、灾害救援护理救护技能、灾害创伤并发症的护理、特定灾害事件护理救援、灾害事件心理应激与干预。根据多年来的临床积累,以大规模突发事件医学护理救援实践程序为主线,系统介绍了多类灾害的医学护理救援组织管理、创伤救护等内容,并将关键知识和技术融入其中,主题突出、详略得当,对提升护理人员灾害救护能力起到积极作用。

在本书编写过程中,得到了相关医疗、护理专家的悉心指导,同时也得到了所在单位领导的支持帮助,在此表示衷心的感谢!虽竭尽所能,仍觉意犹未尽,如有错误和疏漏之处,恳请读者批评指正。

编　者

2022 年 7 月

目 录

第一篇　灾害应急护理救援概述

第二篇　灾害救援事件响应

第三篇　灾害救援护理救护技能

第四篇 灾害创伤并发症的护理

第五篇　特定灾害事件护理救援

灾害应急护理救援概述

第1章

绪　论

第一节　灾　害

一、灾害的概念

世界卫生组织（WHO）这样描述灾害："任何能够引起设施破坏、经济严重损失、人员伤亡、人的健康状况及社会服务条件恶化的事件，当其破坏力超过了所发生的地区所能承受的程度而不得不向该地区以外的地区求援时，就可以确定是灾害发生了。"世界红十字会认为，"灾害是能够带来经济损失及巨大破坏的不幸事件。"1980 年，泛美世界组织（Pan American Health Organization，PAHO）对灾害进行如下定义："灾害属于异常事件，指的是事件的发生需要外部进行援助"。《灾害医学的科学基础》一书中对灾害进行如下定义："灾害是严重突然事件，是人与环境关系失衡的结果，需要社区外部，或者国际援助。"国际减灾十年专家组（联合国）提出，"灾害是对人类生态环境的破坏，超过受灾地区现有资源的承受能力。"对上述定义进行总结分析，灾害是一种总称，指的是对人类或者其生存环境产生严重负面影响的事件，且社会破坏事件或者自然破坏事件超出地区承受力。因各地区的承受力具有差异，因此对受灾地区而言，破坏性事件具备的危害性也是相对的。对不同地区，同一破坏性事件导致的危害存在差异性。

由此可知,采取多样化的措施能提升灾害抵抗力,将灾害损失降到最低,如开展高质量的灾害教育能够使人们树立正确的预防灾害意识,从而降低灾害的破坏力。

二、灾害的分类

1. **自然性灾害** 是一种突发性的灾害,发生在人类赖以生存的自然中,具体指的是森林草原火灾、生物灾害、海洋灾害、地质灾害、气象灾害等。

(1)地震:常造成严重人员伤亡,能引起火灾、水灾、有毒气体泄漏、细菌及放射性物质扩散,还可能造成海啸、滑坡、崩塌、地裂等次生灾害。

(2)洪水:是由暴雨、急骤融化冰雪、风暴潮等自然因素引起的江河湖水量迅速增加或水位迅猛上涨的水流现象。

(3)海啸:是具有极强破坏性的海浪。海底发生地震时,震波动力导致海水起伏形成波浪,冲入沿海地带产生淹没性灾害即海啸。

(4)风暴:是强烈天气系统过境时的天气过程,尤其指有强降水及强风的天气系统,如龙卷风、雷暴、热带气旋、台风、热带风暴等。其中,台风对人类危害最大。

(5)火灾:是空间及时间失控的燃烧导致的灾害。火灾是对公共安全及社会发展危害最为严重、频繁的灾害之一。

(6)滑坡:在地下水活动、河流冲刷、人工切坡、地震等因素的影响下,斜坡岩体及土体受到重力的作用分散或整体向下滑动的现象。

2. **社会性灾难** 包括交通事故、环境污染、恐怖事件、火灾、爆炸、战争、工程事故等。

(1)交通事故:道路上车辆因过错或者是意外导致财产损失或人身伤亡的事件。交通事故是特定人员违反交通管理制度所致,还可能因为雷击、山洪、台风、地震等自然性灾害所引起。通常情况下,将其划分为轻微、一般、重大及特大事故四个等级。

(2)环境污染:指的是人类赖以生存的环境被破坏,导致生态系统失衡,影响人们的正常生活,包括放射线、噪声,以及水、大气、陆地、海洋污染等问题。人类直接或间接地排放自然环境自净能力承受范围之外的物质能量,导致环境质量降低,对人们的发展生存、财产乃至生态系统带来极大的负面影响。

(3)恐怖事件:恐怖分子制造的对人身安全、社会稳定及财产安全产生威胁的活动,通常情况下以劫持人质、袭击、爆炸等形式表现出来。

(4)生物性灾害:受到生物性因素影响对人类生存产生危害的事件,主要指各类传染性病症。一般情况下,是由多样化病原体导致的,能够在人与人、人与动物或动物与动物之间进行传播。病原体中通常为微生物,只有少部分由寄生虫引起。我国防疫部门以及有关工作人员应及时掌握疾病的流行病特征及变异情况,并制定针对性的对策,各地对突发、新发传染病应在规定的时间内及时向防疫部门报告。

第二节 灾害救援医学

近年来,灾害应急救援在全球范围内受到高度重视。灾害应急救援指的是因人为事故或者自然灾害导致的灾害性损伤条件下所开展的疾病防治、医学救治以及卫生保障的科学,是为受灾伤员所提供的康复、救治、预防的卫生科学。它是以急救医学、灾害医学、危重病监护医学为基础,并融合灾害学、法学、信息科学、工程学、建筑学等为一体的交叉学科。

世界范围内著名麻醉科、内外科医师于 1976 年发起并成立急救灾害医学俱乐部,后来改名为世界急救和灾害医学协会(the World Association for Emergency and Disaster Medicine, WAEDM)。20 世纪 90 年代初,世界灾害频频发生,这一协会改名为世界灾害和急救医学协会(the World Association for Disaster and Emergency Medicine,WADEM),紧密关联灾害医学及急救医学。1989年世界卫生组织(WHO)举办首届世界预防事故和伤害会议并倡导安全社区宣言。除此之外,人口老龄化、城镇化加剧等导致心脑血管发病率居高不下,致使频繁出现医疗需求紧急事件,伤病员需要接受有效且及时的治疗。正因如此,对医护人员救护工作提出更高的要求,并对救援医学模式的进步和发展产生了积极推动作用。我国国务院于2006年1月建立国家突发公共事件总体应急预案体系,于2007年颁布《中华人民共和国突发事件应对法》,2008年成立国家应急管理部。急救医学专家在2008年的第9届亚太灾难医学大会上针对怎样创建完善世界灾难救援医学救治体系,提升国际区域间合作力度这一问题开展深入讨论研究。与此同时,经过国家民政部门的批准和允许,中国医学救援协会成立并举办首届会员代表大会,这为我国医学救援工作的开展翻开了新的篇章,医学救援医学得到快速发展。目前,院前急救、急诊科、重症监护病房三个环节环环相扣、相互衔接,形成了现代应急医疗服务体系(emergency medical service system,EMSS)。

随着我国急救医学的发展以及急救医疗服务体系的逐步建立和不断完善,我国突发性灾害医学救援体系已初具规模,并在突发灾害事故医疗救援中发挥了重要的作用。我国灾害应急救援在多次地震等灾情中发挥了举足轻重的作用,在灾区伤员紧急救治以及疾病控制过程中,我国救援团队的救助能力得到显著提升。但是,目前我国突发性灾害医学救援体系还处在初级阶段,规范性和标准化水平尚有待进一步提升。与发达国家相比,我国灾害应急救援模式、救援理念和运行体系有待进一步完善;从实践层面进行分析,救援的资源、力量相对薄弱;救援预案管理细化不足,无法与其他领域进行全面联动。尽管我国组建了多支专业化灾害应急救援队伍,但是面对突发公共事件所具备的多样性及紧急性,队伍的专业化程度以及全面应急能力有待提升。此外,还存在基层组织机构不健全,救援设备陈旧短缺,急救手段落后,医疗救援人员缺乏专业灾害救护培训,动员机制不完善,救援行动迟缓,预警机制不完善,灾害信息不能及时快速整合等问题。

第 2 章

灾害应急救援的组织与管理

第一节　国外灾害应急救援的组织与管理

一、国外灾害应急救援组织

全球范围内最权威的国际救灾组织是 1945 年成立的联合国组织,其于 1948 年成立下属机构——世界卫生组织(WHO)。随着人为灾害以及自然灾害的频繁发生,WHO 于 1970 年成立了急救救济行动办公室(OERO),随之联合国成立了联合国救难救济组织(UNDRO),开展有关活动。1976 年,欧美医师组成首个国际性灾害医学机构——梅因斯学社,后期梅因斯学社发展为急救与灾难医学世界联合会(WAEDM),也将其称之为国际院前与灾难医学协会,同时出版了同名机构刊物。其宗旨如下:在全球范围内进行急救和灾害医学的沟通和合作;在医学界以及民众中传播专项技术;标准化急救以及生命支持技术。

欧洲灾害医学机构的发展与欧共体有密切联系。南欧意大利邻国圣马利诺于 1970 年召开国际会议,对地中海区域自然灾害的预防问题进行研究,联合国及世界卫生组织代表认为,应创建一个永久性机构负责该项任务。伦敦大学及鲁汶大学于 1982 年共同向欧共体议会高等教育处提出建议,希望能够联合举办灾害医学教育科学工作会议。同年,创建欧共体欧洲灾害医学教育中心。1983 年 3 月,关于建立灾害医学组织机构和教育的提议,在罗马举行的第三届国际急救和灾害医学会议上获得广泛支持。1984 年,罗马举办灾害医学教育年会,WHO 在年会上与 CE 提出建议,并承认圣马利诺共和国为欧洲灾害医学中心。1985 年欧洲灾害医学协会在罗佛罗的第二次会议上签署了欧洲各国的灾害医疗协议,之后欧共体于 1986 年举行第 38 届年会签订公开协议,创设欧洲灾害医学中心,并且在圣马利诺宣告欧洲灾害医学中心的成立。现阶段,发达国家拥有了完善的医疗救援服务体系,将消防、警察及救护电话设置为相同号码,落实联网互动共享资源,由各职能部门政府和医疗机构联合组成灾害处置系统。

二、国外灾害应急救援队的管理

突发性灾害具备不确定性的特点,为了能够保障灾后及时、精准医疗卫生救援,应高质量完成组织工作。近年来,多个国家高度重视应急救援队的管理工作,依据国情创设了急救医学体系,并组建了救援医学网络。

自 1985 年起,美国将军民医院急救系统更改成国家灾害医疗系统,将军队医疗机构作为核心力量,在全国范围内明确提出以 15 所医疗机构为中心,驻军卫勤部门能够和分散急救机构相结合,形成全面的救灾医疗体系,并规定医院床位超过 500 床需设置急诊科及 ICU 科室,确保国家在发生常规武装冲突或者是重大灾害时,能够为民众提供医疗救护。

为了提升灾害救援工作力度,苏联在 1990 年建立全国特种医学系统,创设 6 个紧急医疗救护中心,每个救护中心分区域负责并组织开展救援工作,在紧急医疗救护中,维斯涅夫斯基外科国家医学研究中心发挥技术支持作用。除布尔坚科临床总医院外,军队卫勤部门还积极参与灾害急救工作,成立全军应急救援研究中心,负责组织协调全军的灾害急救工作,并在各军区组织建立快速医疗反应小组。

法国较早成立急救医疗服务体系,并在 1956 年创设急救服务部,分区开展工作。同时,在全国范围内创设 97 个急救站,随时做好准备开展急救工作,并且能够将危重伤员在最短时间内送至医院急救科室。法国将救灾工作列入军队日常卫生事务之中,并且在 1964 年成立快速反应军医队,具备空运条件的野战医院灵活机动,能够全天抵达任何灾害现场。该队伍由法国政府直接派遣,经常性地参与到国际救援和军事冲突救援之中。

德国于 1982 年创设了 31 个卫生直升机基地,急救服务装备十分先进,急救服务覆盖的国土面积超过 90%。直升机响应半径范围广泛,医护人员能够在短时间内抵达事故现场,并尽快将伤员送至医院科室就诊。

第二节　我国灾害应急救援的组织与管理

一、我国灾害应急救援组织

2006 年,国务院颁布《国家突发公共事件总体应急预案》,将突发公共事件分为自然灾害、事故灾难、公共卫生事件、社会安全事件四类。按照各类突发公共事件的性质、严重程度、可控性和影响范围等因素,将预案分为四级,即Ⅰ级(特别重大)、Ⅱ级(重大)、Ⅲ级(较大)和Ⅳ级(一般)。国务院是突发公共事件应急管理工作的最高行政领导机构。在国务院总理领导下,由国务院常务会议和国家应急管理部负责突发公共事件的应急管理工作。必要时,派出国务院工作组指导有关工作。具体分工如下。

1. 办事机构　国务院办公厅设国务院应急管理办公室,履行值守应急、信息汇总和综合协调职责,发挥运转枢纽作用。

2. 工作机构　国家应急管理部组织编制国家应急总体预案和规划,指导各地区各部门应对突发事件工作,推动应急预案体系建设和预案演练。建立灾情报告系统并统一发布灾情,统筹应急力量建设和物资储备并在救灾时统一调度,组织灾害救助体系建设,指导安全生产类、自然灾害类应急救援,承担国家应对特别重大灾害指挥部工作。指导火灾、水旱灾害、地质灾害等防治。负责安全生产综合监督管理和工矿商贸行业安全生产监督管理等。

3. 医疗卫生救援领导小组 国务院卫生行政部门成立突发公共事件医疗卫生救援领导小组,领导、组织、协调、部署特别重大突发公共事件的医疗卫生救援工作。国务院卫生行政部门卫生应急办公室负责日常工作。省市(地)、县级卫生行政部门成立相应的突发公共事件医疗卫生救援领导小组,领导本行政区域内突发公共事件医疗卫生救援工作,承担各类突发公共事件医疗卫生救援的组织、协调任务,并指定机构负责日常工作。

4. 专家组 各级卫生行政部门应组建专家组,对突发公共事件医疗卫生救援工作提供咨询建议、技术指导和支持。

5. 医疗、卫生救援机构 各级医疗机构承担突发公共事件的医疗卫生救援任务。其中,各级医疗急救中心(站)、化学中毒和核辐射事故应急医疗救治专业机构承担突发公共事件现场医疗卫生救援和伤员转送。各级疾病预防控制机构和卫生监督机构根据各自职能,做好突发公共事件中的疾病预防控制和卫生监督工作。

6. 现场医疗卫生救援指挥部 各级卫生行政部门根据实际工作需要在突发公共事件现场设立现场医疗卫生救援指挥部,统一指挥,协调现场医疗卫生救援工作。

二、我国灾害应急救援的管理

1. 准备阶段的管理工作 通常情况下,发生灾害事件之后,地方政府机构组建抢救领导小组负责救护工作。针对重大灾害事故,救援工作需要不同部门、不同专业的人员参与其中。救灾机构之间密切联系与协作十分重要,如果日常不能进行针对性的协调训练,各单位之间不能有效配合,则在灾害发生时难以快速发挥合力。正因如此,亟须建立灾害救援卫生管理机构负责组织协调工作,明确组织分工,制定组织协调预案方案,定期进行演练,并对预案进行修订完善。医学救护机构以及管理机构应该以预案为依据有序进行相关工作。

2. 灾害现场管理组织工作　首先,现场救治。在灾难事件发生时,恰当有效地使用有限的资源显得尤为重要。高效的救援工作需要把患者按创伤部位分组,具体治疗工作也应按创伤类型和程度分期进行,保证在最初的阶段只进行绝对必要的治疗。其次,检伤分类是一个非常重要的问题。如果伤员分类工作质量低下,极有可能先转运轻伤员、后转运重伤员,使重伤员错过最佳抢救时机。正因如此,需有丰富工作经验的医护人员在灾害现场做好伤员分类工作,对伤员的病情进行详细观察,对其轻重缓急进行仔细区分确定,对气胸、大出血、窒息等紧急救治伤员做好救治措施之后,将其送至救护车,轻伤员可根据实际情况缓送。再次,组织转运伤病员。伤病员在现场救治之后,转送人员需掌握临床指征,高质量完成转送准备工作,对飞机、船、车等转送工具做有序编号,对伤员做编组处理,以先重后轻的原则转送伤者。最后,医学机构组织管理。面对大批量伤员,医学机构应该打破以往惯性管理方法,创建调度运行模式,成立指挥组,确保进行现场指挥,指挥组应由机关部门、科室领导以及医护人员联合组成。分类组负责对伤员进行分类,并对其进行紧急救治。手术组工作内容为开展紧急救治手术以及抗休克治疗。技术组负责巡回检查指导病情诊断以及手术过程中存在的疑难问题。心理援助组消除应激障碍,使伤者适应周围环境,恢复良好心理状态。为了避免各组工作出现脱节现象,使管理效能得到提升,指挥组需走出办公室,前往病房现场以及分类场办公,了解工作进度,找出其中的不足,有效解决问题,面对不同组别的报告以及紧急请示应该及时答复。

3. 灾后组织管理 主要包括公共卫生干预、传染性疾病的防治护理、放射性污染、化学性中毒防护等,确保"大灾之后无大疫"。灾害性事件发生后,尤其是地震、洪涝灾害,做好灾后的疾病预防工作非常重要,包括加强生活饮用水监测工作,开展环境整治,加强卫生消毒工作,加强灾民临时安置点的卫生管理,加强传染病疫情监测、分析,加强食品卫生管理、切实保障灾区群众食品卫生安全。同时,要大力开展卫生宣传、健康教育和医疗救治等方面工作。如涉及放射性污染、化学性中毒等特殊灾情,还应开展人群防护、环境放射性污染去污、中毒救治和护理等工作。

第三节 灾害救援法律与伦理问题

一、灾害救援相关法律

1. 国外应急管理法律、规范和标准 美国、日本和澳大利亚等国家在应急管理标准化领域的研究起步较早,探索时间长,目前逐渐形成了符合自身特点的应急管理法律和标准体系。

美国的应急管理标准与法律法规、政策文件紧密结合,无论是总统令,还是应急管理相关法律法规、国家应急框架(National Response Framework,NRF)或国家突发事件管理体系(National Incident Management System,NIMS)等文件,均直接提出了标准研制的相关要求,并要求将标准化作为与灵活性相平衡的要素,强调标准制修订的重要性,而且在多个法律法规或政策文件中引用了相关的标准,以支撑相关的规范内容。例如,《斯坦福法案》规定基础设施的维修和恢复重建必须遵循相关的安全、卫生、资助等标准和规范;同时要求制定综合标准,以评估联邦重大灾害紧急援助计划的效率和效力。

日本是遭受灾害影响比较大的国家,尤其地震、海啸等自然灾害的频发,使其逐渐探索出一套适用于自己国家、较为完善的防灾减灾体制机制。在应急管理标准化方面,日本最突出的特点是法律法规比较完善和健全。从广义上讲,法律法规是更具强制性的标准化文件,对于应急管理的规范起着至关重要的作用。此外,日本还比较重视基础通用性标准的研制,而且注重标准的宣传推广和教育培训,使全民了解应急管理内容和自救互救知识,以形成全民应急的灾害对抗模式。

澳大利亚主要通过标准化的文件体系规范应急管理工作,包括法律法规、应急管理手册及相关的参考文件。类似于美国的美国突发事件管理系统(NIMS),澳大利亚也颁布了应急管理纲领性文件——《国家应急救援管理》。在联邦层面,澳大利亚先后制定了多部法律,包括《灾害管理法》《紧急救援法》《民间国防法》等,整体规定了政府机构应对突发事件的职责义务、行使权力的规程、对公民的救济、议会监督等内容,而政府制定的《澳大利亚应急管理安排》,主要是对于所有的突发事件就联邦、州和地方政府在紧急情况发生后的应对措施进行总体性纲要。在此基础上,澳大利亚形成了一系列的救灾计划,包括航空灾害、海上灾害、辐射灾害在内的几乎所有灾害的应对计划和措施。在州级层面,各州也根据当地的具体情况,制定了具有地域特征的法规条例,例如昆士兰州于2003年出台了《昆士兰灾难管理条例》。因为澳大利亚的应急法律制度基本健全,使联邦和州、地方政府应急管理职责、运行机制、保障措施实现了高度规范化、法治化,有力高效地保障了灾害管理和突发事件应对的科学性和合理性。

2. 我国应急管理法律、规范和标准 我国现已颁布《破坏性地震应急条例》等灾害预防与应急处理法律法规73部、规章制度62条、标准21项、规范性文件107条。现阶段,我国各专业领域相关标准加快制定,标准化工作对应急管理的基础支撑作用正在逐步显现。但是,我国应急管理部的职责之前分散在各个部门,对自然灾害、事故灾难、公共卫生事件和社会安全事件4类突发事件进行分领域管理,各自有完整的标准体系,相互之间存在不兼容、不通用的问题。对照国外应急管理标准体系的优点,我国应急管理标准化工作存在以下问题。

(1)缺乏统筹规划,标准体系缺乏系统性和协调性。由于目前我国4类突发事件标准化工作分领域进行管理,各自有完整的标准体系,呈现出条块分割的现象,标准研制和日常管理缺乏统筹,出现不同领域标准交叉重复、整体覆盖不全、标准体系互相不能通用等问题。

(2)标准与法律法规、政策文件衔接不紧密。主要体现在两个方面:一方面,现行标准可以支撑相应的法律法规、政策文件,但是没有得到充分引用;另一方面,缺失现有的可以支撑法律法规、政策文件的标准,需要及时进行研制。

(3)缺失跨灾种基础通用性标准:通过标准对比,我国应急管理标准数量较多,但是深入研究后发现,跨灾种的基础通用性标准缺失严重,不同领域针对同一要素的标准化出现标准交叉重叠问题。例如,多个领域发布救援力量、避难场所、疏散等相关标准,但是内容上重复较多,需要研制跨灾种基础通用性标准。

(4)国际标准化水平不足:对于应急管理领域,我国参与制定的国际标准数量较少,而主持制定的国际标准更是寥寥无几,国际标准化水平整体不足,不利于我国应急管理领域国际影响力的提高。究其原因,主要是由于我国技术创新体系和标准研制体系不协调、国际标准化人才缺失等原因,导致我国应急管理标准的国际竞争力相对较低,需要加速提高国际标准化水平。

二、灾害救援相关伦理问题

1. 灾害医学救援面临着复杂而严酷的伦理冲突

(1)医患关系与灾情干扰:救助者与被救助者的关系在灾害医学救援的人际关系中处于核心地位。与通常的医疗卫生实践相比,灾区医患比例往往失调,医患之间直接交往增加,医务人员能动性增强,伤病员自主性相对淡化;身陷险境使受伤者危机感增强,安全感下降,甚至发生心理改变,受伤者及其亲友可能会固执地给医务人员提出不合理要求,伤员之间公开地争夺医疗资源和医务人员,非理性地要求先救自己。此类情况干扰着医学救援的开展,造成救援秩序混乱、检伤分类困难、救治活动失序,甚至使本应得到优先救治的危重伤员失去最佳救治机会。

(2)循守规范与临机决断:近年来,针对可能发生的重大事故、灾害,制订了不同类型的计划、方案、预案,对任务机构职责、人员、技术、装备、物资、行动以及指挥协调等内容做出了规定,明确了事故、灾害救援的程序、组织方式,规定了事故、灾害发生(前、中、后)做什么、怎么做、谁来做,并组织了相应的训练、演练。但是,救援形势严峻复杂,不可避免地面临非常规化的挑战。在经过努力仍无法实施规范操作,而伤员救治又急不可待的情况下,应该允许医务人员从实际出发,打破常规、方案、预案的规范,做出有别于常规操作的尝试性努力,尽力挽救危重伤员的生命。

(3)知情同意与特殊干涉:身为医务工作者,对于知情同意原则是相当熟悉而且必须履行的,可是在灾害医学紧急救援中,经常面临无法实施知情同意的困扰。北京某医院在汶川地震救援中,曾经遇到一名年仅10岁的男孩左腿压在巨大楼板之下,并已经缺血坏死,在他身后还有3名小学生受困待救,此时此刻根本无法寻找并告知其监护人来做出决断。医务人员只能履行特殊干涉权,凭借"善意的谎言"说服男孩,为其实施了麻醉和左下肢截肢术,并在某救援队的帮助下,成功救出了4名小学生。此案例充分体现了救援人员敢于担当、积极干预、果断施救的重要性。

2. 护理对策

(1)坚持公益性和无偿救治的原则:参与救援的医务人员要发扬无私奉献的精神,积极主动落实灾害救援的社会职责;医疗救灾机构应当在上级统一组织下,派出具有精湛技术的医务人员参与救援,并为之配备相应的药品器材和物资,确保救治活动有效展开。

（2）坚持争取健康效益最大化的原则：灾后 72 小时是医疗救援的"黄金时间"。灾害医学救援就是和时间赛跑、与死神抗争，一切立足于快。一是采取陆路、水路、空投等方式，快速向灾情最严重、条件最艰苦、灾民最需要的地域投送医疗救治力量；二是利用野战方舱医院、野战医院、野战医疗所等条件，在灾区迅速组织医疗力量，发挥技术优势，全力组织伤员救治；三是采用飞机、火车等方式快速后送，将伤员转移到灾区以外的省市医院进行救治。

（3）坚持从灾区实际情况出发的原则：自然灾害普遍具有突发性和破坏性，救援中必须服从组织、统一指挥，切不可各自为战，自行其是，更不能争功诿过，表演作秀，否则将给救灾工作带来极大的混乱和严重损失。

（4）平时常抓不懈，救援有备而来：自然灾害的发生是难以避免的，但其对人类的危害可以通过防灾、减灾和救援而减轻。一是要积极开展灾害预测预警研究，发展与推广防灾、减灾、救援技术，提高人类预防、抗御灾害的能力；二是科学制订灾害医学救援预案，结合不同地域、不同灾情以及灾情的不同阶段等情况，科学制订相应的处置方案，并组织经常性的训练、演练，熟悉并调整处置预案；三是加大教育培训力度，通过对灾害医学救援理论、急救知识技能、自我保护方法以及公共卫生学知识和技能等方面的教育与培训，为胜任灾害救援打下坚实基础；四是做好救援设备和物资准备，药品器材是救援医疗保障的物质基础，加大药品器材储备，加强急救装备研制，对出色完成救灾工作至关重要。

（5）勇于承担使命，主动团结协作：作为参与灾害医学救援的人员一定要有强烈的责任感，具备珍爱生命、不畏艰险、顽强救援的决心、爱心、耐心，将伤病员的生命安全放于首要地位，怀着对伤病员高度负责的精神和勇气实施救治。在灾害救援第一线，来自不同单位的救援队伍必须在明确分工的基础上，通力合作，密切配合，发扬积极主动的团结协作精神。

（6）服从统一指挥，遵守救援纪律：对于重大灾害的救援，需要多支救援队伍共同参与，只有在一个临时领导机构统一指挥下行动，才能有序、高效地开展医疗救援活动。每名医务人员都应随时听从调遣，服从安排，尽职尽责，正确处理个人与集体、局部与整体的关系，为成功救援贡献自己的一份力量。

灾害对人类生命构成极大威胁，对物质财产带来严重破坏，也直接考验着人类的道德观念。积极探讨灾害医学紧急救治中的伦理问题，建立相应的制度机制，进一步规范医务人员在应对灾害中的行为，最大限度地减轻乃至避免灾害造成的损失，是需要我们长期研究的课题。

第3章

灾害应急救援护理学

第一节 灾害护理学

一、灾害护理学的概念

灾害护理学是研究在各种自然灾害和人为事故所造成的灾害性损伤条件下实施紧急护理学救援、疾病预防和卫生保障的一门科学，是为受灾伤病员提供预防、救治护理、康复等卫生服务的科学，是介于灾害学、临床医学与护理学之间的一门学科。护士是急救医疗体系中的重要组成部分，不论是我国发生的历次灾害事件救援，还是在国际突发灾难救援中，护士都发挥了非常重要的作用。因灾害护理服务环境与一般临床护理、社区护理存在差异，近年来，许多护理院校已将灾害护理学纳入护理学专业课程体系，将灾害救护能力作为护理本科毕业生必须具备的素质和能力目标进行培养。

二、灾害护理学的起源

在灾害护理学领域中，弗洛伦斯·南丁格尔最早进行实验研究，并且使现实发生改变。在克里米亚战争过程中，南丁格尔意识到导致士兵死亡的主要影响因素便是卫生条件过于恶劣。南丁格尔制定护理评价标准，使伤病员疗养环境得到改善，这一举措使医疗护理质量得到了提升。国际红十字会创始人之一亨利·杜安也是首批倡导救援活动者。在意大利统一战争后，亨利·杜安著有《索尔弗利诺回忆书》，在文中提及救援活动不应分敌我。在此同时，倡导应创建国际性救援团体，这一思想带动了全球各地的人们，并于1863年组建5人委员会，后期发展为国际红十字会。一直以来，护理人员进行着多样化的灾害救援活动，并发布了与救援活动有关的论文以及报道。美国护理联盟于1963年调查了灾害护理教育情况研究，结果显示，将灾害护理作为特殊学科，能承担灾害护理教育，尤其是灾害应急护理教育的师资较少。在20世纪90年代，联合国将20世纪90年代称之为"国际防灾减灾10年"，全球各地提高了对灾害预防管理的重视程度。在美国"9·11"事件之后，灾害护理工作有了全新的发展目标和方向，护理教育便是其中之一。在此背景下，创建了大规模灾害教育的国际护理联盟（INCMCE），特别针对大规模灾害着手探索"应如何应对及应对灾难的方法"。《化学、生物学和放射性恐怖活动以及其他意外伤害的灾害护理和应急预案》作为灾害护理学科用书于2003年出版发行，有关灾难护理的相关资料可在国际护士协会（ICN）的主页上查阅，还可通过世界卫生组织（WHO）的网站获得有关紧急救援管理、灾难反应的信息。与其他国家一样，日本灾后组建了救援系统和组织，如日本红十字会和自卫队，但在整个护理界，却没有形成完整的灾害护理体系。自1995年发生阪神·淡路大地震后，日本的一些护理大学设立了灾害护理教师任职，并且在教学计划中设置了灾害护理学内容，尤以兵库县大学护理学部的学科带头人为代表开始系统地研究制定灾害护理基础教育大纲，并在首届亚洲灾害护理研讨会上向与会成员展示成果。目前，虽然各地区灾害护理工作有了全新的开端和发展方向，但从国际角度出发，灾害护理学仍缺乏完整的学科体系支撑。

三、我国灾害应急救援护理学的现状

与发达国家相比,我国灾害救援护理工作起步较晚。与日本、美国等国家创建了与国情相符合的灾害护理救援组织以及系统不同,我国现未创建灾害护理职能部门,未形成完善的灾害护理体系,在制定救援决策时,护理人员不能直接参与其中。在突发公共事件中,护理工作的重要性尚未得到足够重视,且针对护士如何更加深入地参与到突发事件救援中尚有待进一步研究。灾害救援过程中,护士应对患者病情伤情进行精准且果断的判断,要求具有丰富工作经验、极强问题处理能力以及观察能力,因此如何培养一支高质量的灾害救护队伍尤为重要。对灾害护理经验进行总结分析,除灾害发生时的救援工作,灾害发生前准备以及灾害发生后恢复重建同样重要。例如灾难护理教育、灾后心理疏导和健康咨询等。对上述几个方面,我国护理人员如何发挥作用值得进一步思考和研究。

第二节 灾害应急救援护理团队的 人员素质要求

一、人文素质

1. **政治素质** 作为一名现场应急救援护士,不但要具备过硬的业务水平,还要有救死扶伤的革命人道主义精神、高尚的护理道德修养及献身精神,具备同情心和责任心,能设身处地为受灾者着想,想受灾者之所想,急受灾者之所急,帮受灾者之所需,对受灾者一视同仁,态度热情和蔼,对危重患者只要有百分之一的抢救希望,就应做出百分之百的努力。

2. **心理素质** 应急救援护士除了要有高度的责任心和同情心,还应当具备良好的职业心理素质,这样才能随机应变地处理

好各种复杂情况。对现场进行冷静的观察,正确地配合其他救援人员开展工作,在直接与受灾者接触时开展心理安抚、疏导等工作,以平稳的心态紧张有序地开展抢救工作,才能在环境十分恶劣的情况下,克服重重困难完成现场止血、包扎、固定、搬运、分流等救护工作,在最短的时间内使伤者都能够得到积极有效的救治。

二、能力要求

1. **娴熟的护理技能** 急救基本技术主要包括心肺脑复苏,保持气道通畅,提供有效的呼吸支持,维持循环功能,控制外出血,包扎,保护受伤的颈椎,骨折固定等,以及心电监护仪、呼吸机和除颤器的使用等,以上技术应急救援护士均需要熟练掌握。另外,要强化护士应急能力,突出一个"快"字,各项操作争取一次成功,尽量减轻受灾者的痛苦,为受灾者赢得救治时机。所以,平时对于应急救援护士的综合急救技能培训是非常重要和关键的。应急救援护士具有扎实的基本功,具有应对各种伤病护理的知识能力,才能确保在现场救援中应对各种突发其来的伤病护理。

为了提高现场救援的速度和质量,现场护理体检工作能力显得至关重要。可以按 CRASHPLAN 程序对伤员进行现场体检,即首先检查心脏(C)、呼吸(R)等生命体征,对可能造成死亡的伤员立即抢救;然后检查腹部(A)、脊柱脊髓(S)、头部(H)、骨盆(P)、四肢(L)、动脉(A)、神经(N)。在检查中遇到伤员病情突然恶化时,特别是有持续性出血和呼吸困难的伤员,护理人员应给予紧急处理。

2. **敏锐的观察能力** 针对突发事件发生后的特殊环境,初始阶段对于事件的性质以及影响的判定很难进行。往往是在救援工作开展中、收集各种情报后才能判断,这就需要距离现场伤病员最近的应急救援护士具有敏锐的观察能力,随时捕捉任何可疑的伤病员的症状及现场环境的变化,因此提高护理人员敏锐地区分正常与异常的观察能力是非常必要的。

3. 沟通与协调能力　突发事件现场紧急救援是一种群体合作的活动,应急救援护士在工作中涉及与医生、司机、伤员及家属等的广泛关系,护士能否协调好这些关系,对医学群体内部的向心力和凝聚力、对整体救护工作的秩序和质量有很大影响。这就要求护士不仅技术操作熟练,当好医生的助手,而且护患关系也要处理恰当。在突发事件现场紧急救援中,护士和伤员及其家属接触最多也最直接,这就要求护士具有良好的沟通与协调能力,在救援过程中护士要多与伤员交谈,灵活运用鼓励性、劝慰性、健康指令性和积极暗示性的治疗语言,在不知不觉中巧妙地改变伤员的心理状况,使伤员重拾对疾病恢复的信心。涉外救援时,护士需具备一定的外语交流能力,了解当地民俗习惯,充分尊重受灾者的饮食文化、地域风俗以及宗教信仰,能够和伤病员进行简单的交流。只有处理好以上各种关系,才能同心协力,把现场紧急救援中的护理救援工作做好。

4. 丰富的知识面　因为在现场紧急救援时多为口头医嘱,现场救援护士在及时执行医嘱的同时,必须养成复述习惯,避免差错发生。平时要加强业务学习,要有广而深的多学科知识,要有较强的护理基本功。在同时救治多个伤员时,不能消极等待医嘱,而应积极主动地配合医生做好抢救工作,并且在转送途中要密切观察伤员病情变化,随时注意有无威胁伤员生命的潜在因素存在,及时向医生汇报、处置,并做好相关记录。

国际灾害预防护理专家提出,灾害救援护士应该具备恢复公众健康、应急照护、检伤分类、交流管理以及计划的能力,自如应对灾害事件,并能够对危险因素进行有效识别。灾害救援护士应熟悉应急搜救、医疗救助的方法,具备解决能力,并且能够在野外条件下工作生存,并掌握火灾、交通事故、地震、化学物品泄漏等灾害的应对措施以及有关知识内容。参与灾害救援的护士必须是全科护理人才,能够满足多样化灾害救援需求。在对应急救援护理人员进行培训选拔时,优先考虑急诊、感染、儿科、心胸外科、骨科、ICU、普通外科等工作经历人员。

第三节 护理救援在灾害应对中的作用

灾害救护在组织形式上一般以急救医学为基础,与其他救援人员共同组成急救医疗服务体系。护士是急救医疗体系中的中坚力量,在灾害救援中发挥着非常重要的作用。在灾害的不同时期,护理人员承担着不同的任务,扮演着不同的角色。

一、灾害前预防和准备阶段

护理人员作为急救医疗体系的组成人员,参与灾害医学救援组织结构的建设,灾害救援计划的制定;参与医疗、护理设备的配备和维护;参与医用药品和耗材的准备;参与灾害救援人才的培训和抽组;参与公众的健康教育和指导,包括灾害自救和互救知识、传染病的预防等。

二、灾害暴发的 EMS 应对阶段

护理人员主要任务包括:寻找、救护伤病员;对患者进行病情评估、检伤分类;协同医生实施现场急救;伤员病情观察;参与转运伤病员等。同时,还要保证难民的基本医疗,并协助开展流行病疫情监测、报告工作。

三、灾害结束重建阶段

护理人员参与住院伤病员的治疗和护理,参与伤病员和社会公众的灾后心理应激评估和咨询疏导,参与灾害后传染病的预防和控制,对公众进行相关疾病预防知识的宣教等。

第二篇

灾害救援事件响应

第 4 章

灾害应急救援事件分级

第一节　灾害应急救援事件

一、概述

我国是一个自然灾害、事故灾难等突发事件较多的国家,这些事件的发生,给人民群众的生命和财产造成了巨大损失。为了及时有效控制、减轻和消除突发事件引起的严重社会危害,应急救援已成为维护国家安全、保护人民利益、保持社会稳定、构建和谐社会的重要任务。为了更好地应对各类灾害和实施灾害救援,我们在总结大量应急救援实践的基础上,着眼于救援特点,对应急救援这一领域从理论和学科建设的角度进行了系统总结、研究。

灾害应急救援一般是指针对突发、具有破坏力的灾害事故,采取预防、预备、响应和恢复的活动与计划。即查明事故原因,评估危害程度;控制事故发生与扩大;对事故造成的危险、危害进行监测、检测;立即组织开展有效救援,组织撤离或者采取措施保护危险、危害区域的人员;减少损失和迅速组织恢复正常状态。

二、应急事件分类

各类事故、灾害或事件具有突发性、复杂性、不确定性。按照社会危害程度、影响范围等因素,我们可以将应急事件分为自然灾害、事故灾难、公共卫生事件及社会安全事件。

1. **自然灾害**　是指由自然因素即物理上的外力破坏性作用,是自然界与人类社会相互作用的产物,往往会给一个区域的社会、经济、生态等带来巨大的影响,甚至可能造成崩溃。自然灾害包括气象灾害、地壳变动所产生的灾害以及地基变动所产生的灾害,如地震灾害、海洋灾害、气象灾害、水旱灾害、地质灾害、生物灾害、森林草原火灾和其他一些异常自然现象或者是大规模火灾及爆炸。因此,我们常把自然灾害作为巨大灾害发生的前提条件。

2. **事故灾难**　是在人们生产、生活过程中发生的,违反人们意志的、迫使活动暂时或永久停止,并且引起设施破坏、经济严重损失、人员伤亡、人的健康状况及社会服务条件恶化的事件,主要包括交通运输事故、工矿商贸等企业的各类安全事故、公共设施和设备事故、环境污染和生态破坏事件等。

3. **公共卫生事件**　是指突然发生的、造成或者可能造成社会公众的健康严重损害的重大传染病疫情、群体性不明原因疾病,主要包括重大食物中毒和职业中毒,新发传染性疾病,群体性预防接种反应和群体性药物反应,重大环境污染事故,核事故和放射事故,生物、化学、核辐射恐怖事件,以及国务院行政部门认定的其他特别重大的公共卫生事件。

4. **社会安全事件**　是指因人民内部矛盾或因人民内部矛盾处理不当而积累、激发的,由部分公众参与,有一定组织和目的,并对政府管理和社会秩序造成影响,甚至使社会在一定范围内陷入一定强度对峙状态的群体性事件,主要包括恐怖袭击事件、经济安全事件和涉外突发事件等。

第二节 灾害应急事件救援的缓冲

一、概述

灾害应急救援工作是一项科学性很强的工作,需在进行全面调查研究的基础上,实行领导和专家结合的方式,开展科学分析和论证,从而制定出科学的决策程序和处置方案。

灾害应急事件救援的缓冲是指根据预测危险源、危险目标可能发生事故的类别、危害程度,而制定的事故应急救援及预防方案。即根据预测灾害,组织有关应急人员能及时、有效地统筹指导事故应急救援行动,从而降低伤亡率、减少事故损失。

二、应急事件的缓冲能力

应急行动对时间要求十分敏感,不允许有任何拖延。应急事件的缓冲确定了应急救援的范围和体系,有利于各方了解面临的重大事故及其相应的应急措施,有针对性、有组织地做好预防及救援工作。尤其是可以通过培训,定期组织应急演练,有利于促进各方提高风险防范意识和能力,使相关人员做出及时的应急响应;通过积极有效的措施,增强应对突发事件的能力,拥有完成指定任务所需的相应能力,从而指导应急救援迅速、高效、有序地开展,抢救受害人员、保护可能受威胁的人群,尽可能控制并消除事故带来的影响。

三、卫生领域缓冲能力

卫生是指预防疾病,符合卫生要求的状况。领域是指一个固定的空间或区域,是社会活动的范围。卫生领域是以达到预防疾病为主要目的的特定范围或区域。在卫生领域中公共卫生占首要地位。

卫生事件具有以下特点。

1. 突发性 难以预测。

2. 公共性 影响公共环境及群体健康。

3. 严重性 对公众健康能够造成严重的健康损害甚至导致死亡。

4. 社会性 造成社会动荡、治安混乱、公众恐慌、无安全感，引发社会心理疾患等。

5. 经济性 导致经济损害大。

6. 国际性 疫情、水污染及空气污染等无国界，可在短时间内引起国际暴发流行。

7. 政治性 直接影响政权的稳固和执政者的地位。

卫生领域缓冲能力建设可完善突发灾害的综合监测预警体系，强化监测预警和信息平台的建设，提升监测信息的服务功能，共享区域合作监测的信息资源。具体包括应急机构的设立和职责的落实，预案的编制，应急队伍的建设，应急设备（施）、物资的准备和维护，预案的演练，与外部应急力量的衔接等，从而达到提高疫情灾害监测预警、统计核查和信息服务能力，提升重大传染病等各类公共卫生事件的监测预警水平，实现传染病疫情的监测预警、重大灾害的联合信息互通，从而降低人员伤害及事故损失。

灾害教育进学校、进课堂，培养公民防灾能力，也是卫生领域缓冲能力的重要体现。设置卫生事件的防灾减灾救灾专项培训课程，高等院校加强突发卫生事件灾害学专业的研究力度和培养规模，逐步培养应对突发公共卫生事件防灾减灾的文化氛围，从而引导整体社会层面的应对突发公共卫生事件防灾减灾意识与行为转变，为应对突发公共卫生事件提供坚实的社会运行基础，对突发卫生事件的防控有着重大的意义。

国家重点医疗物资保障调度平台的信息化建设，应急物资储备的可靠性，医疗救助应急物资的可持续保障，为突发公共卫生事件应急救援物资保障提供决策支持，均是卫生领域缓冲能力的集中体现。

第三节 灾害应急救援事件的分级

一、应急事件分级

灾害具有突发性、群体性、复杂性、破坏性。灾害的发生无规律可循,不可预测其发生的时间、地点以及下一次灾害的复杂程度。从历史的经验看,灾害的发生是一个动态过程,具有极大的破坏性,人类不可能对所有灾害做好预先准备,只能在灾后做出相应对策,尽可能地减少灾害所造成的损失。由于灾害的种类繁多、发生率高,不但导致巨大的财产损失,而且造成大量的人员伤亡,其对人类健康和生存造成了深远的影响。

按照社会危害程度、影响范围等因素,可以将自然灾害、事故灾难、公共卫生事件及社会安全事件分为特别重大、重大、较大和一般四个等级,应急事件的相应预警分别用红色、橙色、黄色和蓝色标示。

二、应急事件响应启动

应急事件响应是指组织为了应对突发/重大信息安全事件的发生所做的准备,以及在事件发生后所采取的措施。出现紧急情况时,可进行有秩序的救援,以减少灾害造成的损失。应急事件响应的基本原则是统一指挥、有令则行、有禁则止、统一号令、步调一致。应急事件响应的首要任务是保护自身、抢救生命、阻止事态进一步扩大。应急事件响应的启动强调"安全第一,以人为本;资源共享,应急迅速"的原则。

应急事件响应启动分为四级。

(一) Ⅰ级响应

1. 造成 30 人以上死亡(含失踪),或危及 30 人以上生命安全,或者 100 人以上中毒(重伤),或者直接经济损失 1 亿元以上的特别重大安全生产事故。

2. 需要紧急转移安置 10 万人以上的安全生产事故。

3. 超出省(区、市)人民政府应急处置能力的安全生产事故。

4. 跨省级行政区、跨领域(行业和部门)的安全生产事故。

5. 国务院领导同志认为需要国务院安委会响应的安全生产事故。

(二)Ⅱ级响应

1. 造成 10 人以上、30 人以下死亡(含失踪),或危及 10 人以上、30 人以下生命安全,或者 50 人以上、100 人以下中毒(重伤),或者直接经济损失 5000 万元以上、1 亿元以下的安全生产事故。

2. 超出市(地、州)人民政府应急处置能力的安全生产事故。

3. 跨市、地级行政区的安全生产事故。

4. 省(区、市)人民政府认为有必要响应的安全生产事故。

(三)Ⅲ级响应

1. 造成 3 人以上、10 人以下死亡(含失踪),或危及 10 人以上、30 人以下生产安全,或者 30 人以上、50 人以下中毒(重伤),或者直接经济损失较大的安全生产事故灾难。

2. 超出县级人民政府应急处置能力的安全生产事故灾难。

3. 发生跨县级行政区安全生产事故灾难。

4. 市(地、州)人民政府认为有必要响应的安全生产事故灾难。

(四)Ⅳ级响应

发生或者可能发生的一般事故。

第 5 章

灾害应急救援护理团队组织与要求

第一节　灾害应急救援护理的组织体制

一、组织体制特点

灾害发生后,应组织各级救援力量,利用搜救、通信、医疗设备,在灾害现场给受灾群体提供及时、有效的医疗救助、必要的医学处理,挽救生命,减轻伤残,并在医疗监护下,采用各种交通手段尽快将患者运送至医院接受进一步救治。

灾害应急救援组织体制的主要内容包括预防阶段、准备阶段、反应阶段和恢复阶段。其特点主要包括体制影响的深刻性,确立依据的高效性,权责关系的正式性,运作方式的规范性。

灾害应急救援护理的组织体制体现在灾害救援过程中,能够实现不同专业护理之间的协同运作,明晰救护任务和救护范围,优化整合各种社会资源,充分发挥整体功效。

二、医学救援护理的组织体制

自 20 世纪末至 21 世纪初的二十多年来,人类似乎被此起彼伏、频频发生的灾害所困扰。面对各种突发事件灾害的救援,护理学的理论与实践以及护士所发挥的重要作用越来越为世人、业界所关注。

医学救援护理组织体制是伤病员救护和转送工作的组织形式及基本制度,包括救护机构的设置,救护任务和救护范围的区分。根据战争和国内国际多次救灾经验,医学救援护理组织体制以分级救护为宜。分级救护又称阶梯治疗,是各级救治机构对伤病员进行分工救治的总称。即把担负伤病员救护的医疗机构,按技术的高低和措施的复杂程度分成等级,并按从低级到高级的梯次配置,把伤病员的整个救护过程从时间、距离上分开。伤病员在转送过程中,通过这些救护机构得到逐步完善的救护。不像平时那样,伤病员自始至终由单个救护机构完成。这种救护与转送结合的分级救护过程是伤病员救护的基本组织形式。

(一)分级救护的组织形式

伤病员救护一般可分为 3 级:第一级现场急救,第二级早期救护,第三级专科救护。现分述如下。

1. **现场急救** 由医护人员、战士、民兵、公安与消防人员、担架员、挖捞人员等共同组成抢救小组进入灾区现场后,搜寻和发现伤病员,指导自救互救。首先要确保伤病员呼吸道通畅,对呼吸心搏骤停的患者进行现场心肺复苏,同时进行包扎止血、初步固定等,并正确填写伤票,然后将伤病员搬运出危险区,就近分点集中,再分类转送。

2. **早期救护** 在灾区医疗站或灾区医院对现场送来的伤病员进行早期处理。对上呼吸道阻塞的伤病员做环甲膜切开或行气管造口术;对张力性气胸伤员做胸腔穿刺排气;补充与纠正包扎、固定等急救措施;将临时止血带换成制式止血带,并注明时间;口服镇痛片;注意保暖,防冻、防暑、防治休克;有条件时行静脉输液;口服或注射广谱抗菌药物以防治感染;对有生命危险的伤病员施行紧急手术处理;对各种原因引起的筋膜综合征,行深筋膜彻底切开术;对尿潴留的伤病员,做留置导尿或耻骨上膀胱穿刺术;对有再植可能的断肢,可用无菌敷料包裹,尽可能降温保存,随伤员尽快后送,以备再植;对烧伤创面清洁处理后包扎;对因化学物质泄漏发生磷烧伤时,要对创面进行充分清洗,去除磷颗粒,并用1％碳酸氢钠湿敷创面。处置经过要填写好简单病历或伤情卡,随伤病员转送至专科救治中转医疗所或后方医院。

3. **专科救护**　由指定的设置在安全地带的专科救治中转医疗所或后方医院进行完善的专科治疗。继续全面抗休克、抗感染;预防创伤后肾衰竭、急性呼吸窘迫综合征等并发症;对已发生的内脏并发症进行综合治疗,酌情开展辅助通气,心、肺、脑复苏等,直至伤病员治愈;有些伤病员治愈后留下残疾,尚需做进一步康复治疗。

从伤病员总体救护过程来说是分为三级救护,但并不是每一位伤病员都要经过三级救护。重伤病员或需专科救护的伤病员最终治疗机构是第三级,2～3周能治愈的伤病员或濒危伤病员可能只需要经过两级机构,不少轻伤病员只经过现场处理后给予门诊或巡诊救护,不需要送到早期救护机构去。

(二)分级救护的原则

1. **迅速及时**　时间就是生命,及时救治可最大限度地提高治愈率和减少伤残率。大出血、窒息、中毒等可因延缓数分钟而死亡,亦因提早数分钟而得救,其及时性表现在几分钟之间;对创伤伤员来说,在12小时之内必须得到清创处理。伤病员的救护最首要的是要快,为此,首先是做好现场抢救,迅速帮助伤员脱离险境,对危急伤员迅速采取果断措施,保住生命;其次救护机构要尽可能靠近现场,缩短转送距离;再次要使用快速转送工具;最后要加强救护机构的管理,提高工作效率。

2. **前后衔接**　为了保证分级救护质量,各级救护措施要前后衔接,既不中断,又不重复。前一级要为后一级救护做好准备、创造条件、争取时间,后一级要在前一级救护的基础上,补充其未完成的措施,并实施新的救护措施。为确保救护措施前后衔接紧密,逐步扩大、完善,首先要对各种损伤特点、发生规律、救护理论原则有统一认识,保证工作步调上一致;其次要树立整体观念,认真执行本级救护范围,属于本级该做的,不能推到下一级,以防失去救护的及时性,不属于本级救护的,在未完成本级的救护范围之前,或者条件不具备时,不要勉强去做,以免影响救护质量;最后要按规定填写统一格式的医疗文书,使前后继承性救护有文字依据,便于了解前一级救护机构已进行了哪些救护,并据此制订下一步救护计划。

3. 转送与救护结合 在转送过程中,要持续做好必要的不间断的伤情观察和医学护理,确保伤病员迅速安全地到达接收的医疗机构。

三、医学救援护理的组织机构

医学救援护理的组织机构包括管理机构、功能机构、应急指挥机构和救援护理队伍。

(一)管理机构

维持应急日常管理的负责部门,其主要职能包括如下内容。

1. 准备阶段的组织管理 救灾卫生管理机构开展预案演练。

2. 灾害现场的组织管理 ①伤员分类;②统筹安排技术力量;③伤病员转送。

3. 医学机构的护理组织管理 配合并参加医学机构建立调度运行模式,成立指挥组,实施现场指挥。

4. 灾后的组织管理 ①做好总结工作;②实施心理救助。

(二)功能机构

包括与应急活动有关的各类组织机构,各类组织机构及主要职能包括如下内容。

1. 指挥组 负责伤病员治疗后送、生活通信保障、行政管理等工作的组织与实施,并具有担负组织协调、上呈下达各种信息等综合指挥职能。

2. 分类后送组 负责伤病员的前接、收容分类和后送伤病员的组织准备工作。

3. 重伤救治组　开设急救监护室(EICU、抗休克)、重伤救治室(抗休克、术后观察)、重伤处置室。负责对休克伤员实施综合抗休克措施;术后不适宜后送伤病员的救治与观察;危重伤员的抢救与观察。

4. 收容处置组　开设伤病员处置室、伤病员室、轻伤留治室和隔离室。伤病员处置室负责对通过性伤病员进行救治分类和综合处置;伤病员室负责对等待后送的伤病员进行治疗护理;轻伤留治室负责对留治本所轻伤员进行治疗、护理;隔离室负责收治与隔离传染性病员及其可疑者。

5. 手术组　负责安排手术次序和手术伤员的术前准备工作;施行紧急手术和较彻底的清创术;完成有关医疗文书的登记和统计工作。

6. 医技保障组　开设药房、X 线室、化验室、消毒供应室、血库。负责全所药材、敷料供应和影像诊断及化验、心电、B 超等辅助检查。

7. 生活保障组　负责所有救援人员与伤病员的生活物资保障、经费和通用物资管理、通信联络和车辆维修管理等。

8. 防疫洗消组　负责自身的卫生防疫工作,包括卫生流行病学调查、饮食饮水卫生监督、展开地域的环境卫生监督等。遭核、化武器袭击时协助防化分队开设除沾染场和洗消室,负责核、化学武器损伤伤员洗消除沾染和除毒。

(三)应急指挥机构

是在应急预案启动后,负责应急救援活动场外与场内指挥的系统。其主要职能包括如下内容。

1. 组织指挥救援队伍实施救援行动。

2. 执行应急指挥部的决定,统一组织、协调、指导应急事件应对工作。

3. 定期组织修订突发事故事件总体应急预案,审定各类应急事故事件专项应急预警,督促检查预案演习工作。

4. 针对不同等级灾情,可自动调度对应体系,实现快速处置及应急指挥。

5. 负责应急指挥工作的综合协调和管理,实时追踪事故灾难情况和救援工作进展情况。

6. 向上级汇报通报事故情况,根据事故发展,决定是否请求增援,启动上一级预案。

7. 对来自各小组的紧急请示、报告,指挥组要及时做出明确答复。

(四)救援护理队伍

由专业护理人员组成。其主要职能包括如下内容。

1. 服从服务于应急救援行动的需要,贯彻以人为本、救死扶伤的宗旨,以伤病员医疗救治及后送为重点,遵循分级救治、防治结合,优先抢救危急伤员生命。

2. 遵循时效救治原则,灵活开展伤病员救治与后送,积极抢救、治疗和照顾伤员。

3. 努力做好疾病预防工作,早期发现隔离传染病员,降低伤员的发病率、伤死率、伤残率。

4. 安排好分流和交接工作,有序组织撤收。

四、医学救援护理的组织编组

医学救援护理队伍可分为以下几个小组。

(一)指挥小组

一般由具有一定救援经验、担任一定领导职务的人员担任,根据救援队伍的规模,1～3 人组成指挥小组。主要任务如下。

1. 下达集结指令。

2. 组织指挥护理救援和训练。

3. 通信协调。

4. 抢救物资、药品保障。

5. 信息上报。

(二)检伤分类小组

由医生、护士、担架员组成。医护人员要具备丰富专业救援知识。主要任务如下。

1. 对现场伤员实施紧急处置。

2. 根据病情按危急程度分为 4 类,并挂放标识牌。

3. 组织抢运。

(三)外科救治小组

由普外科、骨科、神经外科医生、护士组成。主要任务如下。

1. 气管切开、气管插管。

2. 脊柱、四肢骨折的临时固定。

3. 止血,包扎,处理伤口。

4. 协助医生对危及生命的大出血、严重损伤实施紧急手术,抢救生命。

(四)内科救治小组

由心内科、监护室医生、护士组成。主要任务如下。

1. 对呼吸心搏停止的病人进行心肺复苏(CPR)急救。

2. 协助医生对休克、昏迷伤员实施综合抗休克处理。

3. 救治和观察危重伤员,协助后送。

(五)留观后送小组

由医生、护士、司机等组成。主要任务是留观和后送伤员。

第二节　灾害应急救援护理人力资源管理

一、人员组成原则

灾害应急救援伤病员的救治与日常医疗工作有很大的不同,其特点是灾害突然发生,伤员众多,伤病种类复杂。因此,在组建救援护理队伍时要考虑全面,涉及的专业科室尽可能满足救援要求,在护理队员的年龄、性别、专业、外语、身体素质等方面都要有相应的标准和要求。

在人员配备上,原则上应选拔年龄在 25－45 岁不同专业科室的护理人员,男女比例 2∶1 左右,医护比例 1∶2 左右。根据救援任务分配到外科救治组、内科救治组、检伤分类组和留观后送组等,主要任务是协助医生进行救治,负责建立输液通道、药品准备、专科护理、基础护理、文字记录等。

二、组建人员规模

灾害应急救护是在突发事件发生之前、期间和之后进行,而急救护理人员在现场的工作不仅仅是处理伤口,更重要的是要照顾伤者,帮助提高救援行动的效率,从而挽救生命。

中国国际救援队医学分队根据出队任务的不同,对医学急救的需求大小进行编组,形成了 3 种基本建制结构,即 5 人分队、10 人分队、20 人以上分队,并在此基础上进行扩展。实践证明,出队规模与出队天数是决定救援组织管理模式的核心要素。

(一)小规模出队模式(5 人分队建制)

1. 人员组成　队长 1 人、内科医生 1 人、外科医生 2 人、护士 1 人。

2. 装备情况　内科救治箱 1 个、外科救治箱 1 个、急救背囊 2 个、防疫背囊 1 个、药材储备箱 2 个,担架 2 副。

3. 职能任务　主要包括现场急救、后送转运、巡诊、救援队自身保障、卫生防疫、心理疏导。

(二)中等规模出队模式(10 人分队建制)

1. 人员组成　队长 1 人、内科组 3 人(内科医生 2 人、护士 1 人)、外科组 5 人(外科医生 3 人、护士 2 人)、检验防疫组 1 人、技师 1 人(10 人以上不足 20 人可参照此标准进行配置)。

2. 装备情况　内科急救箱 1 个、内科救治箱 2 个、外科救治箱 2 个、急救背囊 4 个、防疫背囊 2 个、药材储备箱 4 个、担架 4 副、网架帐篷 1 个。

3. 职能任务　主要包括现场急救、抗休克治疗、紧急救命手术、巡诊、救援队自身保障、检水检毒、卫生防疫、心理疏导。

(三)流动医院模式(20 人以上分队建制)

1. 人员组成　建制结构包括有指挥组、现场急救组、伤员分类组、内科救护组、外科救护组、医技组、后送留观组。其中,指挥组 3 人,由 1 名队长、2 名副队长组成,副队长由内外科组长兼任。现场急救组分 2 个组;内科救护组分 2 个小组,可同时开展 2 台救护,遇重大抢救时可以合二为一;外科救护组分 2 个小组,开展大手术时可以合并组合。

2. 装备情况　内科急救箱 2 个、内科救治箱 2 个、外科救治箱 4 个、急救背囊 8 个、防疫背囊 4 个、药材储备箱 8 个、担架 8 副、网架帐篷 4 个。

3. 职能任务　主要包括现场急救、抗休克治疗、紧急救命手术、巡诊、救援队自身保障、检水检毒、后送转运、卫生防疫、心理疏导。

三、人员管理

应急救援人员管理与平时的人员管理有显著不同,这是由应急事件特点决定的。应急事件具有以下突出特点。一是事件的突然性:事件往往是在人们意料不到的情况下突然发生,要求救援人员能够快速到达事件现场而且准备时间很短。二是救援任务的艰巨性:突发事件瞬间可能出现大批伤病员,需要投入大量外援力量参与救治。三是救援时间的紧迫性:事件发生后,时间就是生命,救援工作必须分秒必争,不允许丝毫耽搁。四是救援工作的协同性:参加突发事件救护的人员来自不同单位、不同系统,组织协同非常复杂。

由于事件的突然性、救援任务的艰巨性、救援时间的紧迫性及救援工作的协同性特点,人员管理必须打破常规惯性运行的管理方法,建立一种调度运行模式。首先必须成立指挥组,实施现场指挥。参与灾害救援的护理人员来自不同的单位、不同科室，指挥人员应具备很强的管理能力以组织协调。为了使救援工作有条不紊地进行，就必须要有经过严格培训、具备一定组织管理能力的人在现场对人员进行任务分配，维持现场救援秩序，排除各种困难，以提高现场救护的成活率。

指挥组应根据应急医学救援保障的需求程度，对应急医学救援队的规模、编组形式进行调整。应急救援人员在接受任务时，应积极响应，在完成应急准备工作的时限内，及时到达指定的地域集合完毕，按照下达的任务及时分工落实。

突发事件不仅给社会直接造成巨大经济损失，而且还会造成一系列严重的医学后果，因此，突发事件后期撤收总结阶段的组织管理也是非常重要的，从应急救援人员接到准备撤收的指示命令起，到返回医院，完成总结止，这一过程为撤收总结阶段。要点如下。

1. 清理整顿，有序撤收　在应急救援的后期，伤病员减少的情况下，应急救援人员要及时进行清理整顿，保持驻地环境卫生，积极主动参与当地卫生防疫。接到准备撤收的指示后，抓紧现有伤病员的救治后送，安排好分流和交接工作，有序组织撤收。

2. 休整补充，进行总结　完成一次任务之后，应急救援人员应及时调整补充力量，损耗的物资器材应及时增补，及时总结经验教训，做好救治工作的分类统计并进行分析，上报上级部门，同时进行科学研究和探讨，不断改进和完善卫生应急工作。

四、护理团队人员组成和职责要求

护理团队人员配置时主要考虑 3 个方面：一是救援现场危重患者多，自理能力很差，治疗和各种护理任务繁重；二是工作量大，防护着装多；三是灾害类型复杂多样。这些因素都会缩短实际工作时间，因此，配置护理人员时应调整床护比、定期轮换、科学排班、避免疲劳等，利用各种途径减轻护理人员心理压力和消除紧张感,合理调配人力,极大地激发和调动护理人员工作积极性和主动性。

针对不同灾害类型,救援人员的组成也各有不同。大致分为以下几种灾害救援。

(一)洪涝水灾的医学救援

洪涝水灾对人的直接伤害:①淹溺死亡,尤其老年人和儿童更容易受害;②体温迅速下降,导致冻僵或冻死;③各类创伤,由于建筑物的倒塌,可产生大量挤压伤的伤员;④洪涝水灾后传染病对人的伤害。洪涝灾害过后易发生的传染病主要包括以下几种。

1. 呼吸道传染病 连降大雨,气温骤降,再加上缺衣少食,抵抗力下降,易患上呼吸道感染、流行性感冒及其他呼吸系统传染病,且极易流行。

2. 消化道传染病 洪涝水灾导致水源严重污染,易引起细菌性痢疾、急性胃肠炎,甚至可发生伤寒和副伤寒等消化道传染病的暴发流行。

3. 虫媒传染病 洪涝水灾后,积水使蚊虫大量滋生繁殖,如疟疾、流行性乙型脑炎、登革热、丝虫病等均可在灾后 1 个月内流行。

4. 动物传染性疾病 如钩端螺旋体、布氏杆菌病和狂犬病在洪涝水灾时也有流行。

5. 其他疾病 如食物中毒、心肌炎、流行性出血热、急性出血性结膜炎、毒蛇咬伤、浸渍性皮炎、各种营养缺乏病等。

护理团队人员常由内科护士、骨科护士、急诊科护士及手术室护士组成。

(二)地震的医学救援

地震致伤的主要类型是机械性损伤,地震还可引发多种继发灾害,如核、化学灾害,并因此而产生相应的烧伤、冻伤、淹溺、化学伤、电击伤等各种伤类。地震灾害伤员挖掘寻找困难、救治困难,也加重了人员伤亡。地震伤最常见的并发症是窒息、休克和挤压综合征。所以,现场急救要迅速判断伤情,对挖救出的伤员应立即判断是否有窒息、大出血、休克、昏迷、脊柱骨折等情况,要迅速采取急救措施,解除窒息,止血,简单固定骨折,对脊柱伤者要采取正确的搬运方法,急救后迅速转送伤员。

护理团队人员常由外科护士、骨科护士、急诊科护士及手术室护士组成。

(三)火灾的医学救援

现场急救主要是对烧伤创面的保护,批量烧伤病人的现场急救与转送,是整个烧伤治疗中的重要一环,是治疗的基础。此项工作恰当、合理,不仅可以减少伤员的疾苦,而且对危重伤员保护创面、平稳渡过休克阶段,防止早期败血症的发生,都有十分重要的意义。

护理团队人员常由外科护士、烧伤科护士、急诊科护士及手术室护士组成。

(四)雪灾的医学救援

雪灾会造成人群冻伤、牲口冻死现象。抢险救灾的首要任务是设法打通道路,把救灾物资送到灾民群众手中,解决群众吃饭、防寒、医疗和牲畜过冬问题。雪灾致伤首先是冻伤,并常伴有感冒与雪盲。

护理团队人员常由外科护士、烧伤科护士、急诊科护士及手术室护士组成。

(五)风灾的医学救援

台风暴雨袭击时可发生泥石流或山体大滑坡及房屋倒塌,将人员掩埋于泥浆砂石土体中,使伤员不能呼吸,从而发生不同程度的窒息,最后引起循环、呼吸衰竭,心搏、呼吸停止而死亡。

护理团队人员常由内科护士、骨科护士、急诊科护士及手术室护士组成。

（六）泥石流的医学救援

泥石流主要由暴雨、冰雪融化等水源激发而引起。泥石流对人员伤害以挤压性外伤、骨折、掩埋造成呼吸道阻塞性窒息、死亡及精神上创伤为主要特征。

护理团队人员常由内科护士、骨科护士、急诊科护士及手术室护士组成。

（七）雷击的医学救援

雷电常伴有大风、暴雨以及冰雹和龙卷风。雷击对人体的直接伤害首先是强电流带来的。遭受雷击后，轻者可出现头晕、心悸、面色苍白、惊慌、四肢软弱和全身乏力，重者则出现抽搐和休克，可伴有心律失常，并迅速转入"假死状态"。局部表现主要为电烧伤。

护理团队人员常由外科护士、烧伤科护士、急诊科护士及手术室护士组成。

（八）火山喷发的医学救援

人和动物因吸入火山灰会引起窒息死亡。火山灰中的有毒物质可污染水源和食品，引起人畜中毒。火山喷出的硫化物和氢化物可能破坏臭氧层，使紫外线辐射增强，对人的皮肤和眼造成危害。

护理团队人员常由外科护士、内科护士、烧伤科护士、急诊科护士及手术室护士组成。

参加以上灾害应急医学救援时，救援护理人员必须具备很强的应急能力、观察能力及应变能力，娴熟的抢救护理技术，在紧急情况下能独立承担各种抢救工作。在面对大批伤员时，护士要立即协助医生认真做好抢救前的分诊工作，根据具体情况突出"急"字，妥善合理安置好病人，使每一位病人都能得到及时的救治和处置。护理培训者应从提高应对突发事件能力出发，对救援护理人员的培训不仅注重专科技能训练，更要加强护士综合能力培养，要求参与救援的每一名护士应具备多方面的素质能力，在就地抢救、途中监护、运送医院的过程中，采取快速、应急、正确的急救措施，最大限度地抢救病人的生命，最大限度地减轻病人的痛苦，减少并发症的发生。

灾害早期，主要是躯体疾病，救援护理人员的工作主要集中于各种具体操作，其主要职责包括开展紧急救治，进行预检分诊以确定需要优先救治的伤员，协助保证水、卫生设施及避难场所的洁净，疾病检测与报告，紧急实施治疗饮食计划，关注弱势群体如妇女、儿童。灾害后期，救援护理人员的主要职责在于及时预防和制止流行病的发作，对人群开展心理干预及人文关怀等。

灾害发生后，救援护理人员非常有必要为受灾者提供及时的心理干预。灾害引起的经济损失、丧亲悲痛及疾病突然侵袭，均有可能使受灾者产生恐惧、悲伤、不确定感等，这些心理问题如不能及时得到解决，将会在很长时间内严重影响受灾者的生活质量。同时，救援护理人员还必须面对自己和护理队伍可能出现的心理应激反应及可能的心理问题。

第6章

灾害应急救援指挥系统

第一节　灾害应急救援指挥系统概述

指挥一般是指军队组织指挥,简称指挥,是军队指挥员及其机关,对所属部队的作战和其他军事行动进行的特殊的组织领导活动。现在的指挥概念广泛意指上级对所属下级各种活动进行的组织领导活动。系统是一定秩序和内部联系、组合成的整体。灾害应急救援指挥系统是指政府及其他公共机构在灾害突发的事前预防、事发应对、事中处置和善后管理过程中,通过建立必要的应对机制,采取一系列必要措施,提高应急救援响应效率和完善应急救援体系,保障公众生命财产安全,促进社会和谐健康发展的有关活动。

一、指挥系统人员能力要求

指挥系统人员是指挥活动的主体要素,是战斗行动的筹划决策、组织计划和协调控制者。没有指挥系统人员就不能构成指挥活动,指挥系统人员在指挥活动中居于主导和支配地位。指挥系统人员需要牢固树立以人为本、生命至上的救援理念,以加强科学施救、提高救援能力为目标,做到决策科学、指挥有力、组织有序、救援有效。因此,一名合格的指挥系统人员必须具备系统的指挥和战术理论、丰富的应急救援实践经验,掌握相关的工程技术知识及先进的科学决策手段,具有分析判断和科学决策的综合能力。

二、灾害应急救援指挥系统运转

现场应急指挥部成立后,要设立现场应急处置工作组。根据现场应急处置工作需要,现场指挥部通常下设监测侦检组、危险源(现场)控制组、物资保障组、治安警戒组、医疗救护组、技术支持组、后勤保障组、综合协调组、新闻发布组、善后处理组等。

灾害应急救援指挥系统运转要注意以下几点。

1. 现场指挥部成立后,要确定相对固定的指挥场所,并及时将现场指挥部人员名单、通信方式等通知上一级应急指挥机构、现场应急处置工作组以及相关救援力量。

2. 根据现场指挥需要,按规定配备必要的指挥设备及通信手段等,具备迅速搭建现场指挥平台的能力。原则上,要配备移动电话、便携式电脑及打印机、高音喊话器、现场图像采集及传输设备等;有条件的单位还可以配备电声警报器、车载电台、卫星电话、探照灯等专用设备。

3. 统一相关标志。现场指挥部要悬挂或喷写醒目的标志,现场总指挥和其他人员要佩戴相应袖标。

第二节 灾害应急救援指挥系统功能

一、指挥功能

应急救援指挥最重要的是体现在紧急情况下,运用正确的指挥,充分发挥有限的应急救援力量,控制事态发展,体现出应急救援指挥在突发情况下减少损失、保护生命财产安全的作用。

灾害现场危害大、险情急,应急救援指挥占有的时间要少,完成的指挥工作量要多,指挥效率要高。指挥者必须在一定的时限内完成指挥活动,否则就会贻误战机,丧失主动。为了指挥系统做到组织指挥及时有效,只有使用指挥程序,深入第一线,实施靠前指挥,贯彻执行现场的总体决策,正确认识指挥过程的风险性,当断则断,才能有效地完成应急救援任务。

二、组织功能

现场指挥员组织指挥应急救援,必须利用各种途径、方法和手段,及时了解和掌握现场应急救援条件和到场的各方面救援力量,进行实事求是的分析判断,把握现场的主要方面,把组织指挥的主观指导作用建立在客观实际的基础上。

现场应急救援指挥系统成立后,可以合理快速组织临时现场救援小组,统一指挥,加强灾害事件现场一线救治,这是保证抢救成功的关键措施之一。

组织救援的原则包括如下。

1. **快速反应原则**　快速反应是任何灾害应急救援的基本和通用原则,是行动的标志和具体表现,也是核心的任务和目标。

2. **防护最优化原则**　防护是行动保障和基本任务,但是又与救援要求的快速反应和行动相矛盾。越好的防护效果,其对应应急救援人员行动和操作的影响也越大,因此,必须坚持防护最优化原则。

3. **权衡利弊原则**　权衡利弊是指挥人员做任何决策必须遵守的原则和基础,伤员救治是医学救援的核心任务,本着抢救生命是第一位,以及尽早治疗的原则,救援伤员的先后都需要在权衡利弊的基础上,快速决断。

三、协调功能

现场应急救援指挥系统负责协调调度突发事件现场的应急抢险救援等工作,全面掌控现场情况。现场指挥依据突发事件响应级别,按照"属地为主、系统指导,先到先行、有序衔接"的原则实施。

协调功能是灾害应急救援一项复杂而系统的救援工作,协调各部门之间的关系,从而使应急响应机构与人员达到调配、管理、信息的上传下达的协调,以及应急装备、防护装备、检测器材及救援队伍、应急人员等资源协调。

四、决策功能

应急救援指挥的决策具有风险性,是由灾害的危险性和危害性、现场情况的复杂性、险情的突发性和不确定性所决定的。现场指挥系统应实施科学的指挥,降低应急救援的风险性。

现场指挥员需要具有良好的基本素质、能力和丰富的经验,可以利用救援指挥系统,掌握科学的决策方法;充分利用先进的辅助决策手段,获得现场实际情况,分析判断现场的主要方面;运用正确的决策思维方法和辅助决策手段,及时果断地做出应急救援行动的决策并指挥实施,从而防止次生灾害的发生、事态的扩大等。

五、沟通功能

在应急救援中涉及的社会救援力量多,并且在灾害发展过程中险情的突发性会造成应急救援作战计划中某些决策的不准确性,这就体现了救援指挥系统沟通功能的重要性。

灾害救援中的信息发布、现场警戒、交通管制以及人员疏散、撤离、抢救伤员、转移安置群众等都需要指挥人员积极发挥良好的沟通能力。

第 7 章

灾害应急救援后勤保障和物资分配

第一节 灾害应急救援后勤保障分类

一、人力资源保障

由于灾害的多样性、高度不确定性、时间紧迫性及其广泛的潜在或明显负面影响,因此灾害应急救援人力资源保障需具有专业性、能动性及需求关联性。其主要体现在以下方面。

1. 专业性 灾害应急救援是多方面、多阶段的系统工程,需更多专业性救援人员。主要包括:搜救人员,抢救人员,抢险人员,次生灾害防范与救援人员,医疗人员,调度、指挥人员,运输、搬运人员等。

2. 能动性 应急救援人力资源需求是数量与质量的综合。人是应急救援的决策主体,是各种资源的直接使用者,因而人的主观能动性是决定应急资源效用的关键因素。比如救援一线人员必须掌握一定的救援专业知识,能熟练使用救援工具,能应对突发状况;应急救援指挥人员必须具备统筹、决策与应变能力等。

3. 需求关联性 不同灾点损失类型、程度是人力资源需求的形成原因。人力资源需求与人员损失、其他资源需求密切相关,灾点人员损失越严重则需要更多的救生、医疗人员,而其他资源的操作也需要配备相应数量人员。

二、物资保障

应急救援物资按照用途通常分为 13 类:生命救助、生命支持、救援运载、防护用品、临时食宿、污染清理、动力燃料、工程设备、器材工具、照明设备、通信广播、交通运输、工程材料。

灾害应急救援物资保障是以生命救援为核心,灾点人员受损状况决定搜救、生命与生活维持类物资需求。灾点建筑物、生命线损失为搜救设置了障碍,进而决定搜救物资、工程设备、器材工具、防护用品等物资需求,而上述物资需求又产生了救援运载、动力燃料、交通运输等物资的衍生需求。物资资源作用的发挥离不开人力资源、财力、技术资源,而物资资源能否发挥最大效用,也依赖其他应急资源的辅助,因此物资资源需求又驱动其他应急资源匹配性需求。

三、人员家庭保障

人员家庭保障包括经济保障、服务保障和精神慰藉等内容在内的生活保障机制,它在保障社会成员的生活方面通常与国家和社会负责的社会保障并驾齐驱。

(一)保障规模

1. 住宿保障 棉衣、棉被、棉褥、枕头、睡袋等住宿保障类物资,按照政府储备和紧急购置的方式保障紧急转移安置人员需求。

2. 生活保障 脸盆、拖鞋、袜子、牙刷、牙杯、牙膏、肥皂、毛巾、餐盘、筷子、汤勺、餐碗等重要消费品,与大型零售商业企业签订储备协议,按实际保障转移人员储备。

3. 资金保障 统筹使用国家、省级、市级和县级救灾资金,科学制定救灾资金分配方案,确保救灾物资得到及时购置,保障受灾群众第一时间得到基本救助。

(二)保障措施

各相关部门要全面掌握受灾群众的基本情况,建立因灾需救助困难群众台账,并逐级上报。应急办根据灾情核查情况,对因灾倒损房屋和因灾造成生活严重困难的受灾群众给予应急救助。

1. 集中安置　根据灾情和受灾群众生活需要情况,设置受灾群众转移集中安置点。集中安置点的受灾群众,统一安排食品、衣被等,并做好防暑降温、防寒保暖、疫病防治、安全保障等工作,保障受灾群众基本生活和身体健康。集中安置期间,要明确安置点负责人和管理服务人员,确保安置点群众生活稳定,井然有序。

2. 分散安置　通过投亲靠友、借住公房、租借临时住所等进行分散安置的,给予一定临时性生活救助款物,保障其过渡期间基本生活。临时救助资金从下拨的救灾款中列支。在分散安置过渡保障期间,要建立分散安置人员统计台账,要建立包干责任制,要经常深入到受灾群众家中,了解受灾群众的实际困难和存在的问题,并帮助他们及时解决问题,确保其过渡期间基本生活保障。

第二节　灾害应急救援后勤保障系统建设

一、系统建设

应急救援后勤保障系统建设的基本依据是:在灾害救援或应对突发事件时可能承担的救援保障任务;本级救治机构的人员、床位数量和装备状况;本级救治机构的救治范围;执行医学救援保障任务的时间、地点;领导的指示和上级卫生行政机关的要求等。

应急救援后勤保障系统的建设首先应及时更新完善应急救援法律体系,我国应急管理法律体系经历了从无到有、从分散到综合、一直在完善的过程中,取得了一系列成就。法律体系为我国应急管理工作提供了根本的法律保障,但还存在一些问题和不足,如一些法律法规操作性不强,内容不够合理,缺乏具体的配套制度、实施细则和办法等,应充分结合我国当前国情,合理制定应急救援法律体系。其次,应完善响应及处理机制,将挽救人员生命放在首位,做到先救人、后救物,及时对现场进行封锁,尽快转移现场群众,并做好物资保障,采取先期处理措施,动员更多的人参与应急救援,提前对当地民俗、地况进行了解,合理采用救援方式,迅速开展救援。最后,应完善公开机制、信息报送,应提高信息发布客观性,建立信息公开观念,坚决杜绝误报、谎报信息,政府应转变以往传统观念,做到信息公开,尊重群众知情权,通过官网、媒体等多种途径,公开报道事故信息。

二、保障指挥

灾害发生后,后勤保障指挥部在启动应急响应的同时,根据需要设立综合协调、军队工作、抢险救援、通信保障、交通保障、医学救援、监测评估、安置救助、社会治安、新闻宣传等工作组。

保障指挥主要工作是:根据事故大小和严重程度,决定应急预案的启动;协调、组织和获取应急救援所需要的资源,迅速有效地组织现场应急救援行动;协调救援行动,负责与应急人员、组织和机构的联络与沟通;及时报告安全事故的信息;接受政府的指令和调动;有效措施保证事故影响区域的安全性,最大程度地保证现场人员、外援人员及相关人员的安全,最大限度降低财产损失。

三、保障时效

保障时效包括伤员的救援保障、生活物资保障及资金保障等多个方面。

救援保障首先要做好伤员分类处置,区分伤员的轻重缓急是确定救治和后送的重点。应对休克和危急伤员积极进行救治,室息、大出血、重要脏器伤等危急伤员,通过实施紧急手术或者开展损伤控制性手术,优先迅速给予抢救,为后送救治争取时间。对轻伤员治疗要采取积极态度,制订治疗计划,采取各种措施,力争在规定日期内治愈。在不妨碍治疗的条件下,可组织轻伤员帮助救治机构做些力所能及的工作和进行适当的军事生活锻炼,以促进伤病早日恢复。

保障伤员在后送中的安全和必要的急救治疗是后勤保障的重要环节。护送医疗分队,可分为汽车、飞机、列车护送组,下设汽车后送调度站、铁路后送组、空运后送组、海运后送组。每个后送组都由指挥组、交通运输、医疗救护、搬运、生活保障人员组成,相互协作,各负其责,做到快速、安全转运伤员。其转运方式分为以下几种。

1. 陆路转运　以 150km 内最多,在交通便利的地区,最远达300km。虽然花费时间并不短,优点是花费少、启动迅速、不易受不良天气状况的影响、途中易于监测、生理紊乱的可能性更低、更熟悉转运环境。

2. 火车转运　火车长途转运伤员数量大,时间长,伤员病情复杂、多变,对伤员观察要求高,一般适用于在发生大地震或灾害时陆路受阻时使用。其优点是运载量大,适合进行大批次的病人的转运。缺点是没有专门用于转运病人的火车系统,阻碍了火车进行大规模转运。火车转运没有相应的医疗设备的保障措施。在火车转运的前后,仍需要陆路运输。

3. 海路转运　主要是医院所处的特殊位置决定的,适用于沿海各开放城市、地区。主要是接收来自海上方面的"伤"和"病"两大类人员,病人病情稳定,可以进行大规模跨地区的转运。

4. 空中转运　通常分为两类,旋翼式空中救护车和固定翼空中救护车。当转运距离较长时,可考虑采用航空医疗转运。但转运时极易导致患者出现拔管,呼吸、循环及中枢神经系统功能的改变,甚至出现窒息、呼吸心搏骤停等严重的并发症及不良事件。

①旋翼式空中救护车：以直升机为主。它们体积小，机动性强，又不需要与民航客、货机共用专门的滑跑跑道，适用于第一现场的抢险、救灾以及应急救援类等院前急救的任务。但其飞行半径很受限制，在标准机组空载的情况下飞行半径也只能在500km左右，舱内空间过小导致带上空中救护车的便携式机载救护设备及药品数量受到限制。②固定翼空中救护车：内部均进行过专业的医疗改装，把部分必备的医疗设备永久地改装到飞机内部。这些专用的医疗机飞行既满足了洲际转运又可以执行中短程的急救任务。缺点是容易受到机场的限制，需要与民用机场共用滑跑跑道，经常受到流量管控等情况，延误救治的时间。

为保障应急医疗救援队队员及部分伤员的正常生活，其生活保障物资在保证质量的前提下，所需物资应及时有效到位，包括帐篷、折叠床、被服、发电机、照明设备、取暖设备、炊具、净水设备、储运水罐等。食品包括矿泉水、制式压缩饼干、脱水果蔬、罐头食品和自热食品等，并优先高热量、高蛋白方便食品。另外，救援人员使用的应急器材、设备等，也应及时调配和运输到位。

保障时效还包括保障应急资金的储备和落实，及时提供资金保障。

第三节 灾害应急救援物资分配原则

一、应急救援物资分类

应急救援物资指用于应急救援工作的各种物质资料。应急救援物资的种类很多，为了便于应急物资的管理和使用，根据不同的目的存在多种多样的分类方法。根据应急物资的主要用途和管理主体的不同，可分为国家战略物资、生活必需品、救灾物资、专用应急物资与装备等几大类。

1. 国家战略物资　是指与国计民生和国防安全有重大关系

的生活资料、生产资料和武器装备,包括重要原材料、燃料、设备、粮食、军械物资等,由国家专门部门负责管理。国家战略物资储备的定位是"服务国防建设、应对突发事件、参与宏观调控、维护国家安全",因此在发生重特大突发事件时,也可根据需要请求调用国家战略物资储备。

2. 生活必需品　是维持人的生命和保障人的基本生理需求的日常生活用品,主要包括粮油、蔬菜、肉类、蛋品、奶制品、食糖、食盐、饮用水和卫生清洁用品等。一般都是通过商品市场供应,但政府通过监测、调节等手段保障其供应和价格的基本稳定。

3. 救灾物资　是指用于救助受灾紧急转移安置人口,满足其基本生存需要的物资,主要包括帐篷、棉被、棉衣裤、睡袋、应急包、折叠床、移动厕所、救生衣、净水机、手电筒、蜡烛、方便食品、矿泉水、药品等。一般要求在灾害发生 24 小时内提供基本救助,确保受灾群众有饭吃、有衣穿、有临时住所、有洁净水喝、有病能得到及时医治。因此各级政府都建立了一定数量的救灾物资储备库。

4. 专用应急物资与装备　是指由各级相关部门和机构根据各自职能储备的专用应急物资和装备,主要包括地震、洪涝干旱、地质灾害、火灾、矿山事故、危化品事故、溢油事故、环境污染、公共卫生、社会安全等突发事件应急救援与处置用物资与装备。这类物资与装备的专业性很强,一般都是由专业部门储备与管理。按照其主要功能又可分为三大类:一是生命救援与生活救助类,主要涵盖突发事件处置中各类人员安全、搜救、救助、医疗等有关的物资;二是工程抢险与专业处置类,主要涵盖突发事件处置中交通、电力、通信等基础设施恢复,以及污染清理、防汛抗旱和其他专业处置所需的各类物资;三是现场管理与保障类,主要涵盖突发事件发生后为维持应急处置现场正常运行所需的物资。在每一大类之下,又可以进一步根据完成功能的应急任务或作业方式等细分为不同的中类和小类,以方便应急物资与装备的生产、储备、选择和使用。

二、灾害应急救援物资分配原则

1. 配套原则　应急物资器材力求配套,凡配套的物资在装箱时不能拆散,各种功能箱应品种齐全配套,补充物资器材可按单品种分类装箱。

2. 便于携带原则　携行物资要求轻便,既要适合车运,又要适合人背,配备原则应着重权衡其种类齐全和便携两个方面。另外,由于灾害的突发性、群体性、复杂性、破坏性等特点,队员从接到命令到出发时间有限,并常发生在晚间。一旦任务来临,要在最短时间内打包出发,因此应急医学救援队员平时应提前做好常规个人物品的准备,定时更换和补充,收集整理好小包便携日用品,如洗漱用品和换洗衣物,以适合救灾期间的生活需要。

3. 节能原则　即现有设备应当尽量发挥其最大效用,加强使用和维修管理,延长其使用寿命,避免出现因为管理措施不当而造成浪费、增加国家负担的现象发生。要贯彻节约的理念,充分利用和发挥现有仪器设备的功效。从实际情况出发,有计划地更新、补充能够严重影响应急救援工作质量的仪器设备。优先考虑基本设备或常规设备,其次再考虑高端设备。既要保证平时工作必需的设备,也要兼顾突发事件中大批人员应急救援所需的设备。

4. 机动原则　灾害救援设备的配置应该依据具体情况和实际需要适当调配。其机动原则如下。

(1)根据灾害发生的种类、性质、级别、灾情和灾害严重程度、救援人员的多少进行适当的调拨,还要综合考察灾害发生的地理位置、地质地貌的复杂性、季节和天气条件进行调配。

(2)现场救援平均时间的长短也影响灾害救援仪器设备的配置。如医疗救援使用的氧气袋的体积与氧气流量,静脉输液点滴速度的计算,都与救援实施的时间有直接关系。因此,在物资数量上一定给予足够的保障,做到用完后及时补充。

(3)依据救援专业人员需要进行配置。

5. 稳定原则　救援设备要有一定的基本数量,定位放置,定人管理,定期检查维护。要有专人负责,实行岗位责任制;及时消毒,定期监督检查。避免使用时发现缺失、损坏等现象,从而严重延误救援时机。其稳定原则如下。

(1)定期对救援仪器设备检修,对于一次性耗材应及时更换,并定期清点基数。

(2)对于精密仪器、贵重仪器的使用人员,要进行专业培训,使其熟悉仪器的性能、使用方法与保养维护的要求,保证救援设备处于最佳的技术状态。

(3)卫生应急物资要有消耗登记,请领、补充,定期检查,保养维修等。

(4)对剧毒、麻醉、易燃、易爆药品,要分别包装,专人单独保管,定期检查,以免发生事故。

(5)对易潮、生霉、生锈的药材物资,应适时晾晒和擦拭,以防损坏。

(6)对有失效期物资,要定期轮换更新。未经批准,不准动用储备物资,经批准动用后要随时补充,对将到有效期的或有变质损坏的物资,应及时更换,以保证物资经常处于质优量足状态。

6. 标准原则　要充分考虑事故发生的各种情形,可能用到的各种物资,都要事先储备,要对用量认真进行核查,以满足实战需要为度。应急物资装箱后,必须有装箱单,一式 2 份,一份放在箱内,另一份由使用单位保存。所有的箱、囊、包均必须统一编号,不同品种的箱、囊、包要有显著标志。如医疗救援物资中现场急救所需的止血、包扎、固定、气管插管等物品,可以根据需要分装成数个急救箱(如外科急救箱、麻醉急救箱、骨科急救箱和急救药品箱等),并贴上明确的标识牌。

第四节 灾害应急救援医疗物资类别

一、急救物资

急救物资应适合突发灾害事故时恶劣环境下使用,急救箱内部功能应分区合理,物品取用方便,配置全面、科学。急救物资包括以下几个方面。

1. 心肺复苏用品 电除颤仪、LED、简易呼吸器、便携式心电监护仪等。

2. 清创消毒用品 碘伏、75％乙醇、安尔碘、消毒棉签、无菌纱布、无菌棉球等。

3. 止血包扎敷料 止血带、创可贴、止血纱布、三角巾、医用弹力绷带、自粘性伤口敷料等。

4. 骨折固定用品 卷式骨夹板(板式)等。

5. 辅助医疗用品 急救毯、体温计、血压计、听诊器、开口器、镊子、剪刀、压舌板、医用胶带、手电筒、注射器、输液器、吸氧管、吸痰管、导尿包等。

6. 辅检装备

(1)心电图仪:可以及时进行心电检查。

(2)B超:便携式B超,携带方便,可以在事故现场进行即时的检查,便于医生对病情做出及时判断。

(3)X线机:对于伤员比较多,估计救援时间较长,或是转运到后方医院暂时有困难,需要就地建立临时医院时,应考虑配备便携式X线机。

二、手术物资

(一)常用手术器械

1. 弯血管钳 又称止血钳,用于分离、钳夹组织或血管止血,以及协助缝合(图 7-1)。

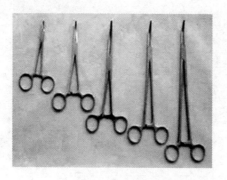

图 7-1 弯血管钳

2. 直血管钳 又称止血钳,用于皮下组织止血(图 7-2)。

3. 直角钳 用于游离血管、神经、输尿管、胆道等组织及牵引物的引导(图 7-3)。

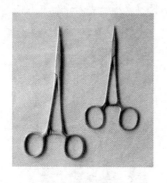

图 7-2 直血管钳

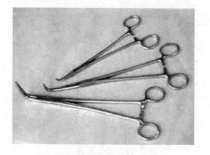

图 7-3 直角钳

4. 组织剪 简称弯剪,有长、短、尖、钝之分。用于游离、剪开浅部及深部组织(图 7-4)。

5. 线剪 简称直剪,用于剪线、敷料(图 7-5)。

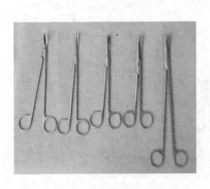

图 7-4 组织剪

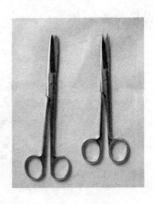

图 7-5 线剪

6. **手术刀** 由刀柄和刀片构成,刀柄和刀片有多种型号,用于不同组织的切割和解剖(图 7-6)。

7. **手术镊** 镊的尖端分为有齿和无齿两类,有长短、粗细之分,用于夹持、辅助解剖及缝合组织(图 7-7)。

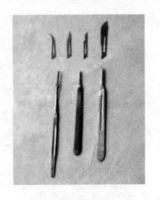

图 7-6 手术刀

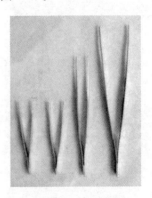

图 7-7 手术镊

8. **持针器** 有不同长度及直弯之分,用于夹持缝针、协助缝线打结(图 7-8)。

9. 缝针 由针尖、针体、针眼 3 部分组成。针尖分圆针、三角针；针体有 3 个不同弧度，分直针、1/2 弧、3/8 弧。用于缝合各种组织（图 7-9）。

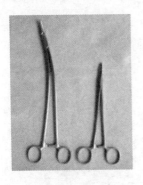

图 7-8 持针器

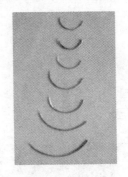

图 7-9 缝针

10. 布巾钳 用于固定敷料，保护切口（图 7-10）。

11. 有齿直钳 又称柯克钳，用于夹持较厚组织及易滑脱组织，也可用于切除组织的夹持牵引。前端钩齿可防止滑脱，对组织的损伤较大，不能用作一般的止血（图 7-11）。

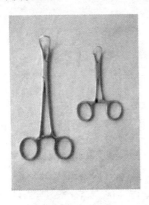

图 7-10 布巾钳

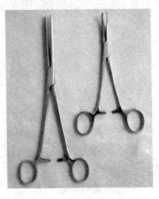

图 7-11 有齿直钳

12. 组织钳 又称鼠齿钳、爱力司钳,用以夹持纱巾垫与切口边缘的皮下组织,也用于夹持组织或皮瓣作为牵引(图7-12)。

13. 阑尾钳 用于夹提、固定阑尾或输尿管等组织(图7-13)。

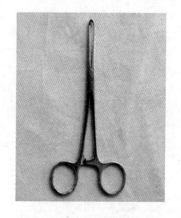 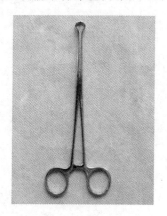

图 7-12 组织钳   图 7-13 阑尾钳

14. 肺叶钳 用于夹提、牵引肺叶,以显露手术野(图7-14)。

15. 胃钳 用于钳夹胃或结肠残端。轴为多关节,力量大、压榨力强,组织不易脱落(图7-15)。

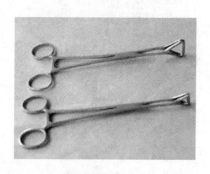 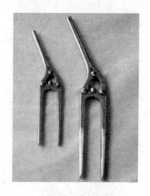

图 7-14 肺叶钳   图 7-15 胃钳

16. 肠钳 分直弯两种,用于夹持肠管,齿槽薄、细,对组织压榨作用小(图 7-16)。

17. 吸引器头 有不同长度,弯度及口径。用于吸出术野血液、体液及冲洗液,保持术野清晰(图 7-17)。

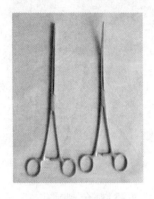

图 7-16 肠钳

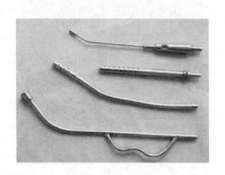

图 7-17 吸引器头

18. 骨剪 用于修剪骨组织(图 7-18)。

19. 咬骨钳 用于咬除、修整骨组织(图 7-19)。

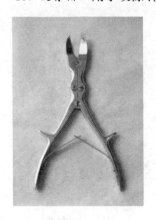

图 7-18 骨剪

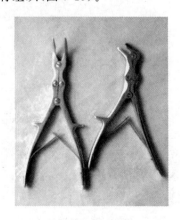

图 7-19 咬骨钳

20. 骨膜剥离子 用于剥离骨膜(图 7-20)。

21. 神经剥离子 用于神经根的剥离、分离(图 7-21)。

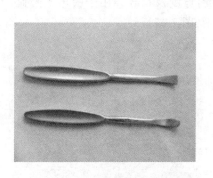 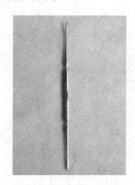

图 7-20 骨膜剥离子　　　　图 7-21 神经剥离子

22. 骨锉 用于锉平骨断端,使之变钝,避免刺破组织,导致出血(图 7-22)。

23. 骨凿 用于去除骨痂、截除骨块,分为平凿、圆凿(图 7-23)。

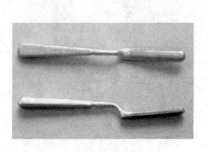 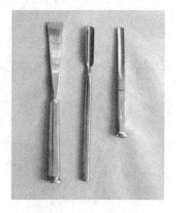

图 7-22 骨锉　　　　　　图 7-23 骨凿

24. 骨锤 用于协助骨凿截骨及物体的置入或取出（图 7-24）。

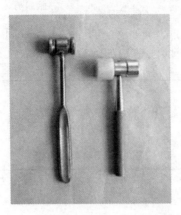

图 7-24 骨锤

(二)配组手术器械

1. 开腹器械箱组 见表 7-1。

表 7-1 开腹器械箱组

海绵钳×2	直钳×2(14cm)	弯钳×18(14cm、16cm、18cm 各 6)	鼠齿钳×4(18cm)
蚊式钳×8(直、弯各 4)	长弯钳×6(24cm)	组织钳×2(22cm)	密克式托钳×2(24cm)
持针器×4(24cm)	毛巾钳×1	吸引器头×1	短平镊×1
短有齿镊×2	长镊×2(24cm)	甲状腺拉钩×1	阑尾拉钩×1
腹腔拉钩×1(直头)	深腹腔拉钩×2	压肠板×1	刀柄 4♯×1
刀柄 7♯×1	线剪×1	组织剪×1	综合组织剪×1(24cm)

2. 脑外特殊器械箱组 见表 7-2。

表 7-2 脑外特殊器械箱组

脑科吸引器头×3（大中小各 1）	双关节咬骨钳×2（直、弯头各 1）	脑膜剪×1	筛窦刮匙×3
颅后窝咬骨钳×1	枪状咬骨钳×1	尖嘴咬骨钳×1	鼻剥离子×1
脑压板×8(宽窄 4 对)	头皮拉钩×3	乳突拉钩×2	颅后窝拉钩×1
头皮夹钳×2	骨膜刺破刀×1	活检钳×1	鼻息肉钳×1

3. 骨科器械箱组 见表 7-3。

表 7-3 骨科器械箱组

海绵钳×2	直钳×2	弯钳×10(14cm×2，16cm×4,18cm×4)	鼠齿钳×2（18cm×4）
蚊式钳×4	组织钳×2(22cm)	持针器×2(18cm)	毛巾钳×3
吸引器头×1	短有齿镊×2	甲状腺拉钩×1	阑尾拉钩×1
皮肤拉钩×1	肌肉拉钩×1	撬板拉钩×1	骨衣撬×2
骨刀×2	骨凿×1	骨锉×1	榔头×1
咬骨剪×1	咬骨钳×1	刮匙×1	持骨钳×1
鹰爪钳×1	刀柄 4#×1	刀柄 7#×1	线剪×1
组织剪×1	老虎钳×1	尖嘴钳×1	

4. 开胸特殊器械箱组 见表 7-4。

表 7-4 开胸特殊器械箱组

气管直角钳×2	肋骨撑开器×2	肋骨闭合器×1	肩胛拉钩×1
肋骨剥离器×1	咬骨钳×1	骶崤拉钩×1	肋骨剪×1

5. 脑室引流器械箱组 见表 7-5。

表 7-5　脑室引流器械箱组

海绵钳×2	直钳×2	弯钳×2(14cm)	鼠齿钳×2
蚊式钳×2	持针器×1(18cm)	吸引器头×1	短有齿镊×1
爱迪生镊×2	刮匙×1	小双关节咬骨钳×1	乳突拉钩×2
头皮夹钳×1	鼻剥离子×1	骨衣撬×1	颅骨钻柄×1
刀柄 4♯×1	刀柄 7♯×1	线剪×1	组织剪×1
枪状椎板	颅骨钻头×2		
咬骨钳×1	(尖钻、圆钻各 1)		

6. 血管特殊器械箱组　见表 7-6。

表 7-6　血管特殊器械箱组

血管游离钳×1	无损伤血管钳×3	哈巴狗止血夹×3	血管持针器×1
心耳钳×1	平针头×2	血管剪×1	腔静脉钳×1
刀柄 7♯×1	血管镊×1	小密克斯托钳×1	

三、转运工具

转运工具类应急物资常包括运输车辆、运输担架及固定器材等。常见的转运工具见如下内容。

1. 自动上车担架　可以调节角度和高度,当起落架完全展开时,支撑架就能自动锁定在适当位置,伤员肩部与躯干部固定带能牢固地固定住伤员。

2. 折叠楼梯担架　在运输患者通过一些狭小的区域时,如狭窄的门厅、曲折的楼梯,使用折叠楼梯担架是一个比较好的和有效的选择。折叠楼梯担架只需要很小的储藏空间。其 4 只防滑手柄可以让急救人员安全容易地抬起患者,2 只大尺寸后轮和 2 只可以转向的前轮可以通过大多数地毯和硬质地面。

3. 担架椅　配有安全锁,可以将折叠式担架椅锁定为轮椅的状态;如需将担架椅折叠储藏,则需将安全锁手动打开;可以快速释放胸部和腿部绑带,可以将患者安全舒适地固定在折叠担架椅上;尼龙座椅表面结实耐用并且易于清洁。

4. 外固定器　是针对骨折伤病员的急救装置,其可以防止骨折部位移动,减轻伤病员痛苦;同时能有效地防止因骨折断端移动而损伤血管、神经等组织引起严重并发症的发生。

5. 充气夹板　充气夹板既可以用于骨折固定,也可用于止血;防止进一步感染和水肿的发生,减少感染的机会。充气夹板的气囊放气只需推拉阀门,经过简单培训即可使用。充气夹板还可以通过缩减尺寸用于儿童(半腿或全腿),拉链式便于解脱。

6. 手术车　具备基本的手术设备,包括手术床、照明灯、麻醉机、呼吸机、心电监护仪、供氧设备以及消毒手术器械,可以在紧急情况下开展损伤控制手术。

7. 危重伤员转运车　车内应装备监护设备、呼吸机、供氧设备和心肺复苏设备等。

8. 轻伤员转运车　可以同时转运多名轻伤员,车内配备基本的救治药品和包扎用品。

9. 通信指挥车　具备卫星通信设备,及时对救援作出判断和指挥。

10. 物资供应车　配备野外救援所需要的生活、救援物品。

四、防疫物资

防止传染病暴发流行也是应急救援的重要任务之一,大灾之后必有大疫,这似乎成为人类灾害史上的必然规律。灾害可能造成灾区卫生资源如医疗卫生人员伤亡减员,医疗器械药品、防治传染病及消毒杀虫的药品、器材、疫苗受到严重损毁。灾区周围卫生环境、食品、水源等均受到不同程度的污染,存在传染病暴发和流行的危险,这些都是灾后的重要危险因素。因此,灾后应做好传染病的预防和处理,特别注意虫媒传染病、肠道传染病、呼吸道传染病等疾病的预防和处理。因此,防疫物资是重中之重。

加强灾区周围的防疫,清理蚊蝇、蟑螂、老鼠及其滋生地,严格进行消毒、杀虫、灭鼠工作。淋浴车每日通风清洗,向车内喷撒含氯消毒液,上、下午各1次。医疗区每天人员流动大,空气污染较重,易引起各类交叉感染,为尽量保证空气环境达标,每日用过氧乙酸溶液行空气喷洒6次,每日用含氯消毒液行地面喷洒2次,每日用0.5%含氯消毒液行物品擦拭2次;帐篷外周的环境每日打扫2次,外周喷洒水,减少尘土,外加脚垫,减少病人脚下带来的泥土和灰尘,尽量保持清洁。如遇毒气泄漏、煤气爆炸、核污染等重大灾难时,救援人员应配备个人防护器材,如防毒面具、口罩、帽子、手套、洗涤用品等,教育救援人员在参与应急救援时要戴防毒口罩和防护手套,扎紧裤脚、袖管。

五、技术物资

我国常使用的技术物资包括国家救援的轻型装备计量仪,有毒气体监测仪,防毒面具和防护服,雷达生命探测仪,可视生命探测仪,破拆工具,顶撑设备,动力工具,搬运设备等。

六、生活物资

日常用品主要是洗漱用品和换洗衣物,以适合救灾期间的生活需要。

1. 卫生帐篷　根据伤病员救治、休养和工作人员的生活需要配备,数量要足够。

2. 睡铺　伤病员按救治机构开展的床位数准备,工作人员按实际伤病员人数的1/3～1/2准备。

3. 卫生被服　按照开展床位数储备,并适当增加作为预备。

4. 针对灾区环境特点补充的物品　如雨衣、雨鞋、防晒霜、墨镜、蚊帐、清凉油、风油精等。

5. 根据灾害性质准备功能物品 如越野登山鞋、口香糖、漱口水、拖鞋等,女队员根据需求备好个人卫生用品。

6. 救生保健物品 如救护绳、救生烟火棒、口哨、地图、指南针、高热量功能性食品、维生素片和常用药品等。

7. 救援食品 包括矿泉水、制式压缩饼干、脱水果蔬、罐头食品和自热食品等,并优先高热量、高蛋白方便食品。

8. 其他物资 包括发电设备、照明器材、取暖设备、炊具、储运水罐等。

第8章

灾害应急救援大规模事件人员管理

第一节　灾害应急救援现场环境安全评估

　　灾害应急救援现场环境安全评估是制定抗灾、救灾及灾后重建方案的重要依据,包括灾期跟踪评估以及灾后实测性评估。灾期跟踪评估主要是根据灾害发展的情况和灾区的承灾能力,对已经发生的灾害损失和可能继续遭受的损失进行评估,同时对可能发生的次生灾害进行预评估。灾后实测性评估是在灾后现场对直接的和间接的灾害损失逐区、逐片、逐点、逐项的实际测算,同时对可能发生的衍生灾害进行预评估。

　　地震、海啸和洪灾等重大灾害,不仅造成生态环境严重破坏,而且导致大量的人员伤亡,环境面貌巨变,卫生情况恶化,病虫害大量滋生,极易造成传染病的发生与流行。因此灾害应急救援现场环境安全评估极为重要。需要观察评估现场地势高低、湿度、地下水位、阳光、空气、坡度以及是否适于排水,周围是否有危险建筑物、山川、河流等,救援周围的卫生情况评估也极为重要。

　　救援场地周围不宜有沼泽地带,远离能引起土壤、空气、水源污染的污染源,如墓地、粪场、垃圾堆、工厂下风处及城市河流下游等。夏季应设于通风遮阴处,以利防暑防潮,但不宜在高树下,以防雷电击伤;冬季应设于向阳避风处,应避开山口、风口,冬季还应注意防冻、防病、防煤气中毒;在森林宿营要注意防火,防有害昆虫、动物的袭扰；如可能导致传染病的发生与流行，要及时采取防控措施等。

第二节　灾害应急救援现场人员信息统计

灾害往往在极短时间内造成十分严重的人员伤亡。在最短时间内完成灾害造成的接近实际状况的受灾人口及伤亡人口统计，是灾害应急和政府决策的重要依据，其重要意义不言而喻。因此，要建立健全灾害信息员管理制度，明确灾害信息员在灾害事故事前、事中、事后等各个环节的职责任务。

随着城市化进程的开展，流动人口的增加，进一步制约了受灾人口及伤亡人口评估的精度。这就要求灾害信息员平时要定期获取当地统计时间点的户籍人员统计资料，进行人员分布统计，获得该地域的人员分布数据资料。在灾害发生后，灾区各级灾害信息员要强化应急值守，确保在岗在位，通信畅通，灾后应及时、主动、准确报告受灾人口及伤亡人口情况，避免迟报、漏报，不得虚报、谎报、瞒报灾情。

灾害信息员的基本信息要登记完整（包括姓名、性别、年龄、所在单位、职务、联系方式等）。应急管理部门应对本辖区内灾害信息员信息，以不低于半年1次的频率进行核对更新，其中一次应在汛期前的1个月内完成，确保在册人员信息有效可用。区应急管理局将依据国家自然灾害灾情管理系统对全区灾害信息员基本信息进行抽查通报。

第三节　灾害应急救援现场死亡人员管理

一、死亡人口的统计、上报

死亡人口是指"以自然灾害为直接原因导致死亡的人口数量

(含非常住人口)"。重大灾害造成的死亡人口数量较多,其中既有本地人口,也有外来人口,认定甄别需要一个过程,特别是非常住人口的认定难度更大,通常需要遇难家属的相关 DNA 鉴别其身份。国家对于死亡人口的认定是非常慎重的,以发现遗体为准,基层工作人员在填写《因灾死亡人口台账》后,由各级人民政府有关部门逐级统计、核定和上报,灾害的遇难者最终人数由国务院抗灾救灾总指挥部核定并宣布。

二、遇难者的尸体处理原则

1. 遵守人道主义的价值和原则。

2. 获得司法授权和遇难者家属的知情同意,给失去亲人者充分尊重。安慰家属,减少哀痛。

3. 需要辨明身份而不能马上处理者,存放时间应尽量缩短。

4. 使尸体清洁,维护良好的尸体外观,易于辨认。

三、救援现场尸体管理原则

1. 首选统一制作的裹尸袋。

2. 无裹尸袋可选用逝者生前使用的被褥等包裹。

3. 尸体的包裹应尽量严紧结实。

4. 对轻度腐烂的一般性尸体,无须进行消毒除臭处理,在尸体周围环境适当喷洒消毒除臭剂,以减轻周围环境的臭度。

5. 尸体高度腐烂时,须在裹尸袋内加棉织物吸收渗液,并适当撒漂白粉或其他消毒除臭剂。

6. 传染病病人的尸体应使用消毒液擦洗,并用消毒液浸泡的棉球填塞各孔道。尸体用尸单包裹后装入不透水的袋中,袋外贴上传染标识。

7. 尸体清理工作人员要有一定的防护意识和卫生防护设备,须戴医用防护口罩和手套,穿工作服和胶鞋;尽量避免意外擦伤,出现外伤时及时进行医疗处理;注意个人卫生,及时洗手。

四、存放尸体时间限定

1. 在平均气温低于 20℃ 的情况下，自然存放不宜超过 4 天。

2. 存放在尸袋中可适当延长存放时间，但应在尸体上下撒盖漂白粉。

3. 夏季应及时进行处理。

第9章

灾害应急救援护理队基本装备

第一节　个人防护装备分类

一、普通防护装备

普通防护装备包括医用一次性防护服、医用防护口罩及手套。

（一）医用一次性防护服

医用防护服是医护人员、环卫有毒人员等在医疗、卫生防疫、公共卫生突发事件中为预防病菌、病毒感染微生物使用的个人防护装备。

我国市场目前的医用防护服主要有：普通无纺布、橡胶或涂层面料，闪蒸发一次成型滤材制作的防护服。普通无纺布制作的防护服的防护效率只有40％左右，不能满足 GB 19082－2009 的要求，其产品的质量技术要符合《医用一次性防护服技术要求》（GB 19082－2009）的标准规定。

1. 防护服应干燥、清洁、无尘、无霉斑，表面不允许有斑疤、裂缝、孔洞等缺陷。

2. 连接部位采用针缝、粘合或热合等加工方式。针缝的针眼应密封处理，针距要求每 3cm 8～14 针、线距均匀、平直、不得有跳针。粘合或热合等加工处理后的部位，应平整、密封、无气泡。

3. 装有拉链的防护服拉链不能外露,拉头应能自锁。

4. 防护服的结构应合理、穿脱方便、结合部位严密。

5. 袖口、足踝口采用弹性收口,帽子面部收口及腰部采用弹性收口、拉绳收口或搭扣。

6. 防护服的关键部位静水压应不低于 1.67kPa($17cmH_2O$)。

7. 防护服材料透湿量应不小于 $2500g/(m^2 \cdot d)$。

8. 防护服材料应具有良好的血液阻隔性能,不得渗漏;防护服抗合成血液穿透性大于 1.75kPa。

9. 防护服外侧面沾水等级应不低于 3 级的要求。

10. 防护服关键部位材料的断裂强力应不小于 45N;断裂伸长率不小于 15%;关键部位材料及接缝处对非油性颗粒物的过滤效率不低于 70%。

11. 带电量每件应不大于 $0.6\mu C$,静电衰减时间不超过 0.5s。

12. 原发性刺激计分应不超过 1。

13. 经环氧乙烷灭菌的防护服,其环氧乙烷残留量应不超过 $10\mu g/g$。

14. 具有阻燃性能的防护服应符合以下要求:损毁长度不大于 200mm;续燃时间不超过 15s,阻燃时间不超过 10s。

(二)医用防护口罩

1. **口罩基本尺寸**　口罩应有较好面部适合性以减小感染风险。口罩应覆盖佩戴者的鼻、口至下颌。

(1)长方形口罩展开后,中心部分尺寸长度不小于 17cm,宽度不小于 17cm。

(2)密合型拱形口罩尺寸,横径不小于 14cm,纵径不小于 14cm。

2. **外观**

(1)口罩表面不得有破洞、污渍。

(2)口罩不应有呼气阀。

3. 鼻夹

(1)口罩上必须有鼻夹。

(2)鼻夹由可弯折的可塑性材料制成,长度不小于 8.5cm。

4. 口罩带

(1)口罩带应方便调节。

(2)应有足够强度固定口罩位置。每根口罩带与口罩体连接点的断裂强力应不小于 10N。

5. 过滤效率　样品在相对湿度为(85±5)％、温度为(38±2.5)℃的环境中进行预处理,(25±1)h 之后,将口罩密封在一个不透气的容器中 10h 内试验。

气体流量以(85±2)L/min,通过截面面积为 $100cm^2$,相对湿度为(30±10)％、温度为(25±5)℃环境下的 NaCl 气溶胶。颗粒大小应为粒数中值直径(CMD)在(0.075±0.020)μm,几何标准差不超过 1.86。过滤效率测定结果应不小于 95％。

6. 气流阻力　在气流量为 85L/min 情况下,口罩的吸气阻力不得超过 $343.2Pa(35mmH_2O)$。

7. 合成血液穿透　口罩样品在(21±5)℃,相对湿度(85±5)％下预处理 4h。口罩样品在环境箱中 1min 内进行测试。

将口罩样品固定在突起的夹具上,在 305mm 距离处将 2ml 的合成血从内径 0.84mm 的套管中沿水平方向喷向被测口罩。测试压力 10.7kPa(80mmHg)。取下口罩样品,检查内侧面是否透过,检查结果不应出现渗透现象。

8. 表面抗湿性　口罩沾水等级应不低于 GB/T 4745—1997《纺织物表面抗湿性测定沾水试验》中 3 级规定。

9. 环氧乙烷残留量　经环氧乙烷灭菌的口罩,其环氧乙烷残留量应不超过 10μg/g。

10. 阻燃性能　所用材料不应为易燃性。将口罩戴在金属头模上,燃烧器的顶端和口罩的最低部分(当直接对着燃烧器放置时)的距离应设置在(20±2)mm。

将火焰高度调节在(40±4)mm。在燃烧器顶端上方(20±2)mm处用金属隔离的热电偶探针测量火焰温度,应为(800±50)℃。

将头模以(60±5)mm/s的运动线速度通过火焰,并记录口罩通过一次火焰后的效应。移离火焰后继续燃烧不应超过5s。

11. **皮肤刺激性**　按GB/T 16886.10—2000《医疗器械生物学评价第10部分:刺激与致敏试验》规定进行,其结果应无皮肤刺激反应。

12. **密合性**　口罩应提供良好密合性,密合型口罩总适合因素应不低于100。

(三)手套

当进行实验室操作时,手可能被污染,也容易受到"锐器"伤害。在进行实验室一般性工作,以及在处理感染性物质、血液和体液时,应广泛地使用一次性乳胶、乙烯树脂或聚腈类材料的手术用手套。可重复使用的手套虽然也可以用,但必须注意一定要正确冲洗、摘除、清洁并消毒。

在操作完感染性物质、结束生物安全柜中工作以及离开实验室之前,均应该摘除手套并彻底洗手。用过的一次性手套应该与实验室的感染性废弃物一起丢弃。

实验室或其他部门工作人员在戴乳胶手套,尤其是那些添加了粉末的手套时,曾有发生皮炎及速发型超敏反应等变态反应的报道,此时应该配备替代加粉乳胶手套的品种。

二、化学防护装备

化学防护装备主要有防化手套、化学防化服和防护靴。

(一)防化手套

防化手套的材质种类繁多,性质各异,在选择防化手套时要特别注意。

1. 一般而言,天然乳胶对于水溶液,如酸、碱水溶液具有较好的防护作用。其优点是舒适、弹性好、使用灵活。

2. 丁腈对化学物质的油、脂类、石油化工产品、润滑剂和各种溶剂具有很好的防护性能,但在有些溶剂中会发生溶胀而影响其物理性能,降低防护功能。

3. 聚氯乙烯对大量水溶剂化学物质,如酸、碱等具有防护作用,但不能防护溶剂等有机物质,因为许多溶剂会使其中的增塑剂溶出,不仅会造成污染,而且还会大大降低手套的屏障功能。

4. 氯丁橡胶与天然橡胶的舒适度相差无几。对于石油化工产品、润滑剂具有很好的防护作用,可以抗臭氧和紫外线,另外还具有很强的抗老化性能。

5. 聚乙烯醇对大多数有机溶剂具有很好的防护作用,但是易溶于水,遇水后会降低其功效,而且材质较硬,加工不方便。

6. 丁基合成橡胶对有机化合物和强酸具有很好的防护效果,对气体具有特别好的防护性能。但生产加工困难,对油脂几乎不具防护作用。

7. 氟橡胶氟化的聚合物,基底类似于聚四氟乙烯,其表面活化性能低,所以液滴不会停留在表面,可防止化学渗透,对于含氯溶剂及芳香族烃具有很好的防护效果。

8. 氯磺化聚乙烯对大多数化学物质都具有防护性能,可防护碱类、油类、燃料和许多溶剂,并且具有很好的抗高温和低温性能,耐磨、抗弯等。

(二)化学防护服

化学防护服是在接触硝基盐酸(王水)、氢氟酸、丙酮、氨水、有机溶剂、石棉、PCB、石英等有害化学物质等具有危险性的工作时穿用的。由于化学物质是根据使用环境的大气产生相关物理变化,所以务必要注意化学防护服的选择。随着温度变化,物质由固体液化或蒸发,变成气体,其危险度也会相应地发生变化。化学防护服的制作材料的防护特性有时也会发生变化,因此,要确认使用的化学防护服的性能界限、正确着装、进行训练、正确保管、确认使用有效期限等。另外,在穿、脱时,由于会吸收到污染物质、或皮肤接触到污染物质而会对身体产生二次污染。对用过的防护服进行除污染的活水要进行净化。

化学防护服要适当把握对象化学物质以及使用环境,必须正确选择使用。如果采用最高级的防护服,则对所有的有害化学物质都有很高的防护性。但也有缺点,例如:气密性防护服,由于供给空气量的限制、内部温度气压的变化,不能长时间穿着。因此,如果危险度小,透过质量、透过速度不大,且在允许的范围内,最好选择行动方便、低等级的防护服。

化学防护服根据人体与外气接触的可能性大小,分为气密型、密闭型和开放型3种。

1. 气密型化学防护服(气密服) 气密型防护服是防护全身(包括手足在内)的衣服,具备保持气密、内表面正压的功能。并且,有防止化学物质浸入到内部的性能。材料有PVC、丁腈、氯丁、磺化聚乙烯等合成橡胶布衣料。气密服又叫重型防化服。具体分为如下几类。

(1)自给式呼吸用保护具的气密服:自给式呼吸保护具装在衣服内。

(2)外装自给式呼吸用保护具的气密服:自给式呼吸保护具装在衣服外。

(3)送气式气密服:通过软管从衣服外输送呼吸用的空气。

性能如下。①防酸渗透性能(10mm×1h)。(80% H_2SO_4、60%HNO_3、90%HCl)不渗透。②防碱渗透性能(10mm×1h)。6.1mol/L NaOH不渗透。③阻燃性能。损毁长度≤10cm,续燃时间≤2s,阻燃时间≤10s,且无熔滴。④气密性能[(1650±50)Pa,6min]。压降≤300Pa,质量≤6kg。

2. 密闭型防护服(密闭服) 密闭型防护服是防护全身或身体一部分的服装。袖口、领口等衣服末端的开口部分被密闭,外界污染空气不会进入衣服的内部,服装内部的气密性虽然没有充分的表面正压,但它有不会让皮肤直接暴露或接触化学物质的性能,即使化学物质贴在衣服的表面,也不会侵入到内部。

(1)自给式呼吸用保护具并用型密闭服:并用自给式呼吸用保护具。

(2)送气式密闭服:用软管从衣服外面输送呼吸用的空气。

(3)非送气式密闭服:和过滤式呼吸用保护具并用。

3. 开放型防护服(开放) 开放型防护服是防护全身或身体一部分的带有开口部分的防护服,具有化学物质贴在衣服表面也不会浸入到衣服内部的性能。开放型防化服也叫轻型防化服。

对防化服整体性能有如下要求。

(1)半封闭式防化服耐渗水性能:3 只 3L/min 喷头,喷水 15min 不渗透。

(2)全封闭式防化服气密性能:压力降不应大于 300Pa。

(3)半封闭式防化服的重量不应大于 7.0kg,全封闭式防化服不应大于 9.0kg。

(4)全封闭式防化服超压排气阀气密性能恢复至常压时间不应小于 15s,通气阻力为 70~130Pa(通气量 30L/min)。

(三)防护靴

靴底材料性能如下。

1. 靴底的耐穿刺力不应小于 110N;胶靴的击穿电压不应低于 5000V;胶靴在 80% H_2SO_4、60% HNO_3、30% HCl 溶液中浸泡 1h,应不渗透;胶靴在 6.1mol/L NaOH 溶液下,1h 不渗透。

2. 胶靴在进行防滑性能试验时,始滑角不应小于 15°。

三、生物防护装备

生物防护有效的防护装备主要为防护面具,其主要有个人呼吸器、正压面罩和正压防护服 3 种。

(一)个人呼吸器

在进行高度危险性的操作(如清理溢出的感染性物质和气溶

胶)时,可以采用正压面罩来进行防护,应根据危险类型来选择防护面具。在一般的防护面具中装有一种可更换的过滤器,可以保护戴者免受气体、蒸汽、颗粒和微生物以及气溶胶损害。但过滤器必须与防护面具的正确类型相配套。为了达到理想的防护效果,每一个防护面具都应与操作者的面部适合,面型适合度需经过测试。也有设计用来保护实验人员避免生物因子暴露的一次性防护面具(空气纯化防护面具),以及供气防护面具(或正压防护服)。防护面具使用完毕后未经消毒禁止带出实验室区域。同时应进行工作场所监控、医学评估和对呼吸器使用者的监督,以确保其始终正确使用该类设备。同时应对呼吸器做个体适应性测试。

个人呼吸器的使用要点如下。

(1)佩戴时选择合适和合格的个人呼吸器,遮盖住鼻、口和下颌。

(2)用橡皮筋(松紧带)固定在头部。

(3)调整在合适的面部位置并加以检验。

(4)吸气时个人呼吸器应该有塌陷。

(5)呼气时呼吸器周围不应该漏气。

(6)卸下口罩时首先提起呼吸器下方橡皮筋(松紧带)越过头部,然后提起呼吸器上方橡皮筋(松紧带)使呼吸器脱离面部。注意:一次性个人呼吸器使用完毕后应先消毒再丢弃。

(二)正压面罩

在进行高度危险性的操作(如清理溢出的感染性物质和气溶胶)时,可以采用防护面具来进行防护。根据危险类型来选择正压面罩,可以保护佩戴者免受气体、蒸汽、颗粒和微生物以及气溶胶的损害。它的使用将会妨碍佩戴眼镜。正压面罩使用完毕后未经消毒禁止带出实验室区域。同时应进行工作场所监控、医学评估和对呼吸器使用者的监督,以确保其始终正确使用该类装备。正压面罩(也称头盔正压式呼吸防护系统)除对呼吸系统防护外,还可提供眼睛、面部和头部防护。

1. 正压式呼吸防护系统 包括普通头盔、安全帽头盔(可配肩罩)。

2. 双管供气式呼吸防护系统 包括前置式、背置式、全面具、半面具。

3. 电动式呼吸防护系统 包括电动式送风过滤系统、电动式送风防尘系统。电动式呼吸防护系统可提供高等级安全防护,集多种防护为一体,电动送风无呼吸阻力,无压缩空气管限制活动空间。

4. 正压面罩的装配要点

(1)由头盔(安全帽头盔、安全帽头盔加配肩罩)、呼吸管、高压空气调节装置、高压空气管和压缩空气过滤及调节控制板组合使用。

(2)装配时应注意各部件之间的紧密连接,注意其气密性。

(3)有可供选择的升降温系统、提供适宜温度、流量的呼吸空气。有利于长时间佩带。

(4)可同时供 3 人最多 5 人同时使用,可调节压力、流量和温度。

(5)头盔内的气流设计:头盔分为普通头盔、安全帽头盔和安全帽头盔加配肩罩 3 种类型。所设计的瀑布式气流为呼吸区域提供稳定的气流:空气从呼吸管进入头罩前部,经头罩底部流出;肩罩内颈箍及正压气流防止污染空气进入头罩。

(6)正压面罩的使用要点:颈箍方便头罩佩戴与脱卸;内衬和外肩罩可提供双重保护,可防止污染物渗入或溅入。将内衬塞入工作服内,使多余的空气导入工作服;可调节头箍以保证头罩佩戴稳固,使头罩跟随头部转动,活动力自如;外置搭扣应负载视窗顶部,使头箍与安全帽连接好。

(三)正压防护服

正压防护服是指将人体全部封闭,用于防护有害生物因子对人体伤害的防护服。正常工作状态下服装内部压力不低于环境压力，主要用于四级生物安全实验室的个体防护设备。正压防护服内的气体压力高于外界环境的气体压力，以此来隔断在污染区内实验人员暴露在气溶胶、放射性物质等造成的伤害。在生物安全实验室的设计和建设阶段，需要考虑、选择正压防护服的选型、数量等。在生物安全实验室的设计和建设阶段，对于正压防护服的选择有以下需要考虑的因素。

1. 正压防护服的选用应该考虑自身材质的耐腐蚀性、气密性、使用人员的身材等，数量应该满足实验室的实际工作需求。

2. 正压防护服的选型和数量，是生命支持系统供气能力、通风空调系统设计的重要参数。

3. 在进行生物安全实验室通风系统及自控系统设计时，应考虑正压防护服排气对室内压力梯度的影响，应具备自动控制调节功能。

4. 操作人员穿戴正压防护服进出实验室的某个功能用房时，因正压防护服向室内排风，会降低气密性较好的实验室内的负压值，导致其与相邻房间的相对压差不符合标准要求，甚至出现压差逆转的情况。此时多数设计者除了进行压力控制法调节外，还可以通过初始静态控制解决，即主实验室送排风管道阀安装手动调节，或者定风量，整个实验室运行过程仅通过设置较大的初始静压差，来解决正压防护服的排风问题。

第二节　防护面罩（呼吸器）的分类

一、普通面罩

普通面罩一般用塑料或硅胶制成，重量较轻，无单向活瓣或贮气袋，氧气的输入孔一般位于面罩的底部，呼出气通过面罩上的小孔排出。即使氧气供应暂时中止，患者也不会窒息，因为空气仍可从面罩上的小孔和面罩周围的缝隙流入。

这种面罩的死腔及"贮袋效应"影响了氧流量和吸入氧浓度之间的关系。普通面罩吸氧时，氧流量在 $5\sim6L/min$ 以上，才可将面罩内的呼出气（包括 CO_2）冲洗排出。若给氧流速太低（如 $2\sim3L/min$），不仅吸氧浓度下降，还导致呼出气的 CO_2 在面罩积聚，促使 CO_2 重复吸入。由于结构本质所限，普通面罩氧浓度最大为 $50\%\sim60\%$，氧流量＞$8L/min$ 时吸入氧浓度也不会进一步升高。

二、微粒过滤器面罩

"微粒"指"悬浮于空气中粒径小于 $1\mu m$ 的微小粒子"。微粒过滤器面罩按照结构分为随弃式面罩、可更换半面罩和全面罩 3 类。随弃式半面罩，这类产品过去常叫作简易防尘口罩，因为结构简单，面罩主体由滤料组成，可以有呼气阀或无呼气阀两种。

微粒过滤器面罩是以自吸过滤式防颗粒物面罩为主，通过人体自身呼吸来使用的呼吸防护用品。主要应用目的是防止或减少空气中粉尘进入人体呼吸器官，从而保护生命安全的呼吸防护用品。过滤效果一方面和颗粒物粒径有关，另一方面与颗粒物是否含油有关。通常要按照过滤效率分级，按照是否适合过滤油性颗粒物分类。其防护机制主要是依靠过滤元件，清除空气中的污染物。因此，过滤元件的滤料是关键，其与以下因素有关。

1. 滤料的纤维细度　用纤维直径大小表示，单位为微米（μm）。一般用于防颗粒物呼吸器的滤料纤维直径，以＜$5\mu m$ 为好。现在常用的丙纶超细纤维的直径是 $4.0\mu m$，过氯乙烯超细纤维滤料的直径＜$2\mu m$，纤维的细度与过滤效率成正相关，即纤维越细，过滤效率越高。

2. 滤料的组织结构　滤料的组织结构与滤料的制作工艺有关。目前合成纤维无纺滤料的成型工艺主要有针刺法、直接喷射法、粘结法和熔喷法等，实际应用中多采用热熔喷射成型法，用这种方法可使两种或两种以上的不同纤维材料复合成型,提高过滤效率,并且结构较松软,透气性能好。

3. 滤料的荷电性 滤料在生产过程中或多或少地都带有一定的电荷,但这种电荷容易消失。滤料的带静电荷多少与过滤效率成正相关,即静电荷量越大,过滤效率越高。如何使滤料的静电荷量大且不易消散,这是各生产滤料厂的技术机密。

颗粒物通过滤料时可发生以下情况。

(1)碰撞截留:当颗粒物粒径大于滤料纤维间的空隙时,粒子碰撞在滤料表面,由于惯性和力的反作用而改变方向,发生颗粒物沉降和黏附在滤料表层的现象。

(2)钩住效应:纤维并不光滑,上有许多毛刺,当颗粒物通过滤料时,被纤维上的毛刺钩住,阻止了颗粒物的穿透。

(3)多层过滤:滤料是由超细纤维互相搭接成的网状物,具有多层次的"三维结构",当颗粒物通过滤料时被层层截留。

(4)静电效应:滤料因带有静电荷,对相同极性的粒子产生排斥作用,而对异性粒子则产生吸附作用,即静电捕捉粒子。

三、供气式呼吸器

供气式呼吸器狭义上只是指那些不是由使用者自己携带气源的空气呼吸器,如长管呼吸器。但在实际应用中,人们更加认同其广义的一面,即供气式呼吸器是指采用洁净空气或氧气作为呼吸气源的呼吸防护设备。与过滤式呼吸器相对应,供气式呼吸器主要应用于缺氧、存在毒气或已知高浓度毒气能立刻危害人体健康或致死的环境中。

供气式呼吸器分为送气式和携气(自给)式呼吸器两类,结构有口罩、面罩、面具、头盔、开放式头罩、密封式头罩等。送气式有电动送风呼吸器、手动送风呼吸器和自吸式长管呼吸器 3 种;携气式有空气呼吸器、氧气呼吸器、化学氧呼吸器和氧烛呼吸器等。

1. 送气式呼吸器 一般用于在有可能缺乏氧气的地方,或在有毒物质浓度高、短时间内会丢失生命或危害健康的时候使用。在使用时,虽然行动范围会受到限制,但是却有使用时间长的好处。

2. **携气(自给)式呼吸器**　是使用者从携带的氧气瓶、高压氧气容器或氧气产生剂来提供空气或氧气的,供给使用者呼吸的保护具。因此,在缺乏或有可能缺乏氧气的时候,都可以使用它。但是,在有毒物质浓度较高、短时间内会丢失性命、危害健康时,建议使用正压式空气(氧气)呼吸器,其面罩内部始终为标准气压。

供气式呼吸器使用前应检查供气源的质量,气源不应缺氧,空气污染物浓度不应超过国家有关的职业卫生标准或有关的供气空气质量标准。供气管接头不允许与作业场所其他气体导管接头通用。应避免供气管与作业现场其他移动物体相互干扰,不允许碾压供气管。

四、过滤式呼吸器

过滤式呼吸器主要包括过滤式防毒呼吸器与过滤式自救呼吸器两大类。

(一)过滤式防毒呼吸器

主要包括口罩、自吸过滤式防毒面具和供气式防毒面具及头套。口罩及面具用滤毒罐(盒)内按防护对象,分别填充有普通活性炭(吸附有机毒气)、浸渍活性炭(化学吸收剂)或催化剂(用霍加拉特剂将 CO 催化为 CO_2 等),以及纳米光触媒碳纤维滤料来净化各种毒气。加滤烟层时,可同时防御毒烟。高效多功能的钯-炭型 CO 常温催化剂,防护时间可达数小时,具有很好的综合效果,但比霍加拉特剂的价格高数倍。

(二)过滤式自救呼吸器

过滤式自救呼吸器是一种保护人体呼吸器官不受外界有毒气体伤害的专用呼吸装置,它利用滤毒罐内的药剂、滤烟元件,将火场空气中的有毒成分过滤掉,使之变为较为清洁的空气,供逃生者呼吸用。

国产过滤式自救呼吸器按防护时间分有 15、20、30、40、50、60、70、80 型,防护时间分别为 15～80min。家用火灾逃生及工场事故逃生以 20min 以上为好,其产品的质量技术要符合 GA 209—1999(eqv EN 403：1993)的标准规定。

1. 过滤式自救呼吸器的质量技术要求

(1)呼吸器应由防护头罩、过滤装置和面罩组成,或由防护头罩和过滤装置组成。面罩可以是全面罩或半面罩。头罩的额部有设置环绕头部一周的反光标志,采用具有反光特性材料制造的防护头罩,可以不设置反光标志,穿戴质量应不大于 1000g。

(2)呼吸器阻燃试验后,所有可能接触到火焰的材料均不应出现继续燃烧、熔融等现象,不应对人体产生附加的伤害。头罩材料在抗辐射热渗透试验后,其内表面温升不应大于 25℃。呼吸器的防护时间应不小于 15min,吸气温度应不大于 65℃,吸气阻力应不大于 800Pa,呼气阻力应不大于 300Pa。

(3)防护头罩眼区的漏气系数应不大于 20%,呼吸区的漏气系数应不大于 5%。若呼吸器中不采用面罩,则防护头罩的漏气系数应不大于 5%;双目视野应不小于 60°,下方视野应不小于 35°,吸入人体中的二氧化碳的含量按体积计算应不大于 2%。

(4)过滤装置与防护头罩间的连接能承受的轴向拉力应不小于 50N。

(5)呼吸器的滤毒装置的密封性:在不借助工具的情况下能快速打开,系带应能快速拉紧且脱卸方便;若设有面罩,则面罩与人员的脸部贴合应紧密、舒适。佩戴呼吸器后,应对行动无明显影响。

2. 防毒过滤元件的更换　防毒过滤元件的使用寿命受空气污染物种类及其浓度、使用者呼吸频率、环境温度和湿度条件等因素的影响。一般按照下述方法确定防毒过滤元件的更换时间。

(1)当使用者感觉空气污染物味道或刺激性时,应立即更换。

(2)对于常规作业,建议根据经验、实验数据或其他客观方法,确定过滤元件更换时间表,定期更换。

(3)每次使用后记录使用时间,帮助确定更换时间。

(4)普通有机气体过滤元件对低沸点有机化合物的使用寿命通常会缩短,每次使用后应即时更换。对于其他有机化合物的防护,若两次使用时间相隔数日或数周,重新使用时也应考虑更换。

第三节　特定事件防护装备的选择

一、医用诊断X射线工作者个体防护用品

(一)防射线护目镜

包括防X射线眼镜和防中子眼镜两种产品。

1. 防X射线眼镜　是由铅玻璃镜片和镜架组成。防X线铅当量多为0.25~5mmPb,以0.3mmPb为宜,镜片的透光率>80%。主要用于X射线诊断的医务工作人员。

2. 防中子眼镜　是由5.1mm厚含硼透明树脂板制成。白光透过为90%,对热中子屏蔽效率在95%左右,对中能中子为40%左右,对γ射线为15%,对紫外线光为99%。主要用于高能物理科学试验和油田中测井时对中子照射的防护。

(二)接触屏蔽

牙科用防护围裙、性腺防护围裙、防护巾、防护三角、护颈防帽、颈套、防护罩。

(三)阴影屏蔽

阴影屏蔽系指把不透射线的屏蔽物放置在X射线管和病人之间,但不与病人接触的防护屏蔽,包括悬挂式投照防护屏、诊视床面活动屏蔽板、新生儿X射线摄影屏蔽板。

(四)定形接触屏蔽

定形接触屏蔽是一种具有固定形状和作用的接触屏蔽,只用于男性性腺的防护,由0.5mm铅当量的软铅橡胶制成椭圆形的杯状屏蔽物。

(五)防 X 射线头盔

防 X 射线头盔是为保护头部和面部的用品,其帽壳用玻璃钢制成,面罩由有机铅玻璃制成。这种产品的铅当量大于 0.25mmPb。

二、防弹头盔

防弹头盔的适用对象主要是装备部队的作战人员。而且还广泛用于各类灾害应急救援灾害中。

三、消防员灭火防护服

消防员灭火防护服产品质量技术要求要符合 GA 10—2002 的标准规定。防护服是由外层、防水透气层、隔热层、舒适层等多层织物复合而成的,它能满足基本服装制作工艺要求和辅料相对应标准的性能要求。防护上衣和防护裤子多层面料之间的重叠部分不应小于 200mm;护服的衣领高度不应小于 100mm,并应有搭接或扣牢配件;衣领的结构应包括外层、防水透气层、隔热层。它能保护消防员的手腕,并防止燃烧的废碎片进入到袖子中。在上衣胸围、下摆、袖口、裤脚处应缝合宽度不小于 50mm 的反光标志带,在其 360°方位均能可见。

1. **外层** 损毁长度不应大于 100mm,续燃时间不应大于 2s,且不应有熔融、滴落现象;沾水等级不应小于 3 级;经纬向干态断裂强力不应小于 650N,撕破强力不应小于 100N;经 260℃±5℃ 热稳定性能试验后,沿经纬方向尺寸变化率不应大于 10%,试样表面无明显变化;耐静水压不应小于 17kPa;水蒸气透气量不应小于 5000g/(m² · 24h);经 180℃±5℃ 稳定性能试验后,沿经纬方向尺寸变化率不应大于 5%,试样表面无明显变化。

2. **隔热层** 损毁长度不应大于 100mm,续燃时间不应大于 2s,且不应有熔融、滴落现象;经 180℃±5℃ 稳定性能试验后,沿经纬方向尺寸变化率不应大于 5%,试样表面无明显变化;不应有熔融、滴落现象;热防护能力 TPP 值不应小于 28.0。各部位缝制线路顺直、整齐、平服、牢固、松紧适宜,明暗线每 3cm 不应小于 12 针,包缝线每 3cm 不小于 9 针;防护服外层接缝断裂强力不应小于 650N。

3. 反光标志带和耐热性能　在温度为 260℃±5℃ 条件下,试验 5min 后,反光材料表面应无炭化、脱落现象,其逆反射系数不应小于规定值的 70%。

4. 耐高温性能　高温实验后,应保持其原有的功能和无融化、烧焦的现象。整套服装重量不应大于 3.5kg。

四、制冷防护服

在高温场所以及穿密封型防化服工作时,体温升高较快,可用带压力旋转制冷的制冷降温背心。

冬天在不穿着带有冷却器的防护服的情形下,当工作开始 10~15min 后,服内温度可达到 37~38℃。相反,若穿着带冷却器的防护服,冷却器会在背部吹出冷风,即使工作 30min 后,服内的温度可保持体温 24~34℃。使用条件如下。

1. 环境温度为 40℃。

2. 防护服为带冷却装置的防护服。

3. 耗费空气量为约 100L/min。

其主要性能是:腰围可调节,穿着简单,内侧有很多空气孔,能喷出冷空气。为了不让腹部变得太冷,腹部不设置空气孔。

五、救生圈

救生圈是航海船舶配的自亮浮灯或自发烟雾信号,以及漂浮救生索。其产品的主要质量技术要求要符合救生圈技术标准(GB 4302—1984)的规定。

1. 救生圈在淡水中,应能支承不小于 14.5kg 的铁块漂浮至少 24h。

2. 救生圈由 30m 高处自由落在水中无损坏;从 2m 高处自由

跌落到水泥地上 3 次无断裂痕；用宽度 50mm 的带子搭在另一端，悬挂 90kg 重物 30min，无断裂纹或永久变形。

3. 救生圈的每面 4 个平均分布的位置上，应各装有一块至少 70mm×30mm 的反光材料。

4. 救生圈应能承受高低温、阻燃、耐油的试验。

5. 救生圈外围应具有直径不小于 9.5mm，长度不小于外径 4 倍的把手索，此索应紧固在圈体周边 4 个等距离的位置。

六、救生衣

救生衣的性能要求及材料如下。

1. 穿者从 4.5m 高处垂直跳入水中，应不受伤害，且救生衣不得移位和破坏。

2. 每件救生衣正反的前后两面，在平静的水线上应有面积不小于 400cm^2 的反光材料。

3. 在靠近穿者的颈部应垫有软质材料，以防擦伤人体。

4. 缚带须柔软，其拉力强度应不小于 882N。

5. 救生衣应能经受 $-30\sim65$℃ 的环境温度的交替试验。

6. 救生衣面临汽油燃烧火焰，使救生衣的下端距实验盘上缘 250mm 高度 2s 后离开火焰，救生衣燃烧不应超过 6s 或继续熔化。

7. 救生衣浮力材料包括木棉、软木、软质闭孔泡沫塑料、聚氯乙烯泡沫塑料、聚苯乙烯泡沫塑料、聚氨酯泡沫塑料、聚乙烯泡沫塑料。

第四节　防护服穿脱

一、防护服的穿戴

1. 清洁区进入半污染区

第一步：消毒双手。

第二步：戴一次性工作帽。

第三步:戴 N95 口罩。

(1)佩戴:检查系带弹性,然后一手托住口罩,使鼻夹位于指尖,让系带松垂在手下。将口罩罩住鼻、口及下颌,鼻夹部位向上紧贴面部,用另一只手将下方系带拉过头顶,放在颈后双耳下,再将上方系带拉至头顶中部。

(2)塑造鼻夹:将双手指尖放在金属鼻夹上,从中间位置开始,用双手向内按压鼻夹,并分别向两侧移动和按压,根据鼻梁形状塑造鼻夹(必须使用双手)。

(3)密合性检查:双手完全盖住防护口罩,快速呼气。如空气从口罩边缘溢出,即佩戴不当,须再次调整口罩位置、头带及鼻夹。

第四步:穿一次性防护服。

将拉链拉至合适位置,左右手抓住左右袖口的同时,抓住防护服腰部拉链的开口处,先穿下肢,再穿上肢,然后将拉链拉至胸部,套上连体帽,最后将拉链拉至顶端并粘好领口贴。

第五步:戴一次性乳胶手套(手套压住防护服袖口),换工作鞋袜、鞋套,经过缓冲带进入半污染区。

2. 半污染区进入污染区

第一步:戴一次性帽子(帽檐下压、齐眉),戴一次性口罩。

第二步:戴防护眼镜。

检查头带弹性,戴上后调整至感觉舒适,头带压在连体帽之外,并使眼镜下缘与口罩尽量结合紧密。

第三步:穿隔离衣。

第四步:戴外层乳胶手套,将防护服袖口扎入手套内。

第五步:穿一次性高筒厚鞋套。

第六步:经督导员检查穿戴后,经过缓冲带进入污染区。

二、防护服的解除

1. 污染区进入半污染区

第一步:消毒双手,摘防护眼镜。

捏住防护眼镜一侧的外边缘,轻轻摘下,放入消毒桶。

第二步:消毒双手,摘外层口罩。

从后向前,先取下双耳下面的系带,再取下头顶上面的系带(手不能接触口罩前面)。用手仅捏住口罩的系带将口罩放入黄色污物桶中。

第三步:消毒双手,脱一次性帽子。

将手指反掏进帽子,将帽子轻轻摘下,反面朝外,放入黄色塑料袋中。

第四步:消毒双手,脱隔离衣。

第五步:消毒双手,脱靴套。

脱靴套(内面向外,由上往下翻卷式脱下),里面朝外放入黄色污物桶中。

第六步:消毒双手,脱外层手套。经过缓冲带进入半污染区。

2. 半污染区进入清洁区

第一步:脱防护服及内层乳胶手套。

(1)揭开密封胶条,将防护服拉链拉到底,双手向上提拉连体帽,使帽子脱离头部。

(2)双手抓住防护服两侧肩部,将防护服褪至肩部以下。

(3)先用左手捏住右手手套污染面(外面)的边缘将手套(里面朝外)脱下,并握在手中。然后右手进入左手手套内面,将手套脱下(里面朝外)。两手从袖子中脱出。

(4)双手抓住防护服的内面,由里向外、从上到下边脱边卷,直至全部脱下,将防护服及包裹其中的内层手套卷好放入黄色污物桶中。

第二步:消毒双手,脱内层鞋套。

依次脱下双足内层鞋套,里面朝外,放入黄色污物桶中。

第三步:消毒双手,脱 N95 口罩。

第四步:消毒双手。

第10章

替代医院选择

第一节　野外医院选择

野外医院以方舱医院最为常见。方舱医院的正名是方舱式野战医院系统（field shelter hospital system），它是在军用方舱的基础上发展而成的。方舱医院是以医疗方舱为载体，集医疗与医技保障功能于一体，成体系并可快速部署的成套的野外移动医疗平台。一般由医疗功能单元、病房单元、技术保障单元等部分构成，是一种模块化卫生装备，具有伤员分类后送、紧急救命手术、早期外科处置、早期专科治疗、危重急救护理、X线诊断、临床检验、卫生器材灭菌、药材供应、卫勤作业指挥、远程会诊等多方面功能。由于它具有机动性好、展开部署快速、环境适应性强等诸多优点而能够适应突发的应急医学救援任务，因而受到各个国家和地区的高度重视。方舱医院多运用于战争军事行动的保障。

方舱医院的发展始于20世纪60年代，美军为了适应越南战争的需要，率先将自给式可运输的野战医院投入战场使用，给野战卫生装备提供了新的应用手段，是野战医院方舱化道路的开端。该系统采用方舱、可扩展帐篷、充气帐篷相结合的组合方式，可组成不同规模的野战医院。20世纪70年代以后，方舱医院的形式发生多种变化，英国、德国、法国等国家研制出了采用越野汽车底盘载运的拖车或半挂拖车式组合系统。20世纪80－90年代,方舱医院得到长足发展,各国和地区都研发了类型各异、组成规模不同的方舱医院系统。如法军将方舱医院系统列入"模块化卫生团",成为其制式装备。如德国的"移动式医院系统"是一种典型的"积木式"组合结构,可根据不同要求组成不同科室,全部医院系统可组成19个医疗科室和配套单元,可完成普通外科、五官科、妇科等多种救治任务。随着高新技术的发展,舱内医疗设备水平也逐步提高,方舱系统中增加了CT方舱等医疗单元,数字化程度也逐步提高。21世纪之后,方舱医院得到进一步发展,装备分科更细、设备更先进,具有一定的"三防"功能,信息化作业能力提高,机动形式增多,同时标准化、通用化程度以及环境适应能力不断提升,并且更多地应用于地震救援等非战争军事行动的保障。

我国的方舱医院除了在平原、山地、戈壁沙漠、高原及高寒等地区执行过卫勤保障任务外,在抗震救灾等公共卫生应急保障中发挥了巨大作用。特别是在2020年2月应对新型冠状病毒疫情,国家卫生健康委及相关单位在武汉建立了火神山医院、雷神山医院等多所方舱医院收治患者的措施,使更多的患者得到了及时的救治,对控制疫情起到了决定性的作用。

随着城市化进程的不断加快,城市规模迅速扩张、城市人口数量迅猛增长,城市公共安全方面的风险也在逐步累积,各类应急突发事件时有发生,快速应对突发事件的城市应急服务成为一座城市必备的功能之一。2020年暴发的全球新型冠状病毒疫情使人们愈发意识到科学、有效地建立和配置应急设施在处理突发公共安全事件中的重要性。世界各地暴发突发公共卫生事件以来,普遍面临专科医院不足、医治床位紧缺的问题,我国此次改建新建方舱医院应对高传染性疫情的独特做法,尤其是在疫情大面积传播而轻症患者较多的情况下,既解决了床位紧缺的问题,也起到了抑制传染扩散和稳住民心的巨大作用,给未来和其他国家、地区应对突发公共卫生事件提供了良好的借鉴。

　　方舱医院有新建和改建两种建设模式,两种模式都可达到隔离、治疗、防疫的作用,但因二者在时间、成本和效果上各有优缺点,有着各自的适用性。因此,疫情暴发后,为了达到能快速收治的目的,也为了防止疫情进一步扩散,首先在预测方舱医院需求的基础上,在平衡建设时间、成本和效果的基础上,需要对新建和改建方舱医院进行决策。

　　对突发公共卫生事件方舱医院进行选址决策时,应重点考虑建设工期和疫情防控两类主要因素。如此次突发新冠疫情期间,方舱医院的建设工期无疑是一个很重要的因素。宁愿床等人也不要人等床,确诊患者要及时地转到方舱医院进行隔离,防止二次传染和耽误治疗的最佳时机,所以方舱医院建设工期越短越好。此次方舱医院收治的都是具有高传染性的患者,选址时,备选地址需要符合对疫情防控的要求,如远离人群密集地区、远离重点运行区域、远离水源、处于下风区等。这也为抗震救灾和野外战争的方舱医院的选址提供了新思路。

　　根据《应急传染病医院的选址、设计、建设和运行管理导则》,结合 2020 年初武汉市应对新冠疫情的经验来分析,方舱医院备选设施点应具有以下条件:①应为封闭式空间;②应具有大空间、大容量、临时性的特点;③应选择结构状况良好的既有建筑,宜采用简便方法对房屋结构状况进行评估,宜为框架结构或大跨度结构,便于内部拆改;④应与人口密集的居民小区、城市水源地间隔一定距离;⑤应在适当距离内有医院,以便特殊情况发生时,患者可以及时转诊。根据上文关于应急设施点选址的若干限制条件,可大体判定综合性体育场馆和大型会展中心基本满足相应要求,而水上运动场所、游泳馆、会所等明显不适于改建方舱医院。

　　在突发公共卫生事件发生时,改建和新建方舱医院应同时进行。改建方舱医院收治的是症状较轻的患者,而新建方舱医院收治的是重症患者。突发公共卫生事件发生时,不可避免的会同时出现轻症和重症患者,所以改建和新建方舱医院同时存在可以更有效地救治患者和减轻医疗系统的压力。另外,进行方舱医院建设模式决策时,应充分考虑建筑的可持续性。在公共卫生事件结束后,方舱医院将以什么形式继续存在是决策者在前期决策时要充分考虑的,改建方舱医院可以还原以前建筑的功能,而新建方舱医院在设计和建设时应该充分考虑公共卫生事件结束后发挥其他功能的作用,避免新建方舱医院出现闲置的现象。

第二节 市内替代医院选择

突发公共卫生事件具有突发性与不确定性等特点,并对社会的稳定性造成严重威胁,所以突发公共卫生事件时,应立即启动应急响应机制。医院作为重要的应急措施之一,必须在极短时间内做出应急反应和科学决策。公共卫生事件突发,大量的患者可能会涌向医院,医院必须迅速建立诊疗与疾病防控的应急管理程序,提升患者的救治率。综合医院是应对突发公共卫生事件的主要抓手和重要环节。例如发生在 2019 年底的新冠肺炎疫情,作为市内替代医院的定点医院多为综合医院,负责专门收治本次疫情疑似和确诊患者,在整合与集中优势医疗资源、合理利用防控物资、对患者采取专门的诊治措施、最大程度地挽救患者生命、降低并发症与病死率等方面,发挥了重要的和关键性作用。

作为市内替代医院的定点医院原为日常正常运营的医疗机构,在突发公共卫生事件时,被临时划定为市内"战时"医院。被划定的医院需要及时调整医院原有的诊疗业务,针对突发公共卫生事件导致的疾病特点调整院内资源,重构人力资源与物资管理体系,建立收治患者入出院诊疗管理体系。定点医院既要保障原有住院患者的诊疗安全,也要确保突发公共卫生事件导致的患者得到及时诊治。同时,如果突发公共卫生事件导致的是传染性疾病,还要防范院内交叉感染事件的发生,杜绝医务人员职业暴露。

国家卫健委于 2015 年发布《全国医疗机构卫生应急工作规

范(试行)》,明确指出二级及以上医疗机构必须建立健全应急组织体系。所以二级及以上医疗机构应本着未雨绸缪、有备无患的原则,建立健全应急前、应急中、应急后以及应急全程的应急响应机制。定点医院采取的应急响应机制需要从事件的前、中、后全程进行谋划,既注重突发状态下的应急救治,又注重正常医疗秩序的维持,还要储备随时拓展收治的空间,更要强调事后恢复的效率。这是对定点医院医疗系统应急管理体系的一大考验。

一、应急前的预防和预警机制

1. **完善预案**　定点医院应不断总结应对 SARS、甲流、禽流感、鼠疫等疫情应急处置经验,不断完善各类应急预案,为突发公共卫生事件导致的疾病特点的应急处置提供依据。

2. **完善常态预警**　及时对国(境)外新发突发传染性、流行性疾病走势公共卫生安全风险挑战等进行研判,提高预测、预警、预防和应急处置能力。

3. **完善应急培训**　日常开展突发公共卫生事件应急处置相关知识培训,包括应急预案的培训相关专科应急预案的演练等。将应急预案培训、院感培训、传染病法规培训等纳入入职培训内容,针对不同人群实施分层培训,确保医护人员对应急处置有足够的敏锐性。

4. **完善物资储备**　根据制定的各类应急预案,按照清单进行物资储备。包括药品、防护用品、消毒药品以及医疗器械等。还必须建立稳定的供应渠道,在应急状态下,扩大供应量时,能及时补充供应,满足救治需求。

二、应急中的应急启动机制

在接受任务后,定点医院应立即启动突发公共卫生事件应急预案。

1. **启动应急指挥部**　应急指挥部负责医院针对突发公共卫

生事件进行全面指挥、部署、检查、督导。指挥部设置综合协调部、医疗救治部、物资保障部、基建工程部、人事财务部等内设机构,并明确各机构职责。

2. **启动医疗救治专家组** 由相关专科专家任组长,成员包括急诊科、相关专科、院感科、检验科、放射科、药剂科等专家,专家组下设执行工作组。医疗救治专家组在指挥部的领导下,针对突发公共卫生事件导致的疾病特点,制定医疗救治工作方案,统筹全院医疗卫生资源。

3. **启动病房调整及筹备** 根据收治患者数量,酌情关闭门诊、转送现有患者、腾空部分或全部病房。如果突发公共卫生事件导致的是传染性疾病,患者数量可能呈暴发式增长,腾出的病房数量远远满足不了患者应收尽收、应治尽治的要求,应依照原有建筑布局,采取"四区两通道"划分策略,因地制宜将普通病区应急改造成隔离病房是快速、经济缓解矛盾的必然之举。

4. **启动紧急人力调配制度** 合理的人力配置是落实应急工作的首要前提。应急队员应快速集结。原则上启动接收患者的病房,由所在科室医护人员作为主体负责接诊患者。人员紧张时应提前报告,医务部负责医生调配,护理部负责护理人员调配,保障部负责后勤保障人员调配。首先在医院内进行人员调配整合,必要时由医院报告市卫生健康委调配人力资源支持,确保满足救治工作的需要。

5. **启动物资供应** 日常做好应急物资及设备的准备工作,保证物资及设备处于备用状态,发现问题应及时报告、维修和采购,并根据突发公共卫生事件发展及时补充备用。应急使用时按照"集中统筹、专业管理、保障急需、专物专用"的原则,指定专人、专库、专册登记管理。规范的物资管理机制是完成应急工作的物质基础。

6. **完善流程规范** 综合医院在向定点医院转型过程中,其医疗任务发生了改变,因此流程规范的及时优化、调整,对应对突发公共卫生事件至关重要。各定点医院在应对 2019 年新冠肺炎疫情收治任务时,针对各重要环节制定完善的工作流程、规范与制度,如急诊门诊疑似病例处置流程、确诊病例转诊转院流程、检验流程、检查流程、患者入出院流程等。完善的工作流程与制度是快速顺利开展诊治及防控工作的基础,是决胜疫情攻坚战的重要保证。

7. 开展综合救治 应根据不同患者的医疗需求进行分类、分层救治,突出应急救治的专业性和及时性,以满足患者基本就医需求。对重症、危重症患者可实施"三集中""四优化"救治的原则,"三集中"是集中救治场所、集中救治设备、集中重症优秀医护人员。"四优化"是优化救治专家队伍、优化救治流程、优化救治方案、优化各参战单位和部门协作,确保救治效果。

三、应急后的恢复方案

建立恢复机制重要的是恢复公众的信心,减少对突发公共卫生事件的恐慌。恢复期医院对外宣传应减少突发公共卫生事件相关内容,转向常见病多发病健康知识传播。对内通过全员动员和绩效考核等手段,尽快恢复业务量。突发公共卫生事件结束后,及时评估应急管理得失,总结经验教训,修订和调整应急预案,进一步完善应急管理机制,不断提高应急管理水平。

四、全程监督与评估机制

1. 医疗质量监督 突发公共卫生事件应急处置期间,医疗质量管理体系应正常运转,各级质量监督考核体系应确保医疗质量。与此同时,病案管理委员会、药事委员会、院感管理委员会、输血管理委员会、医疗事故预防及处理委员会等也应各司其职。

2. 院感监督管理 由于应急条件下许多医疗流程发生变化,医院感染管理部门要与医疗护理管理部门共同协商制定各类医疗流程、管理制度,加强院感防控监督,最大限度降低院感风险。

3. 信息监测机制　数据信息是决策的基础，数据更是反映工作效率、工作成果的最好证据。应急情况下，医院要设专人收集整理各类信息。既要及时掌握外部信息，也要准确把握院内信息，这些数据信息是专家论证评估和医院决策的基础，也是监督应急救治水平的有力证据。

4. 动态评估机制　动态评估侧重对突发公共卫生事件的前、中、后 3 个阶段的应急能力评估。前期，医院需要根据采集到的信息对事件判断，根据事件发展趋势选择预案；中期需对突发公共卫生事件处理情况进行分析，以便根据实际情况调整应急措施，协调各部门关系，进行医疗资源分配；后期也需要对突发公共卫生事件所造成的各方损失以及医院恢复正常工作秩序后补充医疗物资等方面进行汇总评估。

在突发公共卫生事件时，有可能被临时划定为市内"战时"医院的定点医院，应以国家卫健委于 2015 年发布《全国医疗机构卫生应急工作规范（试行）》为指导，以全面提升医院应急管理能力为目标，着力加强医院软件与硬件、人才与技术等多方面的应急储备与建设，不断提高医院应急处置能力。

第三篇

灾害救援护理救护技能

第 11 章

现场伤情判断

第一节　伤情分类

　　伤情分类,目的是初步查明负伤情况,快速区分出伤情的轻重缓急,确定优先救治顺序。结合"一看、二问、三摸、四查"的方式同步进行判断,重点判断负伤人员是否存活、有无活动性大出血、呼吸困难。主要"看"伤员的表情、伤票、伤标,"看"负伤人员有无肢体的明显缺损、有无活动性大出血、胸廓起伏情况,有无呼吸困难;"问"负伤人员的负伤方式、负伤部位、负伤时间,根据回应判断负伤人员意识情况;"摸"伤员有无颈动脉搏动,隐匿部位有无负伤及活动性出血,也可用于夜间判断伤员负伤部位及有无大量出血情况;"查"伤员有无染毒和沾染程度。

　　伤情分类是组织实施伤员医疗后送不可缺少的环节,是在大批量伤员到来的情况下,保证救治机构工作忙而不乱,有序高效运行的重要措施。

　　伤情分类的原则:快速、高效,先重后轻、先急后缓。

一、部位分类

　　按照负伤部位的不同,可以分为颅脑伤、颌面伤、颈部伤、胸部伤、腹部伤、脊柱及脊髓损伤、骨盆伤、四肢伤、多发伤等。

二、致伤因素分类

按照致伤因素的不同,可以分为挤压伤、冲击伤、烧伤、冻伤、淹溺、核武器伤、化学武器伤、生物武器伤、导弹和火箭推进剂损伤、新概念武器伤等。

第二节　现场评估

一、现场评估原则

战现场环境下,对伤员进行初步紧急鉴别、评估是实施医疗救助最重要的事情,方便采取及时有效的处理。一般的方法是通过看、问、摸、查等,对异常情况做出判断,并遵循现场救治原则,利用现场的人力和物力进行救治。

现场评估遵循原则:先重后轻、快速安全。

二、现场检伤

1. 火线伤员的现场检伤　由于战场环境复杂,在火线条件下,可对伤员进行粗略检查并对伤情做出初步判断(可将伤员装具卸下),基本内容如下。

(1)检查意识、呼吸、脉搏:失血伤员意识障碍,呼吸和脉搏频率和节律变化,在一定程度上反映伤情的严重程度。

(2)检查伤口:是伤情评估的重点与核心,其基本方法是"一问、二看、三摸"同时进行。"一问"即问负伤情况(同时判断意识);"二看"即看伤口及衣服是否染血;"三摸"即摸伤员身体,检查是否有潜在伤口(夜间视觉不佳时尤为重要)。

2. 脱离火线伤员的检伤评估　在战场上的检查方法,主要采取问、看、摸、查等方法,按照顺序进行检伤,根据伤员的受伤、致伤原因、部位、伤势程度,再根据建议判断标准,对伤员负伤情况及伤势程度等做出初步的判断和结论,为实施急救、后送的顺序、方式及采取的措施提供依据。

(1)轻伤:这类伤员组织器官结构受到轻度的损害和部分功能障碍,无生命危险,对人体健康无明显影响的伤情。

(2)中度伤:这类伤员组织器官结构受到较重的损害或有严重的功能障碍,有一定的生命危险,预后对人体健康有一定伤害的伤情。

(3)重伤:这类伤员组织器官结构严重损伤,致肢体残疾、丧失听觉、丧失视觉及其他器官功能障碍,有明显的内环境紊乱,有生命危险,预后对人体健康有重大伤害的伤情。

(4)危重伤:这类伤员组织器官结构受损严重,有严重的器官功能障碍及内环境紊乱,且严重危及生命,预后生活完全不能自理或需要随时有人帮助的伤情。

可以用《战伤救治规则》中战伤简易计分法来判断伤员的伤情。

第三节　环境评估

一、安全评估

1. 要评估战现场环境是否安全,包括地形、地貌、火力等条件,现场周围可以利用的资源。

2. 要评估战现场损伤的范围及规模,包括公共设施及环境破坏程度,需要何种支援、可能采取的救援行动、后送可能的条件等。

3. 要评估救治伤员进入、撤出的最佳途径,保证现场救治顺利进行。

4. 评估确认战现场通讯信息传递是否畅通,做好必要的准备,保证救治指令上传下达。

5. 评估要尽可能在短时间内完成,使指挥者和救治人员心中有数,以便迅速开展现场救治工作。

二、人员评估

1. 战现场条件下,对伤员情况评估是第一位的,必须迅速做出大致的评估,尽快了解情况。

2. 评估伤员的伤情、人员数量、致伤因素、是否存在再次致伤、伤病员生命体征是否稳定等。

3. 评估检伤分类人员是否充足,能否有效应对大批量伤员,能否快速进行检伤分类,是否需要其他组室支援。

4. 评估特殊防护物资是否齐全,确保战现场救护人员的人身安全。

第 12 章

伤病员检伤分类

伤病员分类是根据伤员病情,医疗后送需要与可能的条件,将伤病员区别分到不同类型处置的活动。

伤病员检伤分类是组织实施伤病员医疗后送不可或缺的重要环节,在大批量伤病员到来的情况下,是保证救治机构忙而不乱,有序高效运行的重要措施。

伤病员检伤分类,其对象是伤病员,以伤病员的伤情评估为基础,进而判断其救治顺序、处置类型和后送的需求,同时也受可提供的现实条件的制约。

第一节　分类的目的和意义

一、分类的目的

分类的目的在于保证每位伤病员在各级救治机构得到及时、有效、合理的救治,充分发挥卫勤人力、物力作用,提高救治效率。具体表现如下。

1. 确定损害的性质和严重程度,区分伤势的轻重缓急,为实施救治措施和确定优先次序打下基础。

2. 确定伤病员的后送去向、后送工具和体位,达到在最短的时间内提供给伤病员最恰当的治疗,并保证在整个医疗后送链上伤病员救治的连续性和安全性。

3. 为下一级救治机构提供伤病员完整的伤势变化信息、救治信息和后送信息,从而提高下一级救治机构的分类速度和救治效率。

二、分类的意义

1. 可以有效缓解战争环境下伤病员救治需要与救治可能之间的矛盾,轻伤员与重伤员之间、部分伤病员与全体伤病员之间救治的矛盾。

2. 提高卫生资源的合理分配利用。伤病员分类是在充分考虑救治机构各种资源的基础上完成的。发生大量伤病员的情况下,对轻伤员和濒死伤员分配较少卫生资源,而将大量资源用于伤势严重、急需救治者;亦可保证伤病员不会被过度后送,避免给补给、运输和卫勤分队增添不必要的负担,给战斗部队带来不必要的战斗力削弱。

3. 保证伤员流的科学有序。战时大量伤病员从源头流向后方,期间或留治、或后送、或归队,准确的分类使轻伤员得到留治、归队,重伤员迅速后送分流至后方,形成科学的伤员流,提高了伤员流流速。

4. 伤病员分类的信息,可为卫勤领导在救治机构配置、救治范围和救治任务的灵活掌握、卫勤力量的分配等决策提供有效的依据。

第二节　分类的基本形式和步骤

伤病员分类贯穿于各救治机构伤病员救治工作的全过程。根据分类的主要目的通常分为收容分类、救治分类和后送分类。伤病员到达救治机构首先要进行收容分类,我军要求连营抢救组应对伤员伤势的轻重和紧急程度做简单区分,团及其以后各级及至机构编组专门的分类组织和人员,战役后方根据情况还需开设专门的分类机构。

一、收容分类

收容分类通常由负责分类的人员(分类后送组)在分类场进

行,主要通过简单的询问伤病员或护送人员,查看伤标、伤票、伤情和伤部(在不打开绷带的情况下进行),探测沾染剂量等方法,按照救治机构的编组或分科情况,把伤病员分别及时送往相应的组室,以避免救治工作的混乱。

收容分类主要采取一看、二问、三摸、四查的形式进行。一看,即看伤病员表情、看伤票、伤标;二问,即问伤员的负伤地点、时间、伤后救治情况,对昏迷者则问同车的轻伤病员或护送人员;三摸,即摸负伤的部位、摸脉搏等;四查,即用仪器查有无染毒和沾染程度等。为贯彻优先抢救危重伤病员的原则,收容分类时应注意"先重后轻、先急后缓"的原则,将需要紧急救治的危重伤员,如窒息、大出血、气胸、颅脑伤等,迅速分出送到手术室;中、重度休克伤员送往重伤救治室。危急伤病员应边急救边分类,需洗消的伤病员应先洗消后救治,危急的伤病员要边洗消边救治。

核、化学武器伤员与常规武器伤员同时到达分类场时,分类区应在下风向处设置沾染伤员的专用分类场地,分类人员和担架员应做好个人防护。对超过沾染控制剂量的伤员,应迅速送往洗消组。传染病伤病员要求直接在后送工具上进行分类,分类完毕应做好消毒处理工作。

二、救治分类

救治分类是收容分类的继续和补充,由救治人员在各组室进行。通过对伤病员进行详细、全面检查,在把握伤员整体情况基础上,综合判定伤员的伤势状况,确定诊断;根据救治范围,确定救治处理措施;根据需要救治伤员的数量、伤员伤势严重程度、卫生资源状况和救治环境、条件统筹安排伤员救治先后次序;对不恰当的收容安置可做组室之间调整。救治分类关系到伤病员的救治质量和预后,为后送分类打下基础。

三、后送分类

一般由后送组(或分类后送组)的卫生人员在各组(室)卫生

人员密切配合下,于伤病员室进行;手术后和抗休克的伤员,由手术人员和经治人员进行后送分类。后送分类主要结合伤病员的诊断、预后的判断和下一步救治的需要,根据伤病员各类救治措施的最佳实施时机、后送工具及后送环境的特点,依据本级和后级救治机构的救治范围及后级救治机构的部署位置和战场战况动态,以伤员尽快安全地到达确定性治疗机构为目的,区分伤病员后送先后次序、后送地点;根据伤病员情况和可能条件决定采用何种后送工具和后送时的伤病员体位;尽早实施专科指向性后送;并根据需要派出护送人员。后送分类完毕后,将伤员集中在后送场,等待后送工具,统一后送。

伤病员分类贯穿于医疗后送工作的全过程,分类不是一次进行,伤病员在医疗后送链上通过各级救治机构时要反复进行分类,伤病员进入各级救治机构及其内部的各个职能组(室)到离开救治机构要反复进行分类。伤员由前线到后方,分类也由简单到复杂。这3种分类形式在战时医疗后送过程中是紧密联系,互相渗透,常合并进行。如收容分类有时可分出直接后送者和需要立即进行急救处理者,救治分类包含纠正收容分类的错误或确定可以立即后送的伤员。

第三节　分类的基本要求

对伤病员分类必须做到迅速、及时、准确,只有迅速准确地进行分类,才能使伤病员尽快得到合理的救治和后送,保证医疗后送工作者有条不紊地进行。

一、建立组织,加强领导

战时伤病员分类是在野战环境下进行的,伤病员数量大,时间有限,与平时的接诊工作不完全相同,各级救治机构必须建立分类组织。担任分类工作的人员,应具有丰富的临床经验和较强的组织能力。分类组织可根据需要设立分类哨、分类组、分类医院或伤病员分配处。当大批伤病员来到时，救治机构的卫勤领导应亲临分类现场组织指挥，掌握总体伤员情况，根据需要及时调整人员加强分类工作。

二、根据伤情，抓主要矛盾

当大批伤病员来到救治机构时，应按"先重后轻，先急后缓"的顺序进行，把有生命危险和严重功能障碍的重伤病员尽快分出来，送往相应的组室及时组织抢救。对复合伤和多处伤伤员，要全面考虑抓住重点，确定其主要伤害，抓住当前危及伤员生命的主要矛盾，送往相应组室进行救治。

三、加强训练，提高工作效率

战时伤病员分类工作任务重，要求高。分类速度的快慢，取决于分类的准备工作、分类人员的专业程度及分类操作的熟练程度。为此，卫勤机构平时应加强分类知识的学习与训练，组织卫生人员学习野战外科等有关知识，了解伤、病的主要症状和体征，掌握检查方法，熟悉本级救治范围，这样才能提高分类工作的质量与效率。

四、服从救治需求，突出分类重点

根据救治机构任务、救治范围和内部编组，采用简单有效的办法，首先把有生命危险和严重功能障碍的伤病员区分出来，及时进行救治，对复合伤、多处伤伤员，必须全面考虑损伤程度，确定主要伤害。

五、正确使用分类标志，避免重复遗漏

伤病员分类后要挂上分类标志。正确使用分类标志可以把分类结果准确地传递到各级救治机构和后续的救治组室，避免重

复分类和遗漏。

第四节　分类的方法

战现场分类的目的是在资源有限的情况下,让尽可能多的伤员获得最佳的治疗效果。分配急救优先权和确定需转运的伤员,是分级救治的基础。分类方法主要有以下几种。

一、初级分类

简单分类,快速救治,检伤分类人员通过一看、二问、三摸、四查的方法,根据伤病员的通气、循环和意识状态进行快速判断,将伤病员分组进行救治,强调每位伤病员评估和简单处置时间不超过30s。

二、二次分类

伤病员分往各组室后,组室人员根据伤病员的伤标检查伤情、测量生命体征,给予相应处置,在此过程中进行再次分类,将伤病员留置或者后送,或者组室间进行伤员调整,确保伤病员得到有效准确的救治。

第五节　分类的标志

分类标志是战时用以表示伤病员分类结果的标志物,用于确切传递分类信息。经分类的伤病员,必须标出分类结果,以避免分类、救治、后送工作环节的重复或遗漏。标志物有以下两种。

1. 伤标　伤标是指表示几种特殊伤病分类情况的标志。用于传递特殊伤病分类信息。目的是引起各级救治机构和工作人员注意,给予此类伤病员以相应救治、护理和后送,避免分类本身及医疗后送工作环节中的重复与遗漏。现行的伤标有5种颜色:红色表示出血(主要指需要引起救治上重视的大出血,伤员扎有止血带时,在伤标上应注明扎止血带时间);白色表示骨折;黑色表示传染病;蓝色表示放射性损伤;黄色表示毒剂中毒。伤标上并注有文字,以表明伤类和伤病情况。全军统一规定伤标用上述颜色的布条或塑料条制作,大小为 15cm×3.5cm。伤标从战(现)场急救开始使用,挂在伤病员上衣左胸醒目位置,随伤员后送,伤员得到确定性治疗后摘除。根据伤病情况变化,各级救治机构可对伤标进行调整、补挂或取消。

2. 分类牌 分类牌是指战时在救治机构内部使用的表示伤病员分类结果的标志物。通常依不同颜色、形状、孔洞和文字注记表示伤病员收容的组室、处置先后、救治措施、后送次序等。使用分类牌,便于工作人员迅速识别和及时处置各类伤病员,避免分类的重复和遗漏,减少不必要的询问,提高工作效率。分类牌种类、样式,通常由救治机构根据本级救治范围,内部科、室、组的编设和实际需要确定自行制作。分类牌要求醒目适用,容易辨认,佩挂方便,能在夜色中触知并耐潮湿。一般在分类场,根据收容分类的结果,将分类牌挂置伤病员左胸前醒目处,待各科、室、组完成分类牌指示的处置后取下或根据需要另换分类牌,伤病员离开救治机构时要及时收回。

第六节 分类登记统计

战时登记簿是战时各级救治机构救治情况分析的基础资料,从营救护所开始使用,主要在各级救治机构内部使用。战中卫勤报表和战后综合统计应以此为依据。各级救治机构应认真填写,妥善保存,以备查询。

在分类场进行登记统计工作,主要登记伤病员姓名、部职别、达到本级救治机构人数、负伤时间、伤部、伤类、伤势、诊断、送入组室等几个方面。可手工登记,也可计算机登记。

常用的战时伤病员登记簿见表 12-1。

表 12-1 战时伤病员登记簿

年 月 日

序号	单位	姓名	性别	年龄	伤员（危重伤 名，重伤 名，中度伤 名，轻伤 名，轻伤 名）							病员	去向
					负伤地点	负伤时间	到达时间	伤势	伤部	伤类		疾病诊断	
1			□男 □女					□危重 □重 □中度 □轻	□颅脑 □颌面 □颈 □胸背 □腰腹 □骨盆 □脊柱 □上肢 □下肢 □内脏	□枪弹 □地雷 □弹片 □烧伤 □刃器 □挤压 □冻伤 □冲击 □毒剂 □放射 □其他			□手术组 □重伤救治组 □收容处置组

另外,还要掌握战伤计分法,即通过对伤员呼吸次数、收缩期血压、神志昏迷状况三项生理指标的客观检查与观察、计算积分,对伤员基础生命状态进行评价的一种方法。

第 13 章

开通血管通路

第一节　静脉通路的建立与护理

一、目的和意义

血管静脉通路用于输液、输血、用药等治疗,静脉通路一般有周围血管静脉通路和深静脉通路。一般住院患者、休克、大出血患者,尤其是危急重患者均需要建立相关通路,可以快速补充血容量,维持生命体征的平稳,保证尿量,防止肾衰竭,以利于进一步的抢救工作。

周围静脉通路一般选择前臂静脉,深静脉血管通路主要指股静脉、颈内静脉及锁骨下静脉通路。随着技术的发展,近年来经外周静脉置入深静脉管路,经颈内静脉置入输液港技术也得到广泛应用。

战现场环境下,迅速建立有效的静脉通路,是创伤急救的重要环节,受环境的影响,快速建立静脉通路首选周围静脉通路,紧急快速补液时应用骨髓腔穿刺技术。

二、静脉通路建立前的准备

1. 环境准备:脱离火线环境,确保安全。
2. 物品准备:外周静脉通路所需输液器,留置针,输液装置,补液药品等；必要时备骨髓腔穿刺包。

3. 准备合适的体位。

三、注意事项

1. 在四肢建立静脉通路的原则是避开受伤的肢体。战现场环境下，选择留置针穿刺较为方便快捷。选择血管时，尽量避开关节部位，以免增加静脉炎、静脉血栓的风险。

2. 创伤患者建立中心静脉时注意：有胸部损伤的患者，优先选择有胸腔引流的一侧，或者胸部外伤处置的一侧，保留健侧作为代偿。

3. 外周静脉管路选择短、粗、直的血管，以提高穿刺成功率，为抢救赢得宝贵的时机。

4. 静脉管路妥善固定，以防在转运伤员的过程中脱落，延误抢救时机。

四、常见静脉通路反应与现场救护

(一)药液外渗

1. 一旦发现药物外渗，应立即停止给药，拔针后局部按压，另选血管穿刺。

2. 根据渗出药液理化性质不同，采取不同的处理方法，如理疗、局部封闭、给予药物拮抗药等。如上述处理无效，组织已发生坏死，应手术将坏死组织清除，以免增加感染机会。

(二)静脉炎

一旦发生静脉炎，即应停止在此处静脉给药，将患肢抬高、制动、局部对症治疗。伴有全身感染者，遵医嘱给予抗生素治疗。

(三)发热

1. 对于轻度发热反应，可减慢输液速度，同时注意保暖。重者立即停止输液，高热者给予物理降温并遵医嘱给予抗过敏及激素治疗。

2. 发生发热反应后,应保留输液器和溶液进行必要的检查。

(四)急性肺水肿

1. 发生肺水肿时立即停止输液,迅速通知医生进行处理。在病情许可的情况下,让患者取端坐位,两腿下垂,高流量氧气吸入,并在湿化液中加入 50%～70% 的乙醇(酒精),以减低肺泡内的表面张力,改善肺泡的气体交换,纠正缺氧。

2. 根据病情给予强心、利尿、平喘治疗,必要时四肢轮流扎止血带或血压计袖带,以减少静脉回心血量。

(五)空气栓塞

1. 发生空气栓塞后立即让患者取左侧卧位和头低足高位,使气体浮向右心室内部,避免阻塞肺动脉口。应避免气体随着心脏跳动,分次小量进入肺动脉。

2. 高浓度氧气吸入,提高患者的血氧浓度,纠正缺氧状态。

(六)变态反应

1. 发生过敏时立即停止输液,更换输液器及生理盐水,更换疑似过敏的药液。

2. 报告医生,遵医嘱给予抗过敏药。

3. 心搏骤停,立即心肺复苏。

4. 观察病情变化,记录抢救过程。

第二节 动脉通路的建立与护理

一、目的和意义

动脉穿刺置管术是经动脉穿刺后留置针管,并利用其直接监测实时动脉血压或直接治疗血管内疾病的一种临床常用术式。常用于各类重大手术监测、需反复抽取动脉血标本及各类危重症患者的监测等。

二、动脉通路建立前的准备

下文以桡动脉穿刺为例。

1. 了解、熟悉伤员病情，做好解释工作，取得伤员配合。

2. 准备合适的体位。

3. 器械准备：穿刺针、导引导丝及动脉留置导管，枸橼酸钠生理盐水/肝素生理盐水冲洗液、加压装置、动脉测压套组件。

三、操作方法

1. 患者取平卧位，将穿刺部位伸直固定，腕下垫纱布卷，常规消毒皮肤，铺洞巾。

2. 术者戴好帽子、口罩，立于患者穿刺侧，戴无菌手套，左手示指和中指在桡侧腕关节上 2cm 动脉搏动最明显处固定预穿刺的动脉。

3. 右手持穿刺针（接肝素生理盐水），在两指间垂直或与动脉走向呈 40°角刺入，针头穿过动脉前臂时有落空感，并有血液呈搏动性涌出即穿刺成功。

4. 用左手固定原穿刺针的方向及深度，右手将针管迅速推至所需深度后拔出针芯，进行注射采血或者连接仪器。

5. 连接装置、测压：连接并固定传感器（固定于心脏位置水平），调节零点，当屏幕上压力线与显示值为零时，使传感器与动脉测压管相通并进行持续测压。

四、注意事项

1. 必须严格无菌操作，以防感染。

2. 如抽出暗红色血液提示误入静脉，应立即拔出，压迫穿刺点 3～5min。

3. 一次穿刺失败，切勿反复穿刺，以防损伤血管。

4. 穿刺后妥善压迫止血，防止局部血栓形成。

5. 及时巡视观察,如发现穿刺部位渗血,及时给予局部压迫。

五、现场救护

(一)穿刺部位出血和局部血肿

由于操作不当,穿刺针穿破动脉导致出血和水肿。根据出血量给予局部加压包扎或药物止血治疗,必要时需要外科手术或输血。

(二)血栓形成

由于动脉穿刺置管术是有创操作,置管时间长会导致血栓形成。发现血栓形成或远端肢体缺血时,拔除测压导管,必要时手术探查取出血栓,挽救肢体。

第三节　特殊情况下循环通路的建立与护理

一、静脉切开

静脉切开术是一种手术方式。

(一)适应证

1. 病情紧急如休克、大出血等,急需快速大量输血、输液而静脉穿刺有困难时。

2. 需较长时间维持静脉输液,而表浅静脉和深静脉穿刺有困难或已阻塞者。

3. 施行某些特殊检查如心导管检查、中心静脉压测定等。

4. 恶性肿瘤、休克、脱水等急需输液或输血,而静脉穿刺有困难者。

5. 烦躁不安,静脉穿刺无法固定者。

(二)禁忌证

静脉周围皮肤有炎症或有静脉炎、已有血栓形成或有出血倾向者。

(三)术前器械准备

1. 静脉切开包,直、弯血管钳各 1 把,眼科直剪 1 把,眼科带齿镊子 1 把、普通小镊子 2 把、手术刀 1 把、三角针、持针器、缝线、孔巾 1 块,静脉切开针头 1 个,5ml 注射器及针头各 1 个,纱布 3~4 块,棉球数个。

2. 治疗盘一个,盘内另备消毒手套,橡皮布、治疗巾、0.5%~1%普鲁卡因,浸泡于 70%乙醇中的带针坐塑料管,绷带等。

3. 输液、输血设备、输液架等。

4. 消毒盘:2%~3%碘酒、70%乙醇、棉棒等。

(四)操作方法

一般选择四肢表浅静脉切开,最常用的是内踝前或卵圆窝处大隐静脉。以内踝前大隐静脉切开为例。

1. 患者仰卧位,术侧下肢外旋,静脉切开部位皮肤常规消毒,铺无菌洞巾,用普鲁卡因或利多卡因作局部麻醉。

2. 在内踝前上方 3cm 处,横行切开皮肤,长 2~2.5cm。

3. 用小弯止血钳分离皮下组织,将静脉挑出并在静脉下穿过细丝线 2 根,用 1 根先结扎静脉远侧端,暂不剪断丝线,留作安置导管时作牵引用。

4. 牵引远侧丝线将静脉提起,用小剪刀在静脉壁上剪一“V”形切口,以无齿镊夹起切口上唇静脉壁,将静脉切开导管快速插入静脉腔,深约 5cm,结扎近侧丝线,并将导管缚牢。将备好的输液器接头与导管连接,观察液体输入是否畅通及有无外渗。

5. 剪去多余丝线,缝合皮肤切口。用 1 根皮肤缝线环绕导管结扎固定,以防滑脱。外用无菌敷料覆盖,胶布固定。

6. 不再使用时,消毒,剪断结扎线,拔出导管,局部加压,覆盖纱布包扎,胶布固定。术后 7d 拆除皮肤缝线。

(五)术中注意事项

1. 切口不可太深,以免损伤血管。

2. 分离皮下组织时应仔细,以免损伤静脉。

3. 剪开静脉壁时,剪刀口应斜向近心端,切不可太深,以免剪断静脉。

4. 静脉切开导管插入静脉前,应用无菌生理盐水冲洗干净,并充满液体,以防空气窜入。

5. 注意无菌技术,慎防感染。导管留置时间一般不超过 3d,如系硅胶管,留置时间可稍长。如无禁忌,可每日定时用小剂量肝素溶液冲洗导管。若发生静脉炎,应立即拔管。

二、骨髓腔穿刺

当患者休克或因创伤大量失血时,外周静脉网会发生塌陷或关闭,但此种情况下,处于骨骼保护中的骨髓腔内静脉网因其特殊的骨质结构仍然能够同体循环保持连接。通过骨髓腔内的血流量也是相对恒定的,即使是休克的患者也是如此。骨髓腔内的血管压力约为 35/25mmHg,相当于全身动脉压的 1/3。骨髓腔内诸多非塌陷的微小静脉网络可以像海绵一样能够快速吸收灌注至其周围的液体,通过骨内静脉窦将其快速转运至体循环。

此穿刺方法使用一种电池为动力的驱动装置,将特殊设计的穿刺针钻入胫骨骨髓腔内,操作方便,成功率高。穿刺针和穿刺骨位点之间的定位准确、连接紧密,最大限度地避免了输液外渗等情况发生。

(一)适应证

国外文献报道,骨髓腔内输液的适应证包括心搏骤停(74%)、休克(5%),其他适应证包括大面积烧伤、严重脱水、持续性癫痫等;在中心静脉通路因设备或操作者技术受限的情况下,骨髓腔内输液是一种有效的治疗手段;骨髓腔内输液在抢救危重者时可提供即时的髓内样本进行诊断。

(二)禁忌证

1. 绝对禁忌证　选择发生骨折的部位作为骨髓腔内输液

位点。

2. 相对禁忌证　成骨不全、严重骨质疏松、穿刺部位发生蜂窝织炎；避免在同一骨上反复进行骨髓腔内输液尝试，以免发生潜在的漏液风险。

(三)优势

1. 容易掌握　文献报道，对实施现场急救医护人员进行仅1h 培训后，院前急救中骨髓腔内输液成功率＞80%。

2. 迅速建立液体通路　国内输液报道中平均穿刺时间为(1.9±0.7)min，而中心静脉平均穿刺(8.6±2.9)min。

(四)操作方法

1. 定位穿刺点：胫骨粗隆内侧上方 1～2cm 平坦处(胫骨远端、肱骨近端以及锁骨等为常用穿刺部位)。

2. 穿刺点消毒。

3. 取出骨髓腔穿刺器，将骨髓腔穿刺器垂直于穿刺部位，将尾端的红色固定夹取下，置于一旁备用。一手拇指和示指扶住穿刺器底部，另一手的掌根用力下压穿刺器上方，至感受到"落空感"后松开扳机，听到"啪"的声音，提示穿刺针置入骨髓腔内。

4. 固定针柄，拔下驱动钻。

5. 固定针柄，旋转套针针芯，取下针芯，放入锐器盒中。

6. 将固定器固定于穿刺针底部。

7. 将预冲好的延长管与针柄连接，旋转固定。

8. 取两条胶布分别将固定器粘于皮肤上。

9. 注射器与穿刺针连接，回抽注射器可见血液骨髓液，确认置入骨髓腔内。

10. 用生理盐水 20ml 脉冲式推入骨髓腔，输液前后进行冲洗。

11. 连接输液接头，根据需要进行相关药物液体输注，建议用加压袋加压输液。

(五)注意事项

1. 穿刺位点

(1)小儿主要在胫骨近端或远端。

(2)成年人多选择胫骨、肱骨或胸骨柄。

(3)桡骨、尺骨、骨盆、锁骨、跟骨等部位也可以应用。其选择应充分考虑患者年龄、身体状况、穿刺装置和操作者的经验。

2. 输液速度　国内学者研究表明骨髓腔内输液速度波动于6~20ml/min,加压后可达50~125ml/min。

(六)潜在并发症

1. 液体和药物外渗导致注射部位周围肌肉和皮下组织坏死,甚至有引发间隔综合征的危险。

2. 感染,穿刺针留置时间理论上不超过24h,应尽早更换为静脉输液通路,以减少并发症发生。

三、暗光穿刺

(一)目的

暗光输液是适应部队平时运送伤员过程中,在暗光条件下迅速准确地为伤员建立静脉通道,完成静脉输液,保证抢救和治疗需要的有效措施。

(二)用物准备

安尔碘棉签、止血带、污物杯、黑色纱巾、一次性密闭式输液器、留置针、透明贴膜、输液卡、遵医嘱备溶液。

(三)操作方法

1. 评估现场环境安全,施救者匍匐至伤员身旁,单膝跪地,放好急救箱,打开急救箱操作。

2. 洗手、戴口罩。

3. 选择穿刺部位,铺治疗巾,备止血带、备输液贴,选择血管。

4. 检查药液。

5. 排气:一次排气成功。排气时,保持墨菲滴壶内液面高 2/3。

6. 消毒皮肤:迅速消毒皮肤并扎止血带,用黑色纱巾蒙住双眼。

7. 穿刺:穿刺时,施救者多采取跪姿或坐姿进行穿刺,穿刺成功,松开止血带、松拳、松输液器调节器。

8. 固定:用透明贴膜妥善固定留置针及输液器。

9. 调节滴速:成人 40~60 滴/分,小儿 20~40 滴/分。

10. 再次查对,挂输液卡。

11. 垃圾处理。

第 14 章

现场紧急救治

第一节　心肺复苏

一、目的和意义

为呼吸、心搏骤停的伤员提供基础生命支持。基础生命支持是对呼吸和(或)心搏骤停伤员采取的一系列徒手急救措施。主要包括胸外心脏按压和人工呼吸,为挽救负伤人员生命、争取救治机会创造条件。基础生命支持实施得越早越好,一般不应超过呼吸心跳停止后 $4\sim6min$。由于基础生命支持技术对环境条件要求较高、耗时较长,通常在脱离火线或相对安全环境下使用。

二、现场环境评估

评估现场环境,施救者环视四周,观察环境是否安全。

三、操作方法

1. 判断负伤人员呼吸、心搏是否停止　双膝跪地,一侧与伤员肩平齐,轻拍负伤人员双肩,大声呼唤,如无反应,表明意识丧失。

进一步用不超过 10s 的时间检查呼吸是否停止,一手中、示指触摸颈动脉(于气管正中旁开 $2\sim3cm$ 观察有无颈动脉搏动,同时眼睛观察胸廓有无起伏;也可耳听有无呼吸音,面感有无气体逸出),如无搏动可判定心搏骤停。若呼吸停止、无颈动脉搏动,立即进行胸外按压。

2. **胸外按压**　将负伤人员仰卧于平坦坚实地面,快速解除负伤人员装具和衣物。施救者跪地挺身,于伤病员两乳头连线中点,双手重叠,手指交锁,掌根与胸骨平行,双臂伸直,垂直向下按压,使胸骨下陷 5～6cm。待胸廓完全回弹后,再次按压。期间手掌不能离开按压部位,按压应快速、有力,频率 100～120 次/分,即按压 30 次时间在 15～18s。按压过程中头部转向伤员面部,注意观察伤员面色有无红润等改变。

3. **口对口人工呼吸**　按压 30 次后行口对口人工呼吸。清理负伤人员口鼻内异物,采用仰面提颏法开放气道。捏紧负伤人员鼻孔,用嘴包严负伤人员口唇吹气 1s,同时观察负伤人员胸部是否隆起,吹气后立即松开鼻孔,重复吹气 1 次。一次吹气量为500～600ml。

当负伤人员牙关紧闭不能张口或口腔、面部严重损伤时,可改用口对鼻人工呼吸。施救者用手将负伤人员的双唇紧闭,用双唇包严负伤人员鼻孔吹气。

胸外按压与人工呼吸比例为30:2,此为一个循环。连续 5 个循环后,检查负伤人员颈动脉搏动及呼吸,如没有恢复,应继续实施 5 个循环后再判断效果,如此循环操作。如负伤人员出现自主呼吸、肢体活动、脉搏搏动等生命征象,则表示抢救成功。

四、注意事项

1. 中断按压时间不能超过 10s。

2. 如复苏持续 30min 以上,仍无心跳和自主呼吸,可考虑终止复苏。

3. 施救者按压时不可弓腰、驼背、肘弯曲。

4. 不能用力过猛,避免造成胸骨或肋骨骨折。

五、护理要点

1. 将伤员置于复苏体位,去枕仰卧。
2. 清理口鼻腔异物,保持呼吸道通畅。
3. 按压过程中观察伤员面色口唇发绀有无缓解。
4. 心肺复苏过程中注意给伤员保暖。

第二节 气管插管

一、目的

辅助伤员呼吸、解除气道梗阻、吸取气管分泌物等。

二、现场环境评估

评估现场环境,施救者环视四周,观察环境是否安全。

三、用物准备

洗手液、合适型号的气管导管(带导丝)、润滑剂、无菌手套、注射器、口咽通气道、牙垫、吸痰管、胶布。

四、操作方法

1. 将伤员置于平卧位。
2. 清理呼吸道:清理口腔、鼻腔分泌物、积血等,必要时使用吸引器。
3. 开放气道:伤员取平卧位,抬高下颌,使口腔、咽喉、气管在一条直线上。
4. 插管:戴无菌手套,润滑导管前端,左手持喉镜,右手持气管导管,看到声门后将导管插入气管并拔除管芯,再将导管插入到合适深度后连接简易呼吸球囊辅助呼吸。

5. 确定位置：用听诊器听诊两侧肺部呼吸音，呼吸音对称说明插管位置正确。

6. 固定：用胶布固定导管，标记距门齿距离。

五、现场救护护理要点

1. 选择型号合适的气管导管。

2. 清理口腔分泌物。

3. 妥善固定导管，防止脱出。

4. 接简易呼吸球囊后，挤压频率 10 次/分，潮气量 400～600ml。

5. 适当镇静，防止伤员躁动。

6. 观察伤员面色、口唇、甲床发绀是否得到缓解。

第三节　环甲膜穿刺

一、目的

解除喉头水肿引起的呼吸道梗阻，保持气道有效通气，有效解除呼吸困难。

二、现场环境评估

评估现场环境，施救者环视四周，观察环境是否安全。

三、用物准备

环甲膜穿刺针（环甲膜穿刺套装）、碘伏消毒棉片、胶布、手套等。

四、操作方法

1. 伤员体位，头轻度后仰。

2. 施救者站在伤员右侧,左(右)手拇指及示指固定伤员环状软骨,消毒环状软骨处皮肤。

3. 右手持环甲膜穿刺针刺入环甲膜,空气即可经针头出入,解除窒息,固定针管。如果使用环甲膜穿刺套装,在给予伤员定位后消毒局部皮肤,检查环甲膜穿刺套装的气囊,之后一手固定环状软骨,右手手持环甲膜穿刺套装进行穿刺,有落空感时停止进针,回抽后确认进入气道,拔除针芯与安全夹,放置到位后气囊充气,使用颈部固定带固定环甲膜穿刺套装后可自行机械通气。

五、注意事项

穿刺时避免损伤喉后壁黏膜;必须回抽有空气,确定针尖在喉腔内。如发生皮下气肿或少量出血予以对症处理。

六、现场救护护理要点

1. 穿刺时保持伤员头轻度后仰。

2. 充分消毒颈部皮肤,以免发生感染。

3. 气囊充气后,用颈部固定带固定环甲膜穿刺套装,以防脱落。

第四节　胸腔穿刺

一、目的

通过胸腔穿刺抽取积液或气体,缓解伤员胸闷、憋气症状。

二、现场环境评估

评估现场环境,施救者环视四周,观察环境是否安全。

三、用物准备

胸腔穿刺包、胸穿针、注射器、乳胶管、血管钳、引流袋。

四、操作方法

1. 伤员取坐位或半卧位,双腿屈膝于胸前,两前臂置于椅背上,前额伏于前臂上。

2. 医生选择穿刺点,通常选择浊音最明显处进行穿刺;胸腔积液多者,一般选择肩胛线或者腋后线的第7～8肋间。确定好穿刺点后,做好标记。

3. 利多卡因局部麻醉。

4. 用穿刺针进行穿刺,抽取胸腔积液;积液量较多时酌情放置乳胶管,接引流袋。

5. 抽液完毕后拔除穿刺针,覆盖无菌纱布,稍用力压迫穿刺部位片刻,取胶布固定,嘱伤员休息。

五、注意事项

1. 定位要准确。

2. 操作要动作轻柔。

3. 操作中询问伤员有无心悸、头晕、气促等症状。

4. 操作中嘱伤员要避免剧烈咳嗽,不能随意更换体位。

六、现场救护护理要点

1. 严密观察伤员是否诱发胸膜反应:突然头晕、心悸、面色苍白、血压下降等,如有,则立即停止操作,予皮下注射肾上腺素,进一步处理。

2. 观察伤员有无剧烈咳嗽、气促、咳大量粉红色泡沫痰等症状。

3. 观察穿刺点是否有渗血、渗液,有无红肿、疼痛。

4. 清淡饮食,勿剧烈运动。

第五节 导尿术

一、目的

1. 解除尿潴留:为尿潴留伤员引流出尿液,以减轻痛苦。

2. 盆腔内器官手术前引流尿液,排空膀胱,避免术中误伤。

3. 某些泌尿系统疾病手术后留置导尿管,便于持续引流和冲洗,并可减轻手术切口的张力,有利于愈合。

4. 昏迷、截瘫或会阴部有伤口者保留导尿管以保持会阴部清洁干燥。

二、现场环境评估

评估现场环境,施救者环视四周,观察环境是否安全、隐蔽。

三、用物准备

无菌导尿包、手消毒液、弯盘、一次性垫巾、浴巾、别针、垃圾桶等。

四、操作方法

(一)男性伤员导尿术

1. 洗手、戴口罩,核对医嘱及伤员信息,检查准备用物。

2. 查对并评估伤员病情、意识、皮肤等情况,解释操作目的及有关事项,评估伤员合作程度。

3. 遮挡伤员,取仰卧位,两腿伸直,自然分开。协助脱去对侧裤腿,盖在近侧腿部,对侧腿及上身用被子遮盖,两腿略外展,显露外阴。

4. 垫巾:铺橡胶单及治疗巾(或一次性尿垫)于臀下,床尾放弯盘。

5. 打开清洗包,用无菌钳夹出手套包,备消毒液(将消毒液倒入弯盘内棉球上)。左手戴手套,取弯盘,右手接过弯盘放于垫巾上,右手持止血钳消毒阴茎腹侧及两侧大腿内侧(中间 1～2 次,两侧各 2 次)。其原则为由上而下,由内向外。左手取纱布放阴茎上,提起阴茎,推包皮显露冠状沟,依次擦拭消毒尿道口、龟头及冠状沟,提起阴茎消毒阴茎背侧及阴囊,消毒肛门。

6. 洗手、打开导尿包,将导尿包放在伤员两腿之间,按无菌技术操作原则打开治疗巾。

7. 洗手,戴无菌手套,铺孔巾在伤员的外阴处并显露阴茎。

8. 润滑尿管:按操作顺序整理好用物,取出导尿管,用润滑棉球润滑导尿管前段,根据需要将导尿管和集尿袋的引流管连接,放于方盘内,取消毒棉球放于弯盘内。

9. 再次消毒,弯盘移至近外阴处,一手用纱布包住阴茎将包皮向后推,显露尿道口。另一只手持镊子夹消毒棉球再次消毒尿道口、龟头及冠状沟(由内向外)。污棉球、弯盘、镊子放床尾弯盘内。

10. 导尿:一手继续持无菌纱布固定阴茎并提起,使之与腹壁成 60°角(尿道耻骨前弯消失),将方盘置于孔巾口旁,嘱伤员张口呼吸,用另一镊子夹持导尿管对准尿道口轻轻插入尿道 20～22cm,见尿液流出再插入 1～2cm。导尿管气囊内注入生理盐水 5～10ml,夹紧气囊末端,向外轻拉导尿管,确定尿管固定不会脱出,将尿液引流入集尿袋至合适量。

11. 取标本,若需做尿培养,用无菌标本瓶接取中段尿液 5ml,盖好瓶盖,放置合适处。

12. 操作后处理用物,撤洞巾,脱手套,洗手,撤出垫巾,固定尿袋。协助伤员穿好裤子,交代注意事项。将使用后的物品分类处理,密闭管理。

13. 粘贴标识,注明导尿时间,洗手,评估伤员情况。

(二)女性伤员导尿术

1. 洗手、戴口罩,核对医嘱及伤员信息,检查准备用物。

2. 查对并评估伤员病情、意识、皮肤等情况,解释操作目的及有关事项,评估伤员合作程度。

3. 遮挡伤员,取仰卧位,两腿伸直,自然分开。操作者站于伤员右侧,协助脱去对侧裤腿,盖在近侧腿部,对侧腿及上身用被子遮盖,两腿屈膝略外展,显露外阴。

4. 垫巾:铺橡胶单及治疗巾(或一次性尿垫)于臀下,床尾放弯盘。

5. 打开清洗包,用无菌钳夹出手套包,备消毒液(将消毒液倒入弯盘内棉球上),左手戴手套,取弯盘,右手接过弯盘放于两腿之间。持止血钳夹棉球消毒会阴顺序:阴阜(横消 3 次)、两腿内侧、大阴唇(每侧竖擦 3 下)。另一戴手套的手分开小阴唇,消毒顺序:尿道口、小阴唇(左右各 1 个棉球)、大阴唇(左右各 1 个棉球)、尿道口至肛门。

6. 洗手、打开导尿包,将导尿包放在伤员两腿之间,按无菌技术操作原则打开治疗巾。

7. 洗手、戴无菌手套,铺孔巾在伤员的外阴处并显露会阴部。

8. 准备用物,润滑尿管:按操作顺序整理好用物,取出导尿管,用润滑棉球润滑导尿管前段,根据需要将导尿管和集尿袋的引流管连接,取消毒棉球放于弯盘内。

9. 再次消毒,弯盘置于外阴处,一手分开并固定小阴唇,一手持镊子夹取消毒棉球,分别消毒尿道口、两侧小阴唇、尿道口(顺序是内-外-内,自上而下)。

10. 导尿,将方盘置于孔巾口旁,嘱伤员张口呼吸,用另一镊子夹持导尿管对准尿道口轻轻插入尿道 4～6cm,见尿液流出再插入 1～2cm,确定尿管插入膀胱后,向气囊内注入 10ml 生理盐水,松开固定小阴唇的手下移固定导尿管,将尿液引入集尿袋内。

11. 取标本,若需做尿培养,用无菌标本瓶接取中段尿液

5ml,盖好瓶盖,放置合适处。

12. 操作后处理用物,撤洞巾,脱手套,洗手,撤出垫巾,固定尿袋。协助伤员穿好裤子,交代注意事项。将使用后的物品分类处理,密闭管理。

13. 粘贴标识,注明导尿时间,洗手,评估伤员情况。

五、注意事项

1. **严格无菌操作**　操作过程严格按无菌操作原则进行,防止发生尿路感染。为女伤员导尿时,如导尿管误入阴道,应换管重新插入。

2. **注意保护伤员自尊**　操作前耐心做好解释工作以减轻伤员心理压力,操作环境要遮挡,保护伤员隐私。

3. **避免损伤尿道黏膜**　选择光滑和粗细适宜的导尿管,插管动作要轻稳,尿管气囊内要注入生理盐水,不可注入空气。

4. **第一次放尿量不宜过多**　对膀胱高度膨胀且又极度虚弱的伤员,第一次放尿不应超过1000ml。因为大量放尿,使腹腔内压力突然降低,血液大量滞留腹腔血管内,导致血压下降而虚脱,又因为膀胱内突然减压,引起黏膜急剧充血而发生血尿。

六、现场救护护理要点

1. 注意保持引流通畅,保持尿道口清洁,防止逆行感染,鼓励伤员多饮水,密切观察尿液变化。

2. 引流管妥善固定,防止导管滑脱。

3. 注意观察引流液的颜色、性状、量,发现异常,及时报告医生。

第 15 章

现场基本救护技术

第一节　止血技术

大出血是造成负伤人员早期死亡的主要原因之一，条件允许时应优先进行大出血止血。致命性大出血多由动脉血管破裂所致，特点为：血液呈鲜红色，间歇性喷射状，出血速度快。负伤人员多表现为脉搏快而弱，呼吸浅促，意识不清，皮肤湿凉。可通过"问、看、摸"相结合的方式快速判断出血部位与严重程度。一问，若负伤人员神志清醒，询问其受伤部位。二看，仔细观察负伤人员身体各部情况，夜间可借助月光或照明弹、信号弹等发出的亮光查看。三摸，用手触摸负伤人员体表和衣服，根据湿度和黏度判断出血部位及出血量。确定出血部位后，应选择相应方法进行止血。止血技术主要包括：止血带止血法、创面加压止血法、就便取材止血法及指压止血法等。

一、止血带止血

大出血应尽快用止血带进行止血。常用止血带有旋压式止血带、卡式止血带、橡皮止血带等。

（一）旋压式止血带止血

旋压式止血带由自粘带、绞棒、固定带和扣带环构成，通过转动绞棒可收紧或放松止血带，调整止血力度。具有止血效果确实、不易损伤皮肤、操作简单快捷等优点,便于自救互救。

1. 适用范围　四肢大出血。

2. 操作方法　止血带置于伤口上方 5～10cm,环绕肢体 1 周将自粘带插入扣带环内;拉紧自粘带,反向粘紧,转动绞棒,直至出血停止;将绞棒卡入固定夹内,多余自粘带继续缠绕后,用固定带封闭;记录止血时间。自救时,可预先将自粘带插入扣带环内成环状,套于伤肢快速止血。

(二)橡皮止血带止血

橡皮止血带弹性大、止血效果好,但操作较复杂、易损伤皮肤。

1. 适用范围　四肢大出血。

2. 操作方法　出血伤口上方 5～10cm 处以衣物或三角巾等作衬垫;一手夹持止血带头端 10cm 处,另一手拉紧尾端,平行绕肢体两周压住头端;尾端从止血带下牵出成环,将头端插入环内拉紧,记录止血时间。动作要领概括为“长头压短头,平行两圈绕,用力要均匀,反手勾成环”。

3. 注意事项　示指和中指应夹牢尾端,从止血带下牵出成环。

(三)卡式止血带止血

卡式止血带由自动锁卡、锁紧开关和涤纶织带组成。操作简便,松紧度可调。

1. 适用范围　四肢大出血。

2. 操作方法　出血伤口上方 5～10cm 处以衣物或三角巾等作衬垫;止血带绕肢体一周,将自动锁卡插入锁紧开关内;一手按住锁紧开关,另一手拉紧涤纶带,直至出血停止,记录止血时间。自救时,可预先将自动锁卡插入锁紧开关内成环状,再套于伤肢进行止血。

3. 注意事项　扎止血带后避免触碰锁紧开关,防止止血带松开。

（四）应用止血带止血的注意事项

1. 止血带要扎在伤口上方。

2. 止血带不宜直接扎在皮肤上，应用衣服、三角巾、毛巾等做衬垫。

3. 扎止血带要松紧适度，以出血停止为宜。

4. 为防止肢体缺血、坏死，止血带使用时间不宜超过 2h，非卫生人员不得擅自松解止血带。

5. 扎止血带后，不能被衣物、装具等遮盖。

二、创面加压止血

（一）急救止血绷带止血

急救止血绷带由自粘弹性绷带、固定钩、敷料垫构成。敷料表面添加壳聚糖、海藻酸钙纤维等，具有促进凝血、抗感染等功效，且不粘连伤口。用于包扎止血，也可作为骨折固定的辅助器材。

1. 适用范围 适用于缓慢流出或渗出状出血。

2. 操作方法 以四肢自救为例。敷料覆于伤处；用力拉紧自粘绷带环形缠绕，将敷料完全覆盖；固定钩固定。

3. 注意事项 若止血绷带很快被血液浸透，表明出血严重，应尽快使用止血带。

（二）三角巾加压包扎止血

1. 适用范围 适用于缓慢流出或渗出状出血。

2. 操作方法 以前臂出血为例。敷料覆于伤处；三角巾折成比敷料略宽的条带压在敷料上；用力拉紧条带缠绕伤肢 2 周后打结。

3. 注意事项

（1）伤口内有异物或骨折时不宜使用。

（2）若出血量大，可在敷料上加垫绷带卷等以提高加压效果。

（3）若条带很快被血液浸透，应尽快使用止血带。

三、就便取材止血

无制式器材时可就便取材,如使用木棍或结合布条等绞紧止血。以绞棒止血法为例。

1. 适用范围 四肢大出血。

2. 操作方法 将三角巾折叠成带状,在伤口上方 5~10cm 处环绕肢体 2 周,打一活结;将绞棒插入活结下方偏外侧,提起、绞紧,至出血停止;使用活结环固定绞棒,记录止血时间。动作要领概括为"一绕、二提、三绞、四固定"。

四、指压止血

指压止血法是根据动脉走行位置,在伤口的近心端,用手指将动脉压向深部骨骼,阻断血液流通而达到止血目的。

(一)颈动脉指压止血

1. 适用范围 头面、颈部出血。

2. 操作方法 将负伤人员头部摆正;拇指由气管正中部位(男性喉结下方一横指)旁移 2~3cm,将伤侧颈动脉压向颈椎。

3. 注意事项

(1)严禁同时压迫双侧颈动脉。

(2)压迫位置不可高于环状软骨,避开气管。

(二)肱动脉指压止血

1. 适用范围 上臂下 1/3、前臂和手部出血。

2. 操作方法 将负伤人员上臂托起、外展,与肩同高;拇指按压肱二头肌内侧沟中点,将肱动脉压向肱骨。

(三)股动脉指压止血

1. 适用范围 下肢出血。

2. 操作方法 双手拇指重叠,按压腹股沟中点稍下方,将股动脉压向耻骨。

第二节 包扎技术

包扎具有加压止血、保护伤口、减轻疼痛和防止感染等作用。常用包扎器材有三角巾急救包、急救创伤绷带等。

一、三角巾包扎

三角巾急救包内含三角巾和大小两块敷料，应用范围广泛，包扎方法多样。三角巾展开时为等腰三角形，顶角和一底角各有一条系带。根据受伤部位不同，可折叠成带式、燕尾式和蝴蝶式，用于全身各部位伤口包扎。包扎面积大，效果确实。

（一）三角巾帽式包扎

1. 适用范围 颅顶部创伤。

2. 操作方法 敷料覆于伤处；将三角巾底边反折 1～2 横指宽，置于眉弓上缘，顶角垂于枕后；拉紧底边，经双侧耳上于枕后交叉，压住顶角；将顶角一并绕至额部打结。动作要领概括为"底边平眉枕交叉、顶角后拉底边压、拉到额前把结扎"。

3. 注意事项

（1）用力拉紧顶角以固定敷料、加压止血。

（2）额前打结位置不宜过高，防止滑脱。

（二）三角巾眼部保护性包扎

1. 适用范围 眼部创伤；眼部贯通伤及眼球伤有条件应使用眼罩，或使用纸杯等就便器材保护。

2. 操作方法 敷料覆于伤眼；三角巾折成约 4 横指宽条带，斜放于伤眼；下端条带从伤侧耳下绕至对侧耳上，在前额正中压住上端条带；上端条带反折覆盖另一眼，经健侧耳下至枕后，两端相遇打结。

3. 注意事项

（1）单眼包扎时，反折条带经健侧耳上绕行。

(2)禁止揉搓伤眼或对眼部施压。

(三)三角巾单肩燕尾式包扎

1. 适用范围　肩部创伤。

2. 操作方法　敷料覆于伤处;三角巾折成燕尾式,后角压前角,后角大于前角;燕尾夹角对准负伤人员伤侧颈部,平铺于敷料上方;拉紧两燕尾角于对侧腋下打结,再将两燕尾底角环绕上臂上 1/3 处相遇打结。

(四)三角巾腹(腰)部燕尾式包扎法

1. 适用范围　腹(腰)部创伤。

2. 操作方法　敷料覆于伤处;将三角巾折成燕尾式,平铺于敷料上方,前角压后角,前角大于后角;两燕尾底角在腰背相遇打结;拉紧两燕尾角在大腿根部打结。

3. 注意事项　腹部包扎时,负伤人员宜成屈膝仰卧位,以减轻腹部张力。

(五)三角巾胸(背)部包扎

1. 适用范围　胸(背)部创伤。

2. 操作方法　敷料覆于伤处;三角巾底边内折 1～2cm,压住敷料,顶角朝上对准伤侧锁骨中线;拉紧两底角相遇打结;顶角系带越过伤侧肩部,与底边一并打结。

(六)气胸封闭式包扎

1. 适用范围　开放性气胸。

2. 操作方法　将三角巾急救包包装皮内面贴紧伤口,敷料覆盖后,三角巾底边双层压迫敷料,顶角从伤侧越过肩上折向背部,拉紧两底角相遇打结;顶角系带越过伤侧肩部,与底边一并打结。

(七)三角巾四肢部包扎

1. 适用范围　四肢及关节部创伤。

2. 操作方法　敷料覆于伤处;三角巾折成比敷料略宽的条带,咬住条带一端,拉紧条带绕肢体 1 周后,再压住上下缘缠绕打结。

二、急救创伤绷带包扎

急救创伤绷带,也称多功能急救包扎包,由头端套环、加压环、固定钩、敷料垫、弹力绷带等构成。适用于头、躯干、四肢等部位伤口包扎。具有适体性好、操作简捷等优点,自救时可单手完成包扎。

(一)急救创伤绷带头部包扎

1. 适用范围　颅顶部及颌面部创伤。

2. 操作方法　敷料覆于伤处;绷带经下颌环绕头部1周,卡入加压环后反折;拉紧绷带继续缠绕1周后,经眉上横向缠绕;固定钩固定。

3. 注意事项　缠绕时应避免压迫气管及遮盖负伤人员眼和口。

(二)急救创伤绷带环形包扎法

1. 适用范围　胸、腹和四肢部创伤。

2. 操作方法

(1)自救主要用于四肢伤自救。将伤肢套入绷带头端环内;拉紧绷带缠绕伤肢,使敷料完全覆盖伤处;固定钩固定。

(2)互救以腹部为例:敷料覆于伤处;将绷带缠绕伤口1周,卡入加压环后反折,拉紧绷带继续缠绕数周;固定钩固定。

(三)急救创伤绷带"8"字包扎法

1. 适用范围　肩、臀、腹股沟部创伤。

2. 操作方法　以肩部为例。敷料覆于伤处;绷带经腋下环绕肩部1周,卡入加压环后反折;拉紧绷带继续缠绕1周后,经对侧腋下返回,行"8"字缠绕;固定钩固定。

三、就便取材包扎

无制式器材时可就便取材,用毛巾、衣物等进行伤口包扎。

(一)毛巾帽式包扎

1. *适用范围*　颅顶部创伤。

2. *操作方法*　毛巾横放于头顶,拉紧两边,包住前额及颅顶;用毛巾尾端打结;若长度不足,可用短带接长。

(二)毛巾下颌部包扎

1. *适用范围*　下颌部创伤。

2. *操作方法*　将毛巾折叠成约 4 横指宽的带形,一端系一短带;用毛巾的中间部分兜住下颌,两端上提,一端经头顶绕至对侧耳上;与另一端十字交叉后横向缠绕、打结。

四、注意事项

1. 做到"四不":不摸(不触摸伤口)、不取(不轻易取出伤口内异物)、不复(不随意复位外露骨折断端)、不送(不送回脱出体外的脏器)。

2. 就便器材包扎时应选用洁净器材。条件允许时,及时换用制式包扎器材。

第三节　通气技术

伤员常因气道阻塞危及生命。可通过观察口唇青紫、胸部起伏,倾听呼吸时的异常声音,感受口鼻处气流强弱,判断负伤人员是否存在呼吸困难。对呼吸困难伤员应及时进行通气,以解除气道阻塞,保持气道通畅。常用通气技术有手指掏出法、腹部冲击法、仰头提颏法等。

一、手指掏出法

1. *适用范围*　口咽异物造成的气道阻塞。

2. *操作方法*　将伤病人员头偏向一侧,打开口腔;用示指从上口角贴颊部伸入负伤人员口咽,掏出异物。

二、海姆立克法

海姆立克法,也称腹部冲击法。通过推压上腹部,造成人工咳嗽,以排出异物。

1. 适用范围　气管内异物造成的气道阻塞。

2. 操作方法

(1)自救:伤员取前倾立位,以拳头、椅背、扶手栏杆等物体抵住上腹部,连续向内向上冲击挤压。

(2)互救:两臂从后向前环抱伤病员,成弓步,使其臀部倚靠在施救者大腿上,上体前倾,施救者一手握拳置于脐上,另一手抓握拳头;连续快速向内向上冲击挤压上腹部,使异物排出。

3. 注意事项　伤员胸腹部严重损伤时禁用此法。

三、仰头提颏法

1. 适用范围　舌根后坠的昏迷伤员。

2. 操作方法　伤病人员仰卧,施救者手掌外缘下压伤员额头;另一手抬起下颌,使其头部后仰,打开口腔。

3. 注意事项　头部应后仰至下颌,耳垂连线与地面垂直。

四、仰头抬颈法

1. 适用范围　舌根后坠的昏迷伤员。

2. 操作方法　伤员仰卧,施救者手掌外缘下压伤员额头;另一手抬起伤员颈部,使其头部后仰,打开口腔。

3. 注意事项　头部应后仰至下颏、耳垂连线与地面垂直。

五、双下颌上提法

1. 适用范围　舌根后坠的昏迷伤员。这种方法适用于颈部有外伤者,以下颌上提为主,不能将伤员头部后仰以及左右移动。

2. 操作方法　伤员仰卧,施救者站在伤员头侧,用双手从两侧抓紧伤员的双下颌,并托起使头后仰,下颌骨前移即可打开气道。

3. 注意事项　下颌角、耳垂连线与地面垂直。

六、鼻咽通气道通气

1. 适用范围　对昏迷伤员维持气道通畅。

2. 操作方法　伤员取平卧位,头后仰;清除伤员鼻腔分泌物;测量鼻咽通气管插入长度,一般以鼻尖至耳垂的距离为宜;润滑管道;鼻咽通气管弯曲朝下,从一侧鼻孔插入,沿鼻中隔向内推送至测量的插入长度为止;检查管口是否有气流。

3. 注意事项

(1)及时清除鼻腔分泌物,防止发生误吸。

(2)置管过程中如遇阻力,则应更换另一侧鼻孔重新插入。

七、气管插管通气

1. 适用范围　对昏迷、低氧饱和度伤员维持气道通畅。

2. 操作方法　伤员取平卧位,头后仰;清除伤员鼻腔分泌物;选择合适的导管型号,戴无菌手套,润滑导管前端,左手持喉镜,右手持气管导管,看到声门后将导管插入气管并拔除管芯,再将导管插入到测量深度,检查管口是否有气流。

3. 注意事项

(1)及时清除鼻腔分泌物,防止发生误吸。

(2)妥善固定导管,防止脱出。

(3)适当镇静,防止伤员躁动。

第四节　固定技术

骨折临时固定可避免加重损伤、减轻疼痛、便于后送,包括夹板固定法、健肢固定法和就便器材固定法。可通过观察肢体畸形、异常活动、肢体功能障碍、局部疼痛肿胀等表现判断伤员是否骨折，疑似骨折应按骨折处理。

一、夹板固定法

卷式夹板是由可塑性材料制成，表面覆有软性材料，可根据需要弯曲、裁剪成各种形状，用于全身各部位骨折固定。

(一)前臂骨折卷式夹板固定

1. 适用范围　前臂骨折。

2. 操作方法　伤臂屈肘90°；夹板塑形后置于伤臂两侧，骨突出部位加衬垫；取条带分别固定骨折两端；三角巾包绕骨折两端关节将伤臂悬吊于胸前。动作要领："塑形过肘腕，关节加衬垫，固定上下端，屈肘吊胸前"。

(二)小腿骨折卷式夹板固定

1. 适用范围　小腿骨折。

2. 操作方法　取2块夹板塑形后置于小腿内、外侧；上端超过膝关节至少10cm，下端跨过距小腿关节(踝关节)，多余部分沿足底反折；骨突出部位加衬垫；用条带依次固定骨折上、下端和膝关节，"8"字形固定小腿关节。

二、健肢固定法

(一)上臂骨折健肢固定

1. 适用范围　上臂骨折。

2. 操作方法　三角巾顶角朝上包绕肩、肘关节后，将上臂固定于躯干；用三角巾条带将前臂悬吊于胸前。

(二)小腿骨折健肢固定

1. 适用范围　小腿骨折。

2. 操作方法　使伤员两腿并拢，在膝、距小腿关节和两小腿间填充衬垫；以健肢替代夹板，用条带依次固定骨折上、下端和膝关节,"8"字形固定小腿关节。

三、就便取材固定

无制式固定器材时可就便取材,如迷彩服、树枝、木板等。

(一)前臂骨折衣襟简易固定

1. 适用范围　前臂骨折。

2. 操作方法　伤肢屈肘 90°,贴于胸前;伤侧衣襟向上反折,包绕伤肢,扣于对侧衣襟。也可将伤侧袖口纽扣扣于对侧衣襟。

(二)小腿骨折树枝固定

1. 适用范围　小腿骨折。

2. 操作方法　将树枝置于小腿外侧,其余操作同夹板固定。

四、注意事项

1. 夹板长度要跨过上、下关节,骨突出部位加垫敷料。

2. 固定松紧度适宜,过松达不到制动效果,过紧影响血液循环。

第五节　搬运技术

搬运是利用人力或借助简易器材将伤员转移的方法。包括火线搬运和脱离火线后搬运。常用火线搬运技术有侧身匍匐搬运法和拖拽法;常用脱离火线后搬运技术有捐法、拉车式搬运法、担架搬运法等。搬运时,应根据战场环境和伤员伤情灵活地选择搬运方法。

一、脊柱损伤搬运

(一)适应证

1. 脊柱疼痛或触痛。

2. 出现神经性缺损主诉或体征。

3. 脊柱结构变形。

(二)步骤与方法

1. **无专业器材**

(1)做好评估及沟通、搬运工具等准备工作。

(2)搬运过程:①让伤员双下肢伸直,双手放于胸前;②担架(木板、门板)放在伤员一侧;③三人同时用手平抬伤员头颈、躯干及下肢;④伤员成一整体平托置于担架上(颈椎伤员需要一人专门托扶头部,纵轴向上略加牵引);⑤搬运过程应注意连贯性、协调性。

(3)观察:①搬动中应观察伤员,发现头晕、恶心、心悸、脉速等应停止操作,并做相应处理;②注意伤员是否有腰背部或颈部疼痛加重;③注意是否有肢体感觉、运动减退和缺失。

2. **有专业器材**

(1)做好沟通评估、搬运工具等准备工作。

(2)体位:仰卧位,头部、颈部、躯干和骨盆处于中心直线位,脊柱不能屈曲或扭转。

(3)放置颈托:①拇指与掌面垂直,其余四指并拢并与伤员额面垂直,测量下颌角至斜方肌前缘的距离(测量伤员颈部长度);②调整颈托,塑形;③放置颈托时,颈托中间弧度卡于伤员右肩处并略向前下倾斜,先放置颈后,再放置颈前,保证位置居中,扣上搭扣,松紧度适中。

(4)查体:颈托放置后,术者进行全身体格检查,顺序由上到下,由躯干到四肢。

(5)使用解救套(短脊板)。①术者行胸背锁固定伤员,一助和二助放置解救套在伤员背部,平滑的一面紧贴伤员身体。②把解救套的中央放在伤员的脊柱位置后,一助换头锁。③术者和二助把胸前的活动护胸护围绕伤员的身躯,并向上轻微拉动贴在腋下。④将肩带和胸腹部固定带扣好,确保活动护胸甲顶端置于伤员腋下。腿部固定带自内而外；自下而上绕经伤员的膝间，紧贴腹股沟位置，由大腿内侧穿出，拉向外扣好并收紧。⑤术者将颈部衬垫放好，并将右手于短脊板后方行胸背锁，在颈部与解救套之间放置衬垫紧贴，确保无空隙，一助将头部护甲整理并置于正确位置后，行后头锁。⑥术者将下颌固定带放于下颌位置并向上拉贴紧头部活动护甲，额部固定带放置额前后也将之向下拉贴紧头部活动护甲，注意保持气道通畅。⑦从上至下拉紧各固定带，并用三角巾宽带将膝、踝部固定；检查所有固定带松紧度并整理。

(6)搬运。①术者和二助在两边各自抓住腰两侧握把处，另一手放在伤员腿下，两人双手互扣抓牢，将伤员分两次 45°移动转体至 90°。②长脊板放置上车担架与伤员背侧成一直线，稳定上车担架；一助用双肩锁固定头部，术者与二助抬高下肢先将伤员躯干平放于长脊板上，逐渐移动到位；适度放松肩、胸、腹、腹股沟固定带，解除膝踝三角巾，并平放在长脊板上。③将伤员躯干和四肢固定在长脊板上，按从头到脚顺序固定；头部固定器固定头部，胸部固定带交叉固定，腿部固定带斜行固定，并固定伤员与上车担架；术者自上而下检查各固定带，并判断伤员呼吸情况。④急救员平稳升高上车担架，搬运伤员，足侧先行，术者在头侧，同时观察伤员头颈部情况。

(三)注意事项

1. 脊柱伤搬运始终应保持脊柱伸直位，严禁弯曲或扭转。

2. 各项抢救措施的重要性排序为：环境安全＞生命体征平稳＞开放性创伤及严重骨折(创口止血、骨折固定)＞搬运。转运过程中密切注意观察生命体征和伤情变化。

二、四肢骨折搬运

1. **扶持法**　适用于上肢骨折伤员。骨折部位给予充分固定，施救者扶持，伤员可自行行走。

2. 三人平托法 适用于下肢骨折伤员。可利用木板、卷式夹板、石膏托等将伤员下肢做临时固定,也可将伤员骨折的肢体绑在躯干上,三人均蹲在伤员的一侧,分别托住伤员的头部、背部、腰部、臀部和下肢。具体分工:第一人托起伤员的头部和背部,第二个人托起伤员的腰部和臀部,第三人托起伤员的下肢,托起动作时动作要一致。此法可适用于股骨骨折的伤员。如果托运脊柱损伤的伤员,则伤员呈俯卧位,搬运者分别托住伤员的下颌、胸、腹和下肢。

3. 四人平托法 适用于下肢骨折伤员。可利用木板、卷式夹板、石膏托等将伤员下肢做临时固定,也可将伤员骨折的肢体绑在躯干上,四名搬运者分别面对面地站在伤员两侧,将伤员托起。

4. 担架搬运法 常用于四肢骨折伤员。

三、车载和徒手搬运

(一)车载搬运

车载搬运主要使用担架搬运,车后准备楼梯板,材质结实,4名施救者分别单膝蹲于担架两侧,将伤员系好安全带,两侧施救者保持相同的距离,一只手紧握担架两侧的把手,提起担架时施救者应尽可能保持背部挺直,利用腿部的力量协助担架提起,伤员头部向上,走楼梯板将伤员运动至地面。

(二)徒手搬运

1. 单人徒手搬运

(1)扶持法:这种方法最常用。

(2)掮法:一手将伤员两臂合拢握住绕过颈后;施救者成弓步,上体向前屈曲,另一手抓握伤员膝部,两手协力,将伤员掮于双肩;掮起伤员后,观察敌情,快速前进。这种方法适合陆地上使用,能搬运较长的距离。其缺点是伤员胸腹部不适,胸腹部伤者不适用。

(3)拖拽搬运法:包括徒手拖拽法和拖拽带拖拽法。拖拽带由尼龙织带和两端锁扣构成,是负伤人员搬运的辅助工具,携带方便,操作简单。使用于敌火力威胁较小或遮蔽物较高,短距离快速隐蔽伤员时采用。此方法较其他单人搬运法速度更快,更节省体力。

①徒手拖拽法:施救者一手握枪,随时准备还击;另一手抓握伤员战术背心,拖动伤员向隐蔽处快速转移。

②拖拽带拖拽法:将拖拽带锁扣固定于负伤人员战术背心、子弹带或腰带等部位;施救者手握或肩挎拖拽带拖动伤员。

2. 双人徒手搬运

(1)推车式搬运:伤员前后方各一名施救者;前者位于伤员两腿之间,双手穿过膝下抱住膝关节;后者双手从伤员腋下穿过,在胸前交叉抱紧;两人协力将伤员抬起,在前者引导下屈身前进。适用于已脱离敌火力直接威胁,较远距离伤员搬运,需两名施救者协同完成。优点是速度快、省力,搬运距离较远。

(2)轿杠式搬运:两人分别用右手握住自己的左腕,再用左手握住对方的右腕,形成轿式座位,让伤员坐在座位上,并用双手分别抱住两人的肩膀。

(3)椅托式搬运:两人在伤员两侧对立,两手相托,另两手臂互搭双肩形成依靠。使伤员坐在相握手上,并使伤员的手分别抱住两个人的颈部。

3. 多人徒手搬运

(1)3 人平托法:3 人均蹲在伤员的一侧,分别托住伤员的头部、背部、腰部、臀部和下肢,其分工是:第 1 人托起伤员的头部和背部,第 2 人托起伤员的腰部和臀部,第 3 人托起伤员的下肢,托起动作时动作要一致。此法可适用于股骨骨折的伤员。如果托运脊柱损伤的伤员,则伤员呈俯卧位,搬运者分别托住伤员的下颌、胸、腹和下肢。

(2)4 人平托法:4 名搬运者分别面对面地站在伤员两侧,将伤员托起。

(三)注意事项

1. 充分利用地形地物,合理使用战术动作。

2. 熟练掌握动作要领,避免加重伤情。

3. 搬运过程中注意观察伤情变化。

第四篇

灾害创伤并发症的护理

第16章

休 克

休克(shock)是机体遭受强烈的致病因素侵袭后,由于有效循环血量锐减,组织血流灌注广泛、持续、显著减少,致全身微循环功能不良,生命重要器官严重障碍的综合症候群。此时机体功能失去代偿,组织缺血缺氧,神经-体液因子失调。其主要特点是:重要脏器组织中的微循环灌流不足,代谢紊乱和全身各系统的功能障碍。简言之,休克就是机体对有效循环血量减少的反应,是组织灌流不足引起的代谢和细胞受损的病理过程。有效循环血量依赖于充足的血容量、有效的心搏出量和完善的周围血管张力这3个因素。当其中任何一个因素的改变超出了人体的代偿限度时,即可导致有效循环血量的急剧下降,造成全身组织、器官氧合血液灌流不足和细胞缺氧而发生休克。在休克的发生和发展中,上述3个因素常都累及,且相互影响。

战时休克危险因素有很多,按其病因可分为低血容量性休克、感染性休克、心源性休克、神经性休克和过敏性休克5类。而低血容量性休克在战时最为常见,原因有失血、烧伤、严重呕吐、腹泻、脱水等。感染性休克常见于严重细菌或其他病原体感染。

一、休克表现

1. **休克早期** 在原发症状体征为主的情况下出现轻度兴奋征象,如意识尚清,但烦躁焦虑,精神紧张,面色、皮肤苍白,口唇、甲床轻度发绀,心率加快,呼吸频率增加,出冷汗,脉搏细速,血压可骤降,也可略降,甚至正常或稍高,脉压缩小,尿量减少。

2. **休克中期** 患者烦躁,意识不清,呼吸表浅,四肢温度下降,心音低钝,脉细数而弱,血压进行性降低,可低于 50mmHg 或测不到,脉压小于 20mmHg,皮肤湿冷发花,尿少或无尿。

3. **休克晚期** 表现为 DIC 和多器官功能衰竭。

(1)DIC 表现为顽固性低血压,皮肤发绀或广泛出血,甲床微循环淤血,血管活性药物疗效不佳,常与器官衰竭并存。

(2)急性呼吸功能衰竭表现:吸氧难以纠正的进行性呼吸困难,进行性低氧血症,呼吸促,发绀,肺水肿和肺顺应性降低等表现。

(3)急性心功能衰竭表现:呼吸急促,发绀,心率加快,心音低钝,可有奔马律、心律失常。如出现心律缓慢,面色灰暗,肢端发凉,也属心功能衰竭征象,中心静脉压及脉肺动脉楔压升高,严重者可有肺水肿表现。

(4)急性肾衰竭表现:少尿或无尿、氮质血症、高血钾等水电解质和酸碱平衡紊乱。

(5)其他表现:意识障碍程度反映脑供血情况。肝衰竭可出现黄疸,血胆红素增加,由于肝具有强大的代偿功能,肝性脑病发病率并不高。胃肠道功能紊乱常表现为腹痛、消化不良、呕血和黑便等。

二、检查

1. **实验室检查** ①血常规;②血生化;③肾功能检查、尿常规及比重测定;④出、凝血指标检查;⑤血清酶学检查和肌钙蛋白、肌红蛋白、D-二聚体等;⑥各种体液、排泄物等的培养、病原体检查和药敏测定等。

2. **血流动力学监测** 主要包括中心静脉压(CVP)、肺毛细血管楔压(PWAP)、心排血量(CO)和心脏指数(CI)等。

3. **胃黏膜内 pH 测定** 这项无创的检测技术有助于判断内

脏供血状况、及时发现早期内脏缺血表现为主的"隐性代偿性休克",也可通过准确反映胃肠黏膜缺血缺氧改善情况,指导休克复苏治疗的彻底性。

4. 血清乳酸浓度 正常值 0.4～1.9mmol/L,血清乳酸浓度与休克预后相关。

5. 感染和炎症因子的血清学检查 通过血清免疫学检测手段,检查血中降钙素原(PCT)、C-反应蛋白(CRP)、念珠菌或曲霉菌特殊抗原标志物或抗体,以及 LPS、TNF、PAF、IL-1 等因子,有助于快速判断休克是否存在感染因素、可能的感染类型及体内炎症反应紊乱状况。

三、休克诊断

1. 早期诊断 ①血压升高而脉压差减小;②心率增快;③口渴;④皮肤潮湿、黏膜发白、肢端发凉;⑤皮肤静脉萎陷;⑥尿量减少(25～30ml/h)。

2. 诊断标准 ①有诱发休克的原因;②有意识障碍;③脉搏细速,超过 100 次/分钟或不能触知;④四肢湿冷,胸骨部位皮肤指压阳性(压迫后再充盈时间超过 2s),皮肤有花纹,黏膜苍白或发绀,尿量少于 30ml/h 或尿闭;⑤ 收缩血压低于 10.7kPa(80mmHg);⑥脉压差小于 2.7kPa(20mmHg);⑦原有高血压者,收缩血压较原水平下降30%以上。凡符合上述第①项以及第②、③、④项中的两项和第⑤、⑥、⑦项中的一项者,可诊断为休克。

四、战现场条件下的休克防治

(一)预防休克
应采取如下措施。

1. 及时对伤部止血、包扎、制动。

2. 镇静、镇痛、保暖、保持呼吸道通畅。

3. 取平卧位,可适当抬高下肢,但不宜取"头低足高位"。

4. 及早补充液体,可口服含盐、糖饮料,但不宜过多,以免引起腹胀、呕吐。昏迷或消化道损伤的伤员,应静脉输液。

(二)早期治疗

对休克伤员应采取以下措施。

1. 扩充有效血容量。一般对中度休克伤员可输平衡盐溶液加输血 1000～2000ml,重度休克伤员可输血加输平衡盐溶液 3000～4000ml。有条件时,在输液过程中观察中心静脉压,中心静脉压低(4.4～7.4mmHg)而动脉血压正常,脉快,表明血容量不足,应继续输液;中心静脉压正常而动脉血压低,应减慢输液速度或改用间歇输液;中心静脉压高于正常,动脉血压正常时,一般要警惕肺水肿的发生,应停止输液或减慢输液速度;中心静脉压高而动脉血压低表示心脏收缩力不足,可加用正性肌力类药物。

2. 血细胞比容低于 25%,应输全血或红细胞悬液;血浆蛋白不足时应输血浆。

3. 测定每小时尿量(正常值为 25～50ml)。少尿可能由血容量不足或肾功能障碍所致,确诊后应采取相应治疗措施。

4. 扩充血容量后,必要时可用小量多巴胺,也可用丹参、川芎等药物。用药过程中,动脉血压如果下降就应加快输液,补充血容量,同时做必要的检查,排除活动性出血或严重感染。

5. 经鼻导管或面罩给氧,必要时做气管内插管或行气管造口术,连接人工呼吸机进行辅助呼吸。

6. 心脏功能不全时,可用多巴胺等正性肌力类药物,并控制输液量;心包积血引起心脏压塞(心包填塞)症状时,应做心包穿刺排出积血。

7. 严重休克后期的代谢性酸中毒,可按每千克体重 2～5ml 迅速静脉滴注 5%碳酸氢钠液纠正,4～6h 后,测定血中二氧化碳结合力,决定是否继续用药。

8. 休克症状基本纠正即可手术;血压不稳定者,应查明原因。

若有进行性内出血或严重内脏伤,应在抗休克的同时进行手术探查。

(三)战(现)场急救

应采用以下简易办法对休克进行防治。

1. 松解衣领、腰带、鞋带等。

2. 口服或注射镇痛药。

3. 无胃肠道伤时适量饮水。

4. 尽早后送,途中注意防暑、防冻、防颠簸。

(四)紧急救治

对休克伤员应采取以下措施。

1. 清除呼吸道分泌物、异物。维持呼吸道通畅,包扎封闭开放性气胸,有条件时给氧。

2. 控制出血是纠正失血性休克的最有效措施。在出血未控制之前,限制大量晶体溶液的补充,以防稀释凝血因子及血压升高,加重出血。可先使用高渗氯化钠羟乙基淀粉 40 输注(总量不超过 500ml),然后用平衡盐溶液补液,或用右旋糖酐-70(总量不超过 1500ml)维持,有条件时,输全血或血浆。伤员收缩压维持在 80~90mmHg,或可触及桡动脉和神志清楚,脉搏每分钟 100 次左右即可,尽快后送,后送途中继续抗休克。

3. 口服热饮料。有消化道伤或昏迷症状者除外。

4. 口服或注射镇痛药。

5. 对于只有进行手术方能解救的伤员,要边抗休克,边紧急手术。在进行手术前,应加快补液,补充血容量。

第 17 章

感 染

一、致病原因

感染是指细菌、病毒、立克次体、支原体、螺旋体、真菌和寄生虫等病原体侵入人体后所引起的局部组织和全身性炎症反应,属于身体自我保护而做出的防御性反应。

病因可以是感染性的或非感染性的(如炎症、肿瘤、免疫紊乱)。热原质是引起发热的物质,有外源性和内源性两种。外源性热原质是指从宿主体外得到的,主要是微生物及其产物和毒素。外源性热原质常通过诱导内源性热原质(或称内源性发热细胞因子)的释放而引起发热,内源性热原质是由宿主多种细胞,特别是单核-巨噬细胞产生的多肽。内源性热原质(白介素-1,肿瘤坏死因子,干扰素,以及 gp130 受体-活化家族,白介素-6,白介素-11,白血病抑制因子)通过改变热调节中枢的代谢引起发热,前列腺素 E_2 的合成起了关键作用。

二、感染分类

1. 按致病菌种类分类

(1)非特异性感染:又称化脓性感染、一般感染,病原菌多是化脓性细菌,但同一种致病菌可引起各种化脓性感染,而不同致病菌又可引起同一种疾病。

(2)特异性感染:有特异性细菌,如结核杆菌、破伤风杆菌等引起的感染。与非特异性感染不同,其临床表现、病程变化及治疗原则和方法等各具鲜明的特点。

2. 按感染范围　分为局限性、弥漫性。

3. 按病程分为　急性、亚急性、慢性。

三、感染表现

1. 局部红、肿、热、痛、尿路感染、外科伤口感染。

2. 发热、寒战、乏力、心悸、头痛、气促、腹泻等全身感染症状,严重者可出现意识障碍甚至脓毒性休克。

四、治疗措施

1. 保证充分休息,局部消炎,消肿,减轻疼痛。

2. 消除感染病因。

3. 对症治疗。

4. 供给高热量、富含纤维素的饮食,不能进食者经静脉输液和补充营养。

5. 纠正贫血、低蛋白血症。

五、战现场环境下的防治

(一)预防化脓性感染的措施

1. 及时、严密包扎伤口,避免不必要的更换敷料,减少再污染的机会。

2. 及时彻底清创。

3. 口服或注射抗感染药物。

(二)化脓性感染的救治

1. 对化脓伤口,应当充分切开引流;在感染被控制后,进行二期缝合或采用植皮术、邻近皮瓣转移等方法,尽早闭合创面。

2. 感染伤口分泌物较多时,可用碘伏类消毒液湿敷;肉芽组织水肿时,用高渗盐水湿敷。肢体感染时,应当适度抬高患肢和制动。

3. 有条件时,应当根据分泌物的细菌培养和敏感试验结果,选择使用有针对性的抗感染药物。

4. 肾功能障碍时,禁用对肾功能有损害的抗感染药物,其他抗感染药物的用量也要适当减少,并延长其用药间隔时间。

5. 发生脓毒症时,按照脓毒症治疗方法进行治疗。

(三)破伤风预防措施

1. 临战前已获得破伤风基础自动免疫者,在开放伤后,应当加强注射破伤风类毒素 0.5ml,以延长自动免疫时效。

2. 未接受过破伤风自动免疫的伤员,伤后应尽早进行联合免疫,补注破伤风类毒素和破伤风抗毒血清。

3. 对受伤部位进行早期彻底清创。

(四)破伤风的救治

1. **控制痉挛**　静脉注射地西泮(安定)5~10mg,1~4h1 次,痉挛控制后可改为口服地西泮治疗。也可使用巴比妥类、东莨菪碱、醛类、氯丙嗪药物进行交替或混合治疗;也可用祛风、解毒、镇痉中药,如玉真散、止痉散、五虎追风散等药物配合治疗。

2. **中和毒素**　注射破伤风抗毒素血清,首次肌内注射 5 万U,静脉注射 5 万 U(加在 5% 葡萄糖液 1000ml 中),伤部周围组织注射 1 万~2 万 U。以后每日肌内注射 1 万~3 万 U,持续 5~7d,直到痉挛消失。也可在蛛网膜下隙内一次注射 5000U。如无破伤风抗毒素血清或伤员对抗毒素血清过敏,可静脉输入曾经进行破伤风自动免疫的健康人全血(符合配血条件)200ml 治疗,每日 1 次,连用 5~7d。

3. **处理伤口**　伤口清理应当在毒素被中和后及痉挛被控制后进行,开展充分的清创手术,并用过氧化氢或高锰酸钾液冲洗和湿敷。清创后的伤口保持开放状态。

4. **防治其他感染**　使用广谱抗生素防治其他细菌感染。

5. **气管切开**　出现喉痉挛或气管分泌物排出困难时,应尽早做气管切开术,并给氧。

6. 维持营养 可采用全静脉营养疗法。在痉挛被控制后,应置胃管鼻饲饮食。

7. 加强护理 要求严密隔离伤员,病室安静避光;积极预防压力性损伤、肺部并发症和尿路感染。

(五)气性坏疽预防措施

当遇到肌肉丰富的部位有窄而深的弹片非贯通伤、大块肌肉撕裂伤和粉碎性长骨骨折或者有较大血管损伤,构成循环障碍时,应当抓紧时机,尽早彻底清创。采取扩大伤口、切开深筋膜、解除深层组织张力、保持引流通畅等措施,并注射大剂量抗感染药物。

1. 对气性坏疽(梭状杆菌肌炎)伴有严重的毒血症者,需进行隔离,使用大剂量青霉素和其他抗感染药物,进行反复多次输液、输血,直到感染完全控制。根据伤情需要,可采用激素治疗。

2. 手术治疗。蜂窝织炎伤员,应做多处纵行切口,充分显露皮下组织,彻底切除坏死组织,定时用过氧化氢或高锰酸钾液冲洗、湿敷,敞开组织切口;肌坏死伤员,应当切除坏死的全部肌束和肌群;当肌肉广泛受累,肢体功能不能恢复时,应当尽早做高位开放,控制感染,挽救生命。

3. 维持营养:为伤员提供高蛋白饮食,必要时给予全静脉营养。

4. 有条件时,应当积极开展高压氧治疗。

5. 气性坏疽伤员应当隔离治疗,病室环境应当严格消毒,伤员使用过的敷料应当彻底烧毁。

第 18 章

心律失常

一、定义

心律失常(arrhythmia)是由于窦房结激动异常或激动产生于窦房结以外,激动的传导缓慢、阻滞或经异常通道传导,即心脏活动的起源和(或)传导障碍导致心脏搏动的频率和(或)节律异常。心律失常是心血管疾病中重要的一组疾病。它可单独发病,亦可与其他心血管病伴发。其预后与心律失常的病因、诱因、演变趋势、是否导致严重血流动力学障碍有关,可突然发作而致猝死,亦可持续累及心脏而致其衰竭。

二、临床特点

心律失常的血流动力学改变的临床表现主要取决于心律失常的性质、类型、心功能及对血流动力学影响的程度,如轻度的窦性心动过缓、窦性心律不齐(失常)、偶发的房性期前收缩、一度房室传导阻滞等对血流动力学影响甚小,故无明显的临床表现。较严重的心律失常,如病窦综合征、快速心房颤动、阵发性室上性心动过速、持续性室性心动过速等,可引起心悸、胸闷、头晕、低血压、出汗,严重者可出现晕厥、阿-斯综合征、甚至猝死。由于心律失常的类型不同,临床表现各异,主要有以下几种表现。

1. 冠状动脉供血不足 各种心律失常均可引起冠状动脉血流量降低,各种心律失常虽然可以引起冠状动脉血流降低,但较少引起心肌缺血。然而,对有冠心病的患者,各种心律失常都可以诱发或加重心肌缺血,主要表现为心绞痛、气短、周围循环衰竭、急性心力衰竭、急性心肌梗死等。

2. 脑动脉供血不足 不同的心律失常对脑血流量的影响也不同。脑血管正常者,上述血流动力学的障碍不致造成严重后果,倘若脑血管发生病变时,则足以导致脑供血不足,其表现为头晕、乏力、视物模糊、暂时性全盲,甚至于失语、瘫痪、抽搐、昏迷等一过性或永久性的脑损害表现。

3. 肾动脉供血不足 心律失常发生后,肾血流量也发生不同的减少,临床表现有少尿、蛋白尿、氮质血症等。

4. 肠系膜动脉供血不足 快速心律失常时,血流量降低,肠系膜动脉痉挛,可产生胃肠道缺血的临床表现,如腹胀、腹痛、腹泻,甚至发生出血、溃疡或麻痹。

5. 心功能不全 主要表现为咳嗽、呼吸困难、倦怠、乏力、水肿等。

三、护理要点

(一)一般护理

1. 体位 协助患者取舒适卧位,尽量避免左侧卧位,因左侧卧位时患者常能感觉到心脏的搏动而加重不适感。发生严重心律失常时,患者可出现血压下降,休克,应协助患者去枕平卧,抬高头部和下肢 15°～20°,以增加回心血量,保证脑组织的血液供应;出现心力衰竭时,协助患者取半坐卧位,以减轻肺淤血,减轻呼吸困难;当患者出现意识丧失、抽搐时,应注意保护好患者,保持平卧,头偏向一侧,防止分泌物流入气道引起窒息,并注意防止舌咬伤。

2. 合理安排休息与活动 对无器质性心脏病的心律失常患者,鼓励其正常工作和生活,建立健康的生活方式,避免过度劳累。对有器质性心脏病或其他严重疾病的患者及发生严重心律失常的患者,提供有利于睡眠的环境,避免情绪紧张和各种刺激。对于持续性室性心动过速、室性停搏、二度Ⅱ型或三度房室传导阻滞等严重心律失常患者应卧床休息,卧床期间协助其做好生活护理,必要时遵医嘱给予镇静药,保证患者充分休息睡眠。病情稳定后,应鼓励患者逐渐恢复活动以提高活动耐力。

3. 饮食护理　宜进食低脂、清淡饮食,多食新鲜蔬菜和水果,忌饱餐和刺激性食物,戒烟、酒、浓茶、咖啡等。低血钾患者应进食含钾高的食物,如橙子、香蕉、菠菜等,防止低血钾引起心律失常。心动过缓者保持大便通畅,避免用力,以免刺激迷走神经而加重心动过缓。

4. 心理护理　心律失常频繁发作,影响工作、生活和社交,患者容易产生恐惧或焦虑等心理反应,因此,应向患者介绍病情发展,说明心律失常的可治性,以消除其焦虑和恐惧心理,并鼓励患者参与制订护理计划。护理操作前给予解释,操作中保持沉着冷静,增加患者的安全感。

(二)病情观察

1. 对严重心律失常的患者,须进行持续心电监护,密切观察生命体征,同时测脉率和心率,时间不少于1min。可能引起猝死的心律失常有以下两种。

(1)有潜在猝死危险的心律失常:频发性、多源性、成联律或R-on-T现象(室性期前收缩落在前一心动周期的T波上)的室性期前收缩、阵发性室上性心动过速、房颤、二度Ⅱ型房室传导阻滞等。

(2)有猝死高危的心律失常:室性停搏、三度房室传导阻滞、阵发性室性心动过速、室颤等。一旦发现应立即报告医生,并做好相应的抢救准备。

2. 注意患者的神志变化,定期监测生命体征尤其应严密监测血压、心率。

(1)血压:如收缩压<80mmHg(10.7kPa)、脉压<20mmHg

(2.67kPa),脉搏细速或伴有四肢厥冷、肤色苍白、尿量减少,神志模糊等症状,提示心源性休克。

(2)心率:若心率<40 次/分,可能发生严重窦性心动过缓、二度或三度房室传导阻滞;若心率>160 次/分,可能发生心动过速、房颤等,心音、脉搏消失,可能发生室扑、室颤、心搏骤停等。一旦发现危急情况立即报告医生,准备抢救药物和器械配台抢救。

(三)用药护理

遵医嘱正确给予抗心律失常的药物,注意给药的途径、剂量、速度、时间。静脉滴注药物用药物静脉泵调节滴速,静脉推注药宜慢(腺苷除外),一般在 5～15min 推注完。观察药物的疗效和不良反应。抗心律失常药物大部分具有致心律失常作用和其他不良反应,用药时,应掌握用药剂量、时间和方法。药物浓度过高、速度过快容易出现不良反应而药物浓度太低、速度太慢又达不到最佳治疗效果,故应严密观察,注意患者的个体差异,找出适合个体的最佳治疗方案。

第19章

呼吸困难

一、定义

呼吸困难是主观感觉和客观征象的综合表现,患者主观上感觉吸气不足、呼吸费力,客观上表现为呼吸频率、节律和深度的改变。严重时可出现张口呼吸、鼻翼扇动、端坐呼吸,甚至发绀。呼吸困难是呼吸衰竭的主要临床症状之一。

二、临床特点

1. **肺源性呼吸困难**

(1) **吸气性呼吸困难**:表现为喘鸣、吸气费力,重者可出现三凹征,即胸骨上窝、锁骨上窝和肋间隙明显凹陷。

(2) **呼气性呼吸困难**:表现为呼气费力,呼气明显延长而缓慢,常伴有哮鸣音。

(3) **混合性呼吸困难**:表现为吸气与呼气均感费力,呼吸频率加快,幅度变浅,常伴有呼吸音减弱或消失。

2. **心源性呼吸困难** 表现为活动时出现或加重,休息时减轻或缓解,仰卧位可加重,坐位时可减轻。轻者短时间内可缓解,重者表现为哮喘、面色青紫、咳粉红色泡沫样痰。

3. **中毒性呼吸困难** 可出现深长而不规则的呼吸,频率可快可慢。

三、护理要点

1. 协助患者取坐位或半卧位。

2. 保持温湿度适宜,空气洁净清新,避免和去除诱发因素。

3. 遵医嘱吸氧。

4. 定时翻身、拍背,排痰,遵医嘱雾化吸入,保持呼吸道通畅。

5. 观察神志,呼吸频率、深浅度、节律,皮肤黏膜、球结膜颜色,尿量,水、电解质、酸碱平衡情况,准确记录出入量。

6. 遵医嘱应用呼吸兴奋药、支气管解痉药、抗生素,注意观察用药后反应,以防药物过量。

7. 对烦躁不安者,注意患者的安全,慎用镇静药,以防引起呼吸抑制。

8. 去除紧身衣服和厚重被服,减少胸部压迫。

9. 指导患者掌握有效的呼吸锻炼方法。

(1)腹式呼吸法:即膈肌运动锻炼。方法是患者平卧位、坐位或立位,两手分别放在胸部、腹部。吸气时用鼻吸入,腹壁尽量突出,膈肌收缩;呼气时腹部收紧,用口呼出。要求呼吸频率 7~9 次/分。呼吸过程中吸气是主动的,呼气是被动的(呼气时间延长并缩唇)。通过深而慢的腹式呼吸锻炼可降低呼吸频率,从而降低呼吸肌对氧及能量的消耗。

(2)缩唇呼吸法:呼气时将口唇略微缩小,慢慢将气体呼出,以延长呼气时间 2~3 倍,这样可以使在呼气相时增加口腔和气道压力,防止小气道过早塌陷,减少肺泡内残余过多的气体。通过练习减少呼吸频率,增加潮气量的呼吸运动,从而改善肺泡的有效通气量,有利于氧气的摄入和二氧化碳的排出。

10. 备好吸痰器和抢救物品,必要时采用机械通气辅助呼吸。

第 20 章

少尿和无尿

一、定义

少尿指成年人 24h 尿量少于 400ml 或每小时尿量持续少于 17ml(儿童<0.8ml/kg)。无尿指 24h 尿量少于 100ml 或 12h 内完全无尿。少尿、无尿的原因分为肾前性、肾性和肾后性 3 类。

二、临床特点

除尿量的改变,依据原发病的不同,可伴随消化系统厌食、恶心、呕吐、黄疸等症状;心血管系统征象,如肺水肿、咳泡沫痰、高血压、心律失常、心力衰竭、全身水肿等;呼吸系统如呼吸急促、缺氧、急性呼吸窘迫综合征等;其他,如感觉意识障碍、痉挛、贫血、出血、代谢性酸中毒等症状。持续少尿、无尿患者常伴有血尿素氮及肌酐升高,水、电解质紊乱或代谢性酸中毒等。肾前性少尿常有明确的病因,并有相应的各自特征性的临床表现。肾性少(无)尿的肾实质性疾病性质较复杂,常有一些慢性肾病的迹象,如水肿、高血压、不可解释的贫血、蛋白质、血尿、低蛋白血症及长期夜尿增多等,重症急性肾盂肾炎、肾乳头坏死的少(无)尿,常伴有高热、明显肾区痛、尿频等症状,药物过敏引起者可有发热、皮疹、关节痛等表现。恶性肾硬化的少(无)尿,多见于患有高血压的中年人,血压明显升高达 200/120mmHg 以上,常伴有心力衰竭、高血压脑病、眼底视盘水肿、视网膜出血等全身小动脉受累的表现。至于因系统性红斑狼疮、结节性多动脉炎，其他坏死性血管炎、过敏性紫癜、高尿酸血症、肾动脉血栓形成或栓塞、肾静脉血栓形成、糖尿病、溶血性尿毒症综合征及血栓性血小板减少性紫癜所致的肾损害造成的少(无)尿，可出现原发病的固有的特征性表现。

三、护理要点

1. 维持体液及电解质的平衡

(1)详细记录 24h 出入量。平均尿量少于 30～50ml/h 时，每小时测量尿量 1 次。

(2)每日测量体重 1 次。为防止误差，应在每日早晨排尿后测量。

(3)监测生命体征。

(4)每日评估水肿程度。观察眼球周围是否水肿，胫前区、骶尾部是否水肿。

2. 病情和用药效果观察

(1)观察记录每日尿量。

(2)有无高钾血症。高钾血症时，肌肉无力、四肢麻木感，恶心、腹泻，心电图 T 波变窄、QRS 波变宽，心律失常，心率减慢。

(3)大量使用利尿药后，应每小时测量尿量，观察药物反应等。

3. 保持皮肤的完整性

(1)口腔护理：每日予口腔护理，清洁口腔，预防口腔黏膜溃疡感染。

(2)皮肤护理：每日温水擦浴，保持皮肤清洁。全身水肿的患者应穿宽大柔软的衣服，定时更换体位，防止发生压力性损伤及皮肤破溃。

(3)保持床单位整洁：保持患者床单位干燥、平整、无渣屑。

(4)病室空气新鲜，每日通风换气 2 次。温湿度适宜，便于休养,增加舒适度。

4. **饮食护理** 根据发生少尿、无尿的原因以及血液生化的结果,遵医嘱给予正确饮食,如限钠低钾的饮食,适量补充优质蛋白,动物蛋白质应占一天摄入量的 50% 以上。

5. **心理护理** 给予患者心理支持,安抚患者的紧张情绪,鼓励患者说出自己的感受。耐心倾听患者的诉说,给患者宣泄的机会。转移患者注意力,患者情绪激动时教会其调整呼吸的方法,以缓解紧张情绪,减轻心理压力。

第 21 章

疼　痛

一、定义

疼痛(pain),是一种复杂的生理心理活动,是临床上最常见的症状之一。它包括伤害性刺激作用于机体所引起的痛感觉,以及机体对伤害性刺激的痛反应[躯体运动性反应和(或)内脏植物性反应,常伴随有强烈的情绪色彩]。痛觉可作为机体受到伤害的一种警告,引起机体一系列防御性保护反应。但另一方面,疼痛作为报警也有其局限性(如癌症等出现疼痛时,已为时太晚)。某些长期的剧烈疼痛,对机体已成为一种难以忍受的折磨。因此,镇痛是医务工作者面临的重要任务。

二、临床特点

疼痛是一种复杂的生理心理活动,疼痛的性质有时极难描述,人们通常可以指出疼痛的部位和程度,但要准确说明其性质则较为困难。人们通常是用比拟的方法来描述,如诉说刺痛、灼痛、跳痛、钝痛或绞痛。疼痛可以引起逃避、诉痛、啼哭、叫喊等躯体行为,也可伴有血压升高、心跳加快和瞳孔扩大等生理反应,但这些非疼痛所特有。作为感觉活动,可用测痛计进行测量。身体可认知的最低疼痛体验称为痛阈,其数值因年龄、性别、职业及测定部位而异。

疼痛作为主观感受,没有任何一种神经生理学或神经化学的变化,可以视为判断疼痛特别是慢性痛的有无或强弱的特异指征。疼痛的诊断在很大程度上依靠患者的主诉。

根据痛源所在部位可将疼痛分为头痛、胸痛、腹痛和腰背痛等。但有的内脏疾病刺激由内脏感受器接收,由交感神经纤维传入,经交感总干、交通支进入脊神经后根及脊髓后角感觉细胞,相应该节段的皮肤出现疼痛,亦即疼痛部位不在痛源处而在距离真实痛源相当远的体表区域,这种疼痛称为牵涉痛,如心绞痛的疼痛常放散到左肩、臂和腕。根据疼痛出现的系统,可将疼痛分为皮肤痛、神经痛等,其中中枢神经结构损害引起的疼痛称为中枢性疼痛。根据出现的时间和程度,疼痛亦可分为急性痛、慢性痛和轻、中、重痛等。根据引起疼痛的原因可区分出炎症痛、癌痛等。有的截肢患者,甚至先天缺肢畸形的患者仍可感到自己不复存在的或根本未曾有过的肢体的疼痛,这称为幻肢痛。极度抑郁的人以及某些精神分裂症或癫痫患者的疼痛可能是其幻觉症状之一。

三、护理要点

首先,我们应设法消除或减少引起疼痛的原因,如外伤所致的疼痛,应酌情给予止血、包扎、固定、处理伤口等措施;胸腹部手术后,患者会因咳嗽或呼吸而引起伤口疼痛,术前应对其进行健康教育。其次,我们要采取一些减轻疼痛的措施,包括非药物性和药物性镇痛法。

(一)非药物性镇痛方法

1. 松弛术 通过分散患者的注意力达到解除疼痛和焦虑的目的,同时增加患者的自我控制能力。

2. 心理治疗 尊重并接受患者对疼痛的反应,建立良好的护患关系。解释疼痛的原因,介绍减轻疼痛的措施,有助于减轻患者焦虑、恐惧等负性情绪,从而缓解疼痛压力。应告知患者保持情绪稳定,心境良好,精神放松,避免紧张、焦虑、恐惧的心理。对难治愈的疼痛患者可进行心理治疗,如催眠术等。

3. 皮肤刺激 应用按摩、热敷、冷敷等皮肤刺激可有效解除紧张和疼痛。

4. 适当运动 改变姿势和体位等有助于缓解疼痛。

5. 中医疗法 如通过针灸、按摩等方法,活血化瘀,疏通经络,有较好的镇痛效果。针灸镇痛对神经性疼痛的治疗效果优于药物镇痛。

(二)药物性镇痛方法

药物镇痛是临床解除疼痛的主要手段,给药途径包括口服、注射、外用、椎管内给药等。镇痛药物分为非麻醉性和麻醉性两大类。

1. 非麻醉性镇痛药物 用于解除中等程度的疼痛,如阿司匹林、布洛芬、止痛片等,具有解热镇痛功效,可用于牙痛、关节痛、头痛、痛经等。此类药物大多对胃黏膜有刺激,宜饭后服用。

2. 麻醉性镇痛药物 用于难以控制的剧烈疼痛,如吗啡、哌替啶等通过抑制中枢达到镇痛作用。镇痛效果好,但有成瘾性和呼吸抑制的不良反应。

用药后注意安慰患者,如果是口服药物,可能需要半小时左右才能见效;注意观察病情,看疼痛是否减轻,如果未减轻或加重,需要立即告知医生。

第 22 章

急性中毒

一、定义

急性中毒（acute intoxication）是指毒物短时间内经皮肤、黏膜、呼吸道、消化道等途径进入人体，使机体受损并发生器官功能障碍。急性中毒起病急骤，症状严重，病情变化迅速，不及时治疗常危及生命，必须尽快做出诊断与急救处理。

二、临床特点

1. **皮肤黏膜** 灼伤（强酸、强碱）、发绀（亚硝酸盐）、黄疸（鱼胆）。

2. **眼睛** 瞳孔散大（阿托品）、瞳孔缩小（吗啡）、视神经炎（见于甲醇中毒）。

3. **神经系统** 昏迷、谵妄（见于阿托品中毒）、肌纤维颤动（见于有机磷）、惊厥（见于有机氯、异烟肼）、瘫痪（见于三氧化二砷）、精神失常（见于一氧化碳、阿托品）。

4. **呼吸系统**

（1）呼吸气味：酒味、苦杏仁（氰化物）、蒜味等。

（2）呼吸加快：水杨酸类、甲醇。

（3）呼吸减慢：催眠药、吗啡。

（4）肺水肿：磷化锌、有机磷等。

5. 循环系统

（1）心律失常：如洋地黄、茶碱类。

（2）心搏骤停：如洋地黄、茶碱类直接作用于心肌。窒息性毒物导致缺氧；钡盐、棉酚导致低钾。

6. 泌尿系统　急性肾衰竭。

7. 血液系统

（1）溶血性贫血：砷化氢。

（2）白细胞减少和再生障碍性贫血：氯霉素、抗肿瘤药。

（3）出血：阿司匹林、氯霉素。

（4）血液凝固：蛇毒。

8. 严重并发症　出现致死性的心力衰竭和休克可并发严重心律失常、肺水肿、呼吸肌麻痹以及呼吸衰竭。肾脏损害，出现血尿、蛋白尿、急性肾衰竭、高血压、氮质血症等。神经系统出现抽搐、瘫痪、昏迷、中枢性呼吸衰竭。引起贫血、溶血，诱发DIC、广泛出血。平稳度过急性中毒急性期后部分患者可遗留后遗症，如腐蚀性毒物中毒引起的消化道变形和狭窄，影响正常饮食；脑部中毒损害或严重缺氧后发生精神运动功能障碍等。

三、护理要点

（一）急救护理

1. 立即终止与毒物的接触：对有毒气体吸入性中毒者立即离开现场，对皮肤黏膜沾染接触中毒者，马上离开毒源，脱去污染的衣物，用清水冲洗体表、毛发、甲缝。

2. 促进毒物的排出：常用催吐、洗胃、导泻、灌肠，使用吸附剂等方法消除胃肠道内尚未吸收的毒物，通过利尿、血液净化等方法排出已吸收的毒物。

3. 保持呼吸道通畅，及时清除呼吸道分泌物，给予氧气吸入、心电监护，必要时行气管插管。

4. 建立静脉通道，遵医嘱给予特效解毒剂及其他抢救药物。

5.血液透析或血液灌流。

6.高压氧治疗：主要用于急性一氧化碳中毒、急性硫化氢、氰化物中毒，急性毒性脑病等。

(二)一般护理

1.**病情观察**　严密观察生命体征及神志、瞳孔的变化，记录24h液体出入量。

2.**药物护理**　观察特效解毒剂的效果及不良反应。

3.**对症护理**　昏迷患者做好皮肤护理，预防压力性损伤；惊厥时应用抗惊厥药；高热者予以降温等。

4.**基础护理**　保证充足的睡眠，合理饮食，做好口腔护理。

5.**心理护理**　评估患者心理状况，尤其对服毒自杀者，应尊重其隐私，引导他们正确对待人生，做好家属的思想工作，正确引导，防止患者再次自杀。

6.**注意事项**

(1)接触性中毒的患者清洗皮肤时，切忌用热水或用少量水擦洗，以防止促进局部血液循环，加速毒物的吸收。皮肤接触腐蚀性毒物时，冲洗时间应达到15～30min，并可选择相应的中和剂或解毒剂冲洗。

(2)严格掌握洗胃的适应证和禁忌证。

第 23 章

意识障碍

一、概述

意识是指机体对自身和周围环境的刺激所做出应答反应的能力。意识的内容为高级神经活动,包括定向力、感知力、注意力、记忆力、思维、情感和行为等。意识障碍(disorders of consciousness)是指机体对外界环境刺激缺乏反应的一种精神状态。任何病因引起的大脑皮质、皮质下结构、脑干网状上行激活系统等部位的损害或功能抑制,均可出现意识障碍。灾害发生时,由于多种致病、致伤因素的存在及伤员脑外伤出血、脑震荡、缺氧等原因,可导致一种或几种病理基础的存在,故可出现意识障碍甚至昏迷。同时,由于采集病史困难,检查、治疗手段受到限制,因此,灾害发生时对意识障碍的诊断和治疗均存在一定的困难。

二、病因

1. 感染性因素　颅内感染、全身严重感染。

2. 非感染性因素

(1)颅脑疾病:①脑血管疾病,如脑出血、脑栓塞、脑血栓形成、蛛网膜下腔出血、高血压脑病等;②脑肿瘤;③脑外伤,脑挫裂伤、脑震荡、颅骨骨折等;④癫痫。

(2)内分泌与代谢障碍:甲状腺危象、甲状腺功能减退、糖尿病酮症酸中毒、低血糖昏迷、肝性脑病、肺性脑病、尿毒症等。

（3）心血管疾病：心律失常所致 Adams-Stokes 综合征、严重休克、心脏停搏等。

（4）中毒：安眠药、有机磷杀虫药、乙醇、一氧化碳、氯化物等中毒。

（5）物理性及缺氧性损害：触电、溺水、高温中暑和日射病等。

三、临床表现

1. 意识障碍的类别　　意识障碍是指意识清晰度下降、意识范围和意识内容的改变，它是由脑功能病理性抑制或兴奋所引起的。不同程度的病理性抑制或兴奋，造成不同程度、不同类型的意识障碍。意识障碍时，精神活动同步受到抑制。

（1）对周围环境的意识障碍

①意识模糊（confusion）：表现为注意力减退，定向障碍，情感反应淡漠，随意活动减少，语言缺乏连贯性，对外界刺激能表现为有目的的简单动作反应，但低于正常水平。

②意识浑浊（clouding of consciousness）：患者的意识清晰度受损，表现为似醒非醒，反应迟钝，回答问题简单，语调低而缓慢，对时间、地点、人物的定向障碍。

③朦胧状态（twilight state）：指患者的意识活动范围缩小，意识水平有轻度降低，患者对一定范围内的各种刺激能够感知和认知，并能做出相应反应，但对其他事物感知困难，具体表现为患者集中注意于某些内心体验，可有相对正常的感知和协调连贯的行为，对范围外的事物都不能正确感知和判断，定向障碍，存在片段幻觉、错觉、妄想及相应的行为。常突然发生，突然归正，持续时间为数分钟至数天，好转后常不能回忆。朦胧状态可有多种原因，其中器质性原因有癫痫、脑外伤、脑血管病、中毒等；心因性朦胧常见于癔症和心因性精神障碍。

漫游型自动症（ambulatory automatism）：是意识朦胧的特殊

形式,以不具有幻觉、妄想和情绪改变为特点。患者在意识障碍期间可表现为无目的、与所处环境不相适应、甚至无意义的动作。如在室内或室外无目的地徘徊、机械地重复某种日常生活中简单动作等。通常持续时间较短,突发突止,清醒后对发作过程中的经历不能回忆。在睡眠过程中发生的称之为梦游症(somnambulism),在觉醒状态下发生的称之为神游症(fugue)。多见于癫痫及癔症,也见于急性应激障碍或颅脑损伤并发的精神障碍。

④谵妄(delirium):谵妄是一种急性的脑高级功能障碍,患者对周围环境的认识及反应能力均有下降,表现为认知、注意力、定向、记忆功能受损,思维迟钝,语言功能障碍,错觉、幻觉,睡眠觉醒周期紊乱等,可表现为紧张、恐惧和兴奋不安,甚至可有冲动和攻击行为。病情常呈波动性,夜间加重,白天减轻,常持续数小时至数天。

⑤梦游状态(dream-like state):指患者表现像做梦一样,完全沉湎于幻觉妄想之中,对外界环境毫不在意,但外表好像清醒,对其幻觉内容事后并不完全遗忘,迷茫状态、困惑状态和梦吃状态都可纳入意识梦游改变的范围。精神分裂症、某些药物如致幻剂也可引起梦样状态。

⑥嗜睡(somnolence):意识水平下降,患者表现为持续地处于睡眠状态,睡眠时间过度延长,能被唤醒,醒后可勉强配合身体检查及回答简单问题,停止刺激后又继续入睡。

⑦昏睡(stupor):意识水平更低,对周围环境及自我意识均丧失,患者处于沉睡状态,正常的外界刺激不能使其觉醒,须经高声呼唤或其他较强烈刺激方可唤醒,醒后可见表情茫然,不能配合身体检查,可作含糊、简单而不完全的答话,停止刺激后又很快入睡。角膜反射减弱,吞咽反射、对光反射存在。

⑧昏迷(coma):是一种最为严重的意识障碍。患者意识完全丧失,各种强刺激不能使其觉醒,不能自发睁眼,缺乏有目的的自主活动。按严重程度可分为以下 3 级。

浅昏迷:意识完全丧失,可有较少的无意识自发动作。对周围事物及声、光等刺激全无反应,对强烈刺激如疼痛刺激可有躲避动作及痛苦表情,但不能觉醒。吞咽反射、咳嗽反射、对强烈刺激以及瞳孔对光反射仍然存在,生命体征无明显改变。

中昏迷:自发动作很少,对外界的正常刺激均无反应。对强刺激的防御反射、角膜反射和瞳孔对光反射减弱,大小便潴留或失禁。此时生命体征已有改变。

深昏迷:患者无任何自主运动,眼球固定,瞳孔散大,各种反射消失,大小便多失禁,全身肌肉松弛,对外界任何刺激均无反应。生命体征已有明显改变,呼吸不规则,血压或有下降。

(2)自我意识障碍

①人格解体(depersonalization):指患者感到自己有特殊的改变,甚至已不存在了。有的患者感到世界正在变得不真实或不复存在,称为现实解体或非现实感;有些患者感到自己丧失了与他人的感情共鸣,不能产生正常的情绪或感受。多见于抑郁症,也见于精神分裂症和神经症。

②双重人格(double personality):指患者在不同的时间体验到两种完全不同的心理活动,有两种截然不同的精神生活,是自我统一性的障碍。除了自我以外,患者感到还有另一个"我"存在,或者患者认为自己已经变成了另外一个人。常见于癔症、精神分裂症。

(3)特殊类型的意识障碍

①去皮质综合征(decorticate syndrome, apallic syndrome):多见于因双侧大脑皮质广泛损害而导致的皮质功能减退或丧失,皮质下功能仍保存。患者表现为意识丧失,但睡眠和觉醒周期存在,能无意识地睁眼、闭眼或转动眼球,但眼球不能随光线或物品转动,貌似清醒但对外界刺激无反应。光反射、角膜反射、甚至咀嚼动作、吞咽、防御反射均存在,可有吸吮、强握等原始反射,但无自发动作。大小便失禁,下肢伸直、足屈曲,有时称为去皮质强直

(decorticate rigidity)。

②无动性缄默症(akinetic mutism)：又称睁眼昏迷(coma vigil)，由脑干上部和丘脑的网状激活系统受损引起，此时大脑半球及其传出通路无病变。患者能注视周围环境及人物，貌似清醒，但不能活动或言语，二便失禁。肌张力减低，无锥体束征。强烈刺激不能改变其意识状态，存在觉醒-睡眠周期。本症常见于脑干梗死。

③植物状态(vegetative state)：是指大脑半球严重受损而间脑和脑干功能相对保留的一种状态。患者对自身和外界的认知功能全部丧失，呼之不应，不能与外界交流，有自发或反射性睁眼，偶可发现视物追踪，可有无意义哭笑，存在吸吮、咀嚼和吞咽等原始反射，有觉醒-睡眠周期，大小便失禁。持续植物状态(persistent vegetative state)指颅脑外伤后植物状态持续12个月以上，非外伤性病因导致的植物状态持续在3个月以上。

(4)神经及精神疾病伴发的意识障碍

①失神发作及复杂部分性发作：失神发作意识水平降低、意识内容模糊，可表现为发呆样的木僵状态；复杂部分性发作的持续状态常表现为意识浑浊或嗜睡。

②急性脑综合征：以意识障碍为主要临床表现，起病急，症状鲜明，持续时间较短，可伴有急性精神病表现，如紧张综合征、不协调性精神运动性兴奋，多继发于急性器质性疾病或急性应激障碍，其意识障碍的形式多种多样。

③急性应激反应：是一种发生于个体的一过性障碍，症状显示典型的混合及变化相，包括一个"茫然"的初期状态，伴有意识范围缩小、注意力狭窄、不能领会外在刺激以及定向错误。伴随这一状态可出现对周围环境进一步的退缩，可达到分离性木僵的程度，也可出现激越性活动过多，逃避反应或神游。

④精神无反应状态(癔症性昏迷)：其意识障碍为朦胧状态，意识丧失的程度不深。但是其状态偶尔与昏迷相似，需要鉴别。

如果不存在器质性感觉缺失，一般对疼痛刺激有反应，生理反射正常，无病理反射，生命体征平稳。真正的昏迷患者，手会打在脸上，冷水试验不会产生眼震。

⑤其他：虚无妄想综合征的意识障碍为人格解体；紧张型精神病和幻觉妄想综合征、遗忘综合征的意识障碍为谵妄；情感综合征的意识障碍为朦胧状态、谵妄。

2. 意识障碍的鉴别

（1）闭锁综合征（locked-in syndrome）：又称去传出状态，病变位于脑桥基底部，双侧锥体束和皮质脑干束均受累。患者意识清醒，因运动传出通路几乎完全受损而呈失运动状态，眼球不能向两侧转动，不能张口，四肢瘫痪，不能言语，仅能以瞬目和眼球垂直运动示意与周围建立联系。本综合征可由脑血管病、感染、肿瘤、脱髓鞘病等引起。

（2）意志缺乏症（abulia）：患者处于清醒状态，运动感觉功能存在，记忆功能尚好，但因缺乏始动性而不语少动，对刺激无反应、无欲望，呈严重淡漠状态，可有额叶"释放反射"，如掌颏反射、吸吮反射等。本症多由双侧额叶病变所致。

（3）木僵（stupor）：表现为不语不动，不吃不喝，对外界刺激缺乏反应，甚至出现大小便潴留，多伴有蜡样屈曲、违拗症，言语刺激触及其痛处时可有流泪、心率增快等情感反应，缓解后多能清楚回忆发病过程。见于精神分裂症的紧张性木僵、严重抑郁症的抑郁性木僵、反应性精神障碍的反应性木僵等。

（4）其他：长时间高度紧张、过度兴奋、过度疲劳、极度衰弱、严重睡眠不足、睡眠剥夺等之后，一旦给予睡眠的条件和时间，可能出现睡眠补偿，睡眠时间相对延长，有类似轻度嗜睡的表象，不能被判断为意识障碍。老年人有时夜间熟睡难以唤醒，即使压眶也不能使之醒来，同时由于瞳孔缩小，应与意识障碍区别，但应警惕意识障碍。

四、诊断要点

1. 询问病史

(1)发病方式:询问发病的时间、过程、急或缓。急性起病者多见于颅脑外伤、触电等,亚急性发病则多由于某些伤情的发展进程所致,如失血性休克等。

(2)首发症状:如果昏迷是首发症状,提示颅内损伤居多;若昏迷为逐渐发生,则昏迷前必定有其他症状,从而提供病因诊断。

(3)伴随症状:许多伴随症状和体征能够提示脑损伤的部位或性质,可帮助诊断。昏迷伴有脑膜刺激征时,常见于蛛网膜下腔出血等;反复头痛、呕吐伴有偏瘫,常见于脑外伤、颅内血肿等。

(4)发病环境和现场特点:应询问发病现场的环境情况,如现场环境有高压电线断落时应考虑电击伤可能,地震时常有颅脑外伤史。

2. 判断意识障碍程度　临床上主要通过言语和各种刺激,来观察患者反应情况加以判断意识障碍水平,如呼叫其姓名、推摇其手臂、压迫上眶切迹、针刺皮肤、与之对话和嘱其执行有目的的动作等。按其意识障碍深浅程度或特殊表现分嗜睡、昏迷、浅昏迷、深昏迷。也可通过 Glasgow 昏迷评分量表(GCS),对睁眼、语言、运动的情况进行评估,进行意识障碍的判断(表 23-1)。可通过与伤员交谈,了解其思维、反应、情感活动、定向力等予以评估,必要时可通过痛觉检查、角膜反射、瞳孔对光反射检查等,判断意识障碍的程度。意识障碍是脑损伤伤员最常见的变化之一。Glasgow 昏迷评分(GCS):根据睁眼、语言和活动三者反应评分,得分相加,最高 15 分,表示意识清晰;8 分以下为昏迷,最低 3 分。分数越低,表示意识障碍越严重。

表 23-1　Glasgow 昏迷评分表(GCS)

睁眼反应	语言反应	运动反应
4　自动睁眼	5　回答正确	6　遵嘱动作
3　呼唤睁眼	4　回答错误	5　刺痛定位
2　刺激睁眼	3　只能说话	4　刺痛躲避
1　无反应	2　只能发音	3　刺痛屈曲
	1　无反应	2　刺痛强直
		1　无反应

13～15 分为轻型颅脑损伤;9～12 分为中型颅脑损伤;6～8 分为重型颅脑损伤;3～5 分为特重型颅脑损伤,提示伤情极为严重,患者临近死亡。

3. 观察生命体征

(1)体温:体温升高提示严重感染性疾病,中暑等非感染因素也可引起体温升高。在昏迷伤员中较常见的是中枢性发热,主要是因为下丘脑体温调节中枢受损所致,表现为持续性体温升高,无汗,无寒战,四肢温度不高,体温上升与脉搏增快不成正比,即脉搏相对较慢,白细胞无明显升高。体温下降见于休克、冻伤、镇静药过量等。

(2)脉搏:昏迷伴有脉搏变慢,可见于颅内压增高、各种原因引起的缓慢性心律失常等;脉搏增快,可见于感染性发热、休克等;脉搏先慢后快伴血压下降,应考虑脑疝压迫延髓中枢,提示预后不良。

(3)呼吸:呼吸深而快常见于各种原因引起的代谢性酸中毒;呼吸深而慢、脉搏慢而有力、血压增高,常是颅内压增高的表现;浅而快速的规律性呼吸常见于休克、心肺疾病引起的呼吸衰竭。昏迷晚期或脑干麻痹时中枢性呼吸衰竭,可出现潮式呼吸、叹息样呼吸等。

(4)血压:血压过高常见于脑出血等,血压过低可见于休克、脱水、深昏迷等。一般急性颅脑损伤多无血压下降,如血压进行性降低,常提示有合并胸腹部或四肢、骨盆等损伤性出血。

(5)瞳孔:瞳孔变化是意识障碍的重要观察指标,对确定病因、判断损害部位、损害程度和疾病预后都有重要意义。观察内容包括瞳孔大小、形状、两侧对称性和对光反射等。如双侧瞳孔扩散放大对光反射消失,常见于濒死状态;双侧瞳孔缩小,可见于脑桥出血、吗啡、有机磷类农药中毒等;脑功能受损时,瞳孔变化具有一定的规律性。

五、处理要点

如伤病员病情危重,在询问病史并进行系统检查的同时,必须迅速采取一系列有效急救措施,以防止重要脏器的进一步损害。救治原则如下:①抢救伤员生命,维持其生命体征;②对症处理,如降颅压、降温、抗惊厥、控制感染等;③病因治疗,促进脑功能恢复;④防止并发症。

1. 现场急救

(1)伤员体位:根据伤员病情安置适当体位,注意动作要轻柔。对于颅脑疾病引起的昏迷伤员,应尽量使其头部固定;对躁动不安者适当约束四肢;有休克者取休克体位。尽量避免不必要的搬动,注意保暖,防止受凉。

(2)改善通气功能:维持呼吸道通畅,保证充足供氧。首先检查口腔、鼻腔有无异物及分泌物,并及时清理;伤情允许者取平卧位,头偏向一侧,防止舌后坠引起呼吸道阻塞。给予鼻导管吸氧,流量以 2L/min 为宜。用氧时要注意观察伤员呼吸幅度,有无口唇、指甲发绀等缺氧现象,必要时可采用气管切开术。一般应使氧分压高于 80mmHg,二氧化碳分压在 $30\sim35$ mmHg,以供应心、脑、肾等重要脏器组织细胞代谢需要。观察有无心肺疾病或脑疝等其他疾病的症状。

(3)维持水、电解质及酸碱平衡:立即开通静脉通路,保证液体入量和给药通畅。有休克者进行休克处理。根据病情适当补充钙、钠等电解质,定期测量血电解质含量,防止水、电解质及酸碱失衡。昏迷伤员多伴有脑血肿,故脱水疗法很重要。目前最常用的是 20%甘露醇 125～250ml 静脉快速滴注,每日 2～3 次。合并有心功能不全的伤员,也可用呋塞米。脱水疗法治疗期间应补充血容量,防止肾衰竭。

(4)针刺治疗:可针刺人中、百会、关元、足三里等穴位。现场无抢救条件的情况下,可用拇指末端按压人中穴 2～3min。

2. 转送救护 意识障碍伤员的转运不同于一般伤员的转运,做好意识障碍伤员转运的安全护理,对伤员的诊断、治疗和预后具有非常重要的作用。

(1)密切观察病情变化:定时观察伤员的意识和瞳孔变化,记录伤员昏迷和清醒的时间,瞳孔大小及对光反射情况;监测生命体征,观察皮肤色泽,有无发绀;肢体有无尿潴留和大小便失禁;注意呕吐物的量及性状;准确记录出入量。

(2)对症处理:①预防治疗脑水肿;②促进脑功能恢复,可应用能量合剂;③保持有效的低温,予以冬眠疗法;④控制抽搐;⑤预防继发性感染和控制高热,有高热者应做好物理降温,并根据病情选用合适的抗生素。

(3)转运交接:到达目的地医院后,不宜急于转运,应详细询问病史,与医院护理人员共同体检后交接,交接伤员基本情况、发病原因、抢救措施、伤情发展过程等;同时采取各种干预措施,使伤员病情适当稳定,然后着手考虑转运的适宜性和安全性。

总之,意识障碍伤员转运的目的是为了能得到更好的诊断、治疗和护理,它的转运绝不是简单的伤员运输过程,转运途中的救护水平代表了医护的救护水平,为了确保安全转运,转运人员必须经过特殊的专业技术训练,熟练掌握各种抢救技术,这样才能保证意识障碍伤员的安全转运。

六、护理要点

1. **生命体征监测** 在现场和转运途中应严密监测伤员神志、瞳孔、体温、脉搏、呼吸、血压的变化,如有异常及时通知医师。尤其要保证呼吸道通畅,伤员取去枕平卧位,头偏向一侧,取下活动义齿,深昏迷患者取侧卧位或侧俯卧位,以利分泌物引流并促进氧气与二氧化碳的交换。根据伤员的病情,若出现舌后坠,应及时放置口咽通气管,必要时气管插管,若出现深昏迷或换气不足,则可给予气管切开。及时吸出痰液,清除呕吐物,以防止呼吸道分泌物或呕吐物吸入气道。

2. **维持水分与电解质平衡** 详细记录出入量,作为补充液体的参考。并监测血流动力学数据的变化,配合医嘱给予静脉输液,必要时补充所流失的电解质。

3. **维持适当的肢体活动** 定期协助伤员执行床上运动与按摩,促进肢端血液循环,避免下肢深静脉栓塞,保持肢体在正常功能位置。

4. **基础护理**

(1)保持身体的清洁与舒适,同时检查受压部位皮肤有无发红或破溃,有条件者于四肢及骶尾部骨隆起处使用气垫保护,去除剪切力以避免形成压力性损伤。

(2)保持二便通畅。检查伤员的膀胱有无饱胀,对有尿潴留的伤员,应留置导尿管,妥善固定。保持尿管引流通畅,防止扭曲、受压、折叠,及时倾倒尿液防止反流。

(3)预防角膜溃疡:可用无菌生理盐水冲洗湿纱布覆盖眼部,或遵医嘱使用眼药膏。

5. **安全处理** 现场急救和转运中,伤员床周加围栏或床档,防止坠床跌伤;对烦躁乱动的伤员使用约束带,遵医嘱使用镇静药;给伤员应用热水袋时,水温不可过高,并用布袋装好,以防烫伤。

6. 营养支持 良好的营养支持对改善预后、预防并发症均极为重要,因此通过肠内营养和(或)肠外营养的方法,给予伤员足够的营养支持,保证每天总热量,以提高机体抵抗力,同时做好各种营养导管的护理,预防感染。

第 24 章

器官功能衰竭

第一节　多器官功能衰竭

一、概述

多器官功能衰竭（MOF）是指机体经受严重损害（如严重疾病、严重外伤、大面积烧伤、手术、感染、休克等）24h 后，同时或先后发生两个或两个以上器官功能障碍，甚至功能衰竭的综合征。常序贯发生，但亦可数个系统、器官呈暴发性同时衰竭。MOF 是一种病因繁多、发病机制复杂、病死率极多的临床综合征。

二、病因

1. 严重感染　如败血症、腹腔脓肿、肠道功能紊乱及菌群失调、细胞迁移等引起。

2. 组织损伤　严重创伤，如胸部、腹部、颅脑及严重复合性外伤、大面积深度烧伤，大手术及病理产科等。

3. 缺血缺氧性损伤　如休克、复苏后综合征、DIC、血栓形成等。

4. 其他　如急性中毒、麻醉意外、长时间低氧血症等。

大多数研究认为，高龄、免疫功能低下、营养不良、慢性疾病及器官储备功能低下、大量输血、使用 H_2 受体拮抗药或制酸药等是发生 MODS 的危险因素。而休克的程度及持续的时间是决定病死率的最主要因素。若伤者≥55 岁,损伤严重程度评分(injury severity score,ISS)≥25,最初 12h 输血≥6U,发生 MOF 的可能性较大。

外科学方面的研究证实,战创伤后的高危因素与全身炎症有关。通过建立创伤后 MOF 模型进行研究证实,伤者第一次经历的创伤打击可以作为早期危险因素,第一次打击包括:①组织创伤的严重程度;②休克或再灌注损伤的严重程度;③全身炎症反应的程度。

第二次打击包括:①手术损伤(如骨折复位内固定);②输注贮存血制品;③感染(尤其是院内获得性肺炎);④次要手术打击(非抢救性手术)。

如果说第一次打击发生在战场或创伤现场,第二次打击则发生于伤者转运或在医院的救治过程中。

三、诊断要点

要注意原发病和各系统脏器功能衰竭表现。早期症状常被原发病覆盖,故对 MOF 高危患者应进行严密监护。

1. 存在严重创伤、休克、感染及大量坏死组织存留或重症胰腺炎、病理产科等诱发 MOF 的病因或病史。

2. 存在持续高代谢、高动力循环和异常耗能等全身过度的炎症反应或脓毒血症的表现及相应的临床表现。

3. 存在 2 个以上器官功能不全,同时还要除外直接暴力所致的原发性器官衰竭。

四、预防

1. 积极治疗原发病:原发病是发生 MODS 的根本原因。

2. 控制感染:原发严重感染和创伤后继发感染均可引发 MODS。

3. 改善全身状况：尽可能维持水、电解质和酸碱平衡,提高营养状态等。

4. 及早治疗任何一个首先继发的器官功能障碍,阻断病理的连锁反应,以免形成 MODS。临床经验证明,治疗单一器官功能障碍的疗效,胜过治疗 MODS。

五、治疗护理

(一)治疗原则

祛除病因,控制感染,阻止触发因子,有效抗休克,改善微循环,重视营养支持,维持机体内环境平衡,增强免疫力,防止并发症,实行综合防治。

(二)具体措施

1. 祛除诱因　尽快祛除感染灶,高度怀疑感染的病例要坚持不懈地寻找感染灶,有明确感染部位的应争取条件早期实施手术治疗,以彻底止血、消除病灶。对不能完全控制的诱因如广泛软组织损伤、挤压综合征等,目前主张控制性外科治疗,其基本理念是以救治生命为前提,手术可以分期实施,尤其需注意伤后组织灌注再分布的问题。心搏、呼吸骤停应早期实施有效的心肺复苏术。

2. 积极控制感染　抗生素治疗包括 3 个给药阶段：在取得痰培养及药敏报告前选用能覆盖引起感染的广谱抗生素,并注意选用对肝、肾功能影响小的抗生素;经 3～4d 取得药敏报告后,选用药物敏感的抗生素以取得最佳疗效,并需预防二重感染的发生;在抗生素治疗后 7～9d,患者病情明显好转,可考虑改为口服药,以巩固疗效。

3. 改善心脏功能和血液循环　严格把握静脉输液的速度。器官功能衰竭者常发生心功能不全、血压下降、微循环淤血、动静脉旁路存在血流分布异常、外周组织氧利用障碍等,故对心功能及其前、后负荷进行严密监测,在满足液体复苏的前提下,根据监测结果调整补液速度,维持动脉压,避免增加心脏负荷。

4. **肾衰竭的防治** 尽量选择对肾毒性小的药物,对于某些肾毒性较大的药物,要根据体重计算并限制进入体内的药量。可采用新鲜冷冻血浆、少量肝素、ATP 和抑肽酶,具有活化网状内皮系统功能。多巴胺、呋塞米和扩血管药的应用,可阻止血尿素氮、肌酐的上升。近年来主张早期采用血液透析疗法和持续动静脉超滤及内毒素清除,可取得较好效果。严格控制泌尿系统的逆行感染,对留置尿管者要定期进行菌培养。

5. **气道护理** 保持呼吸道通畅,防止气管插管脱出,预防呼吸道感染是气道护理的 3 个重要环节。

(1)保持呼吸道通畅,防止气管插管堵塞。吸入气温度保持在 32~36℃,湿度在 70%~90%,根据气道分泌物黏稠度选择气道湿化方式(持续或间断气道湿化)。在严格无菌操作的前提下,翻身,叩背,及时清除呼吸道分泌物。如气道插入吸痰过程中有阻力,应立即报告医生,必要时行纤维支气管镜检查,确保导管通畅。

(2)做好导管固定,防止气管插管脱出。导管固定要从 3 个环节入手,即外固定、内固定及导管深度。外固定指气管插管在鼻腔或口腔外暴露部分的固定,包括头带和固定胶布;内固定指气囊在气管内形成的侧压力保持导管稳定;导管深度指与鼻尖或门齿平面平行的导管深度。确保 3 个环节不出任何问题,需要护士准确记录,认真交接,及时监测。

(3)预防反流和误吸,预防医源性感染。反流与误吸,尤其是隐匿性的误吸,包括痰液、口腔唾液、胃内反流食物、呼吸机管道冷凝水的误吸,往往导致患者感染加重或继发肺部感染,均可增加病死率。在伤情允许的情况下,要采取适当的体位,如半卧位或斜坡卧位;特别是在进餐时采取适当体位,对预防反流或误吸有着重要的作用。

6. **口腔护理** 这是安全护理不容忽视的环节。有研究表明,呼吸机相关性肺炎患者的气道内痰液培养出的细菌与口腔内细菌的一致率达 30％,说明口腔细菌定植或易位与下呼吸道感染密切相关。保持口腔清洁,对预防肺部继发感染非常重要。因此,要重视口腔护理,选择合适的口腔护理液,防治口腔黏膜溃疡发生。

7. 皮肤护理　伤员营养差,机体免疫力低下,加之外伤后,常常需要将肢体各部位置于功能位,极易导致压伤的发生。皮肤护理的关键环节是要加强翻身、叩背,合理使用气垫床、翻身床,外伤固定部位要加软垫,并注意观察肢体的血液微循环情况,避免发生肢端缺血、坏死。

8. 消化道出血的处理　立即给予输血并查明出血原因,进行针对性治疗和内镜下止血。

9. 营养管理　保证营养摄入,对提高机体免疫力,促进康复,降低病死率至关重要。在严重创伤后,患者胃肠会受到不同程度的损害。此时,要根据伤情选择合理的营养供给方式,如肠内营养或肠外营养,准确计算各种营养素的配方比例,保证机体有足够的热量供应,避免出现负氮平衡。

第二节　急性呼吸衰竭

一、概述

急性呼吸衰竭是指由于各种突发原因引起肺通气和(或)换气功能严重障碍以致不能进行有效的气体交换,导致缺氧和(或)二氧化碳潴留,从而引起一系列生理功能和代谢功能紊乱的临床综合征。根据病理生理改变和血气分析特点,可将呼吸衰竭分为以下两种类型。

1. Ⅰ型呼吸衰竭　又称低氧血症呼吸衰竭,或非通气性呼吸衰竭。特点:PaO_2 低于 60mmHg,$PaCO_2$ 降低或正常。

2. Ⅱ型呼吸衰竭 又称通气性衰竭,其血气特点为:$PaCO_2$ 高于 50mmHg 或 PaO_2 低于 60mmHg。

二、病因

胸廓外伤或手术损伤、自发性气胸或急剧增加的胸腔积液等,导致肺通气和(或)换气障碍;急性颅内感染、颅脑外伤、脑血管病变(脑出血、脑梗死)等直接或间接抑制呼吸中枢;脊髓灰质炎、重症肌无力、有机磷中毒及颈椎外伤等可损伤神经－肌肉传导系统,引起肺通气不足。上述各种原因均可造成急性呼吸衰竭。

三、临床表现

呼吸衰竭的临床表现主要是低氧血症所致的呼吸困难和多脏器呼吸功能障碍。

1. 呼吸困难 呼吸困难是呼吸衰竭最早出现的症状。多数伤员有明显的呼吸困难,可表现为频率、节律和幅度的改变。较早表现为呼吸频率增快,病情加重时出现呼吸困难,辅助呼吸肌活动加强,如三凹征。中枢性疾病或中枢神经抑制性药物所致的呼吸衰竭,表现为呼吸节律改变,如潮式呼吸、毕奥呼吸等。

2. 发绀 发绀是缺氧的典型表现,当动脉血氧饱和度低于 90% 时,可在口唇、指甲等处出现发绀。另应注意,因发绀的程度与还原性血红蛋白含量有关,所以红细胞增多者发绀症状更明显,贫血者则不明显或不出现发绀。

3. 精神神经症状 急性缺氧可出现精神错乱、躁狂、昏迷、抽搐等症状。如合并急性 CO_2 潴留,可出现嗜睡、淡漠、扑翼样震颤,甚至呼吸骤停。

4. 循环系统表现 多数伤员有心动过速;严重低氧血症和酸中毒可导致心肌损害,亦可引起周围循环衰竭、血压下降、心律失常、心搏停止。

5. 消化和泌尿系统表现　严重呼吸衰竭对肝肾都有影响,部分病例可出现丙氨酸氨基转移酶与血浆尿素氮升高,个别病例尿中可出现蛋白、红细胞和管型。因胃肠黏膜屏障功能受损,导致胃肠道黏膜充血水肿、糜烂渗血或发生应激性溃疡,引起上消化道出血。

四、诊断要点

除原发疾病、低氧血症及 CO_2 潴留所致的临床表现外,呼吸衰竭的诊断主要依靠血气分析。结合肺功能、肺部影像学和纤维支气管镜等检查对于明确呼吸衰竭的原因至关重要。

(一)动脉血气分析

对判断呼吸衰竭和酸碱失衡的严重程度及指导治疗均具有重要意义,pH 可反映机体的代偿情况,有助于鉴别急性或慢性呼吸衰竭。当 $PaCO_2$ 升高、pH 正常时,称为代偿性呼吸性酸中毒;若 $PaCO_2$ 升高,pH<7.35,则称为失代偿性呼吸性酸中毒。需要指出,由于血气受年龄、海拔高度、氧疗等多种因素影响,具体分析时一定要结合临床情况。

(二)肺功能检测

尽管在某些重症伤员,肺功能检测受到限制,但能通过肺功能检测可以判断通气功能障碍性质(阻塞性、限制性或混合性),是否合并换气功能障碍,以及通气和换气功能障碍的严重程度。呼吸肌功能测试能够提示呼吸肌无力的原因和严重程度。

(三)胸部影像学检查

包括普通 X 线胸片、胸部 CT 和放射性核素肺通气/灌注扫描、肺血管造影及超声检查等。

(四)纤维支气管镜检查

对明确气道疾病和获取病理性证据具有重要意义。

五、处理要点

呼吸衰竭的总体治疗原则是:加强呼吸支持,包括保持呼吸道通畅、纠正缺氧和改善通气等;呼吸衰竭病因和诱因的治疗;加强一般支持治疗以及对其他重要脏器功能的检测支持。

(一)保持呼吸道畅通

对任何类型的呼吸衰竭,保持呼吸道通畅是最基本最重要的治疗措施。气道不畅使呼吸阻力增加,呼吸功耗增多,会加重呼吸肌疲劳;气道阻塞者分泌物排出困难将加重感染,严重时也可能发生肺不张,使气体交换面积减小;气道如发生急性完全阻塞,会发生窒息,短时间内致伤员死亡。保持气道通畅的方法如下。

1. 若伤员昏迷应使其处于仰卧位,头后仰,托起下颌并将口打开。

2. 清除气道内分泌物及异物。

3. 若以上方法均不能奏效,必要时要建立人工气道。人工气道的建立一般有 3 种方法,即简便人工气道、气管插管及气管切开,后两者属气管内导管。简便人工气道主要有咽通气道、鼻咽通气道和喉罩,是气管内导管的临时替代方式,在病情危重不具有插管条件时使用,待病情允许后再行气管插管或气管切开。气管内导管是重建呼吸通道最可靠的方法。

4. 解除支气管痉挛:若伤员有支气管痉挛,需积极使用支气管扩张药物,可选用 β_2 肾上腺素受体激动药、抗胆碱药、糖皮质激素或茶碱类药物等。在急性呼吸衰竭时,主要经静脉给药。

(二)氧疗

通过增加氧浓度来纠正伤员缺氧状态的治疗方法即为氧疗。对于急性呼吸衰竭伤员应给予氧疗。

1. 吸氧浓度　确定吸氧浓度的原则是保证 PaO_2 迅速提到 60mmHg 或脉搏容积血氧饱和度(SaO_2)达 90% 以上的前提下,尽量降低吸氧浓度。Ⅰ型呼吸衰竭的主要问题为氧合功能障碍而通气功能基本正常,较高浓度(＞35％)给氧可以迅速缓解低氧血症而不会引起 CO_2 潴留。对于伴有高碳酸血症的急性呼吸衰竭,往往需要将给氧浓度设定为达到上述氧合目标的最低值。

2. 吸氧装置

(1)鼻导管或鼻塞:主要优点为简单方便,不影响伤员咳痰进食;缺点为氧浓度不稳定,易受伤员呼吸的影响。高流量时对局部鼻黏膜有刺激,氧流量不能大于 7L/min。吸入氧流量与氧浓度的关系:吸入氧浓度(％)＝21＋4×氧流量(L/min)。

(2)面罩:主要包括简单面罩、带储气囊无重复呼吸面罩和文丘里面罩。

主要优点为吸氧浓度稳定,可按需调节,且对鼻黏膜刺激小;缺点为在一定程度上影响伤员咳痰、进食。

(三)增加通气量、改善 CO_2 潴留

1. 呼吸兴奋药 主要适用于中枢抑制为主、通气量不足引起的呼吸衰竭,不宜用于以肺换气功能障碍为主所致的呼吸衰竭。常用的药物有尼可刹米和洛贝林,用量过大可引起不良反应。近年来这两种药物在西方国家已被淘汰,取而代之的有多沙普仑,该药对于镇静催眠药过量引起的呼吸抑制和慢性阻塞性肺病并发急性呼吸衰竭者均有显著的呼吸兴奋效果。

2. 机械通气 当机体出现严重的通气和(或)换气功能障碍时,以人工辅助通气装置(有创和无创呼吸机)来改善通气和(或)换气功能,即为机械通气。呼吸衰竭时应用机械通气能维持必要的肺泡通气量,降低 $PaCO_2$,改善肺的气体交换功能,使呼吸肌得以休息,有利于恢复呼吸肌功能。

(四)病因治疗

如前所述,引起急性呼吸衰竭的原发疾病多种多样,在解决呼吸衰竭本身所致危害的前提下,针对病因采取适当的治疗措施十分重要,也是治疗呼吸衰竭的根本所在。

(五)一般治疗方法

电解质紊乱和酸碱平衡失调的存在可以进一步加重呼吸系统乃至其他系统脏器功能的障碍,并干扰呼吸衰竭的治疗效果,因此应及时加以纠正。加强液体管理,防止血容量不足和液体负荷过大,保证血细胞比容(HCT)在一定水平,对于维持氧输送能力和防止肺水过多具有重要意义。呼吸衰竭伤员由于摄入不足或代谢失衡,往往存在营养不良,需保证充足的营养及热量供给。

(六)其他脏器功能的监测与支持

呼吸衰竭往往会累及其他重要脏器,因此应及时将重症伤员转进 ICU,加强对重要脏器功能的监测与支持,预防和治疗肺动脉高压、肺源性心脏病、肺性脑病、肾功能不全、消化道功能障碍和弥散性血管内凝血(DIC)等。特别要注意防治多脏器功能障碍综合征的发生。

六、护理要点

1. **病情观察**　监测生命体征,注意观察痰的色、质、量、味等并做好记录。

2. **保持呼吸道通畅**　指导并协助伤员进行有效的咳嗽、咳痰;每1~2小时翻身1次,并给予拍背,协助痰液排出;严重呼吸衰竭、意识不清的伤员可经口、鼻给予机械吸引;遵医嘱给予祛痰药。

3. **氧疗的护理**　①按医嘱实施正确的氧疗;②密切观察氧疗的效果;③注意氧气的湿化,避免产生呼吸道刺激;④气管导管应妥善固定;⑤保持其清洁与通畅,定时消毒;⑥向伤员及家属说明氧疗的重要性,嘱其不要擅自停止吸氧或变动氧流量。

4. **促进和指导伤员进行有效的呼吸**　教会伤员缩唇式呼吸,增加有效通气量,改善通气功能。

5. **休息与活动**　根据病情,指导伤员安排适当的活动量,帮助伤员制订生活自理能力的计划。

6. 心理护理　呼吸衰竭的伤员常对病情和预后有顾虑、心情忧郁等,应经常巡视,教会伤员自我放松等缓解焦虑的方法,缓解呼吸困难。

7. 用药护理　按医嘱及时给药,并观察其不良反应。

(1)茶碱类药物:能松弛平滑肌。

(2)呼吸兴奋药:能改善通气。使用呼吸兴奋药时要保持呼吸道通畅,静脉滴注时速度不宜过快,注意观察,如出现恶心、呕吐、烦躁、面色潮红等症状,需减慢滴速。

(3)Ⅱ型呼吸衰竭伤员禁用对呼吸有抑制作用的药物,如吗啡等。

8. 配合抢救　预测病情,准备好抢救物品,赢得抢救时机,提高抢救成功率。

第三节　急性呼吸窘迫综合征

一、概述

急性呼吸窘迫综合征(acute respiratory distress syndrome,ARDS)是指原心肺功能正常,由于严重感染、创伤、休克等肺外或肺内严重疾病侵袭后,引起广泛性肺毛细血管炎症性损伤,通透性增加,继发性高通透性肺水肿和进行性缺氧型呼吸衰竭(Ⅰ型),属于急性肺损伤(acute lung injury,ALI)严重阶段。

二、病因

1. 直接因素　①反流误吸;②各种病原体吸入;③吸入有毒气体;④肺挫伤。

2. 间接因素　严重肺外感染,休克,过量输血、输液等。

上述病因通过多种因素,最终引起肺毛细血管内皮细胞损伤,微血栓形成,通透性增加,水、电解质的运输障碍,引起肺水肿。肺水肿刺激肺毛细血管旁感受器,引起反射性呼吸增快。肺泡上皮损伤,表面活性物质减少或消失,导致小气道闭塞,肺顺应性降低,造成严重的低氧血症和呼吸窘迫。

三、临床表现

ARDS 大多数于原发病起病后 72h 内发生,几乎不超过 7d。除原发病的相应症状和体征外,最早出现的症状是呼吸增快,并呈进行性加重的呼吸困难、发绀,常伴有烦躁、焦虑、出汗等。其呼吸困难的特点是呼吸深快、费力,伤员常感到胸廓紧束、严重憋气,即呼吸窘迫,不能用通常的吸氧疗法改善,亦不能用其他原发性肺疾病(如气胸、肺气肿、肺不张、肺炎等)解释。早期体征可无异常,或仅在双肺闻及少量细湿啰音;后期多可闻及水泡音,可有管状呼吸音。

四、辅助检查

1. X 线胸片 X 线胸片的表现以演变快速、多变为特点。早期无异常或出现肺纹理增多,边缘模糊。继之出现片状并逐渐融合成大片状浸润阴影,大片阴影中可见支气管充气征。后期可出现肺间质纤维化改变。

2. 动脉血气分析 以低 PaO_2、低 $PaCO_2$ 和高 pH 为典型表现,后期可出现 $PaCO_2$ 升高和 pH 降低。肺氧合功能指标包括肺泡-动脉氧分压差[$P(A-a)O_2$]、肺内分流(Qs/Qt)、呼吸指数[$P(A-a)O_2/PaO_2$]、氧合指数(PaO_2/FiO_2,以 PaO_2 的 mmHg 值除以吸入氧分数 FiO_2 获得)等,其中 PaO_2/FiO_2 为最常使用的指标,是诊断 ALI 或 ARDS 的必要条件,正常值为 400～500mmHg,ALI 时≤300mmHg,ARDS 时≤200mmHg。

3. 床边肺功能监测 肺顺应性降低,无效腔通气量比例(VD/VT)增加,但无呼气流速受限。

4. 血流动力学监测 通常仅用于与左侧心力衰竭鉴别有困

难时,一般肺毛细血管楔压(PCWP)＜12mmHg,若＞18mmHg则支持左侧心力衰竭的诊断。

五、诊断要点

1. 急性进行性呼吸困难或呼吸窘迫;安静平卧时,呼吸频率＞28 次/分,有明显缺氧的表现,常用的给氧方法不能缓解。

2. 吸空气时,PaO_2＜60mmHg。

3. PaO_2/FiO_2＜300mmHg。

4. $(FiO_2 1.0)P(A-a)O_2$＞100mmHg。

5. X 线胸片示双肺间质和(或)肺泡水肿、浸润影。

六、处理要点

(一)现场急救

1. 呼吸支持治疗　一旦发生 ARDS 应及时采取抢救措施,由于急性肺损伤后主要病变是弥漫性肺损伤、肺微血管通透性增加和肺泡群萎陷,导致肺内血液分流增加和通气与血流比例失衡。所以治疗中应设法提高氧的输送和摄取,确保足够的氧浓度。当呼吸停止,现场应首先清理口腔分泌物,在保证呼吸道通畅条件下,做间歇口对口的人工呼吸。如有条件可行带气囊导管的口腔插管,用手控简易呼吸气囊进行人工通气。

2. 药物治疗　立即建立静脉通路,给予药物治疗,防止进一步的肺损伤和肺水肿。

(1)体液控制,合理使用利尿药和血管扩张药。

(2)糖皮质激素的应用。

(3)抗感染治疗,纠正水电解质平衡紊乱。

3. 病因治疗　目前认为,感染、创伤后的全身炎症反应是导致 ARDS 的根本病因。因此,控制原发病,调控炎症反应,是预防和治疗 ARDS 的必要措施。控制致病因素:包括充分引流感染灶,及时有效地清创和合理使用抗生素。调控炎症反应,休克、细胞凋亡和器官功能不全时,应采用传统的抗炎或拮抗药治疗;免疫抑制时,则采用免疫刺激药或拮抗药治疗。对创伤导致的ARDS,调控机体的神经功能是防止感染和败血症发生的重要方面。

(二)转运救护

转运前救援人员应该确认以下方面:气道和呼吸情况、适当的监测、安全给氧、有效的静脉通道、伤员的舒适性和环境保护。离开现场前,再次评估伤员伤情,及时发现和处理新的问题。转运中,医务人员必须密切观察伤员的呼吸频率和幅度,也是肺通气功能的主要评价指标。另外,通过对伤侧胸部的听诊、叩诊可了解肺通气、肺舒张及气道分泌物的情况,监护其呼吸功能。转运过程中要科学搬运,避免造成二次损伤。到达目的地医院后,与医院护理人员交接伤员伤情,包括致伤机制、时间、生命体征、处理措施,到达医院前对伤员的处置及伤情进行重新评估。

(三)院内救治

治疗原则是纠正缺氧,克服肺泡萎缩,改善肺循环,消除肺水肿。

1. 氧疗 迅速纠正氧疗是纠正ARDS最重要的措施。

2. 机械通气 目的是为了维持气体交换而避免严重并发症。

3. 维持体液平衡 在保证足够血容量的前提下,要求出入液体量呈现轻度负平衡;适当使用利尿药,加速水肿液排出;早期不宜输入胶体液,以免加重肺水肿;必须输血时,输血量不要过多,速度不要过快。

4. 应用糖皮质激素 防止白细胞和血小板聚集、黏附和微血栓形成;增加肺泡表面活性物质的形成,减少消耗;稳定溶酶体膜,降低补体活性;提高组织抗缺氧能力,缓解支气管痉挛和抑制后期的纤维化。

5. 补充营养 一般成人供给热量为 20～40kcal/d,补充营养,补充蛋白质、脂肪的消耗。

七、护理要点

(一)观察病情变化

对伤员病情观察包括:①神志、意识状态;②呼吸频率、节律、幅度,有无病理样呼吸;③体温、脉搏、血压;④皮肤黏膜颜色,有无发绀、水肿、出血倾向;⑤其他,如尿量、肾功能情况,有无腹胀、消化道出血等状况。

(二)保障气道通畅

1. 对卧床伤员定时翻身拍背。

2. 对痰液黏稠者,给予雾化吸入,湿化痰液,对无力咳嗽或昏迷者用导管吸痰。

(三)氧疗护理

氧疗要根据缺氧原因及程度,严格掌握适应证。

1. Ⅰ型呼吸衰竭 原则是按需给氧,氧浓度低于 50%。

2. Ⅱ型呼吸衰竭 持续性低流量吸氧,一般 1～3L/min,浓度 25%～33%,给氧方法根据病情选择鼻导管、面罩或呼吸器给氧等。

(四)气管插管护理

1. 防止感染

(1)及时吸痰,抽吸的频率以肺部听诊为准。吸痰前,先给伤员纯氧吸入,吸痰时先吸口和口咽部,更换无菌吸痰管再抽吸气管,尽量抽尽深部痰液。若分泌物黏稠,抽吸前可气管内注射 5～15ml 无菌生理盐水湿化。

(2)持续气道湿化:气管内插管,气体没有经过上呼吸道的湿化和加温,因此需将空气湿化与加温以防止支气管分泌物浓稠和结痂。

(3)所有呼吸治疗器械每 24 小时更换 1 次。

(4)给予口腔护理:保持口腔清洁,湿化口唇防止皲裂。

(5)痰液、分泌物培养,科学合理使用抗生素。

2. **保证充分通气和氧合** 定期肺部听诊。呼吸音应是双侧的,胸廓起伏应是对称的,除非伤员肺部疾病导致肺通气改变;评估呼吸频率、潮气量和肺活量;适时进行体位引流和翻身叩背,保证最大限度的肺通气。

3. **安全与舒适的护理** 定时检查插管位置有无变化;及时更换胶带,防止时间过长刺激局部皮肤;床边备备用套管;床边备纸、笔,以便和伤员交流。

4. **拔管时的护理** ①监测呼吸窘迫、进行性声嘶、喉喘鸣等征象是否改善,有无继发于喉头水肿的上呼吸道阻塞;②评估有效咳嗽和咽反射;③拔管后保持切口清洁、干燥。

5. **心理护理** 向意识清楚的伤员讲解插管的必要性及如何配合。建立人工气道后伤员失去了语音表达能力,要积极采用肢体语言和文字交流的形式,加强与伤员的沟通,了解其需求,提供必要的帮助;给予精神安慰,缓解其心理压力,促进健康。

(五)用药护理

1. **输液管理** 准确记录液体出入量。ARDS时肺间质与肺泡水肿,液体潴留增加。液体入量应适当控制,防止液体大进大出而加重肺水肿。前3d入量宜少于出量,在血流动力学状态稳定的情况下,可适当使用利尿药。早期补液应以晶体液为主,在毛细血管内皮损伤逐渐恢复后,可适当使用胶体液,以提高血浆胶体渗透压,促进肺间质及肺泡内液体回吸收。

2. **糖皮质激素应用的观察** 早期大量反应,缓解支气管痉挛,但严重创伤后伤员易并发消化道大出血,而使用糖皮质激素更易导致上消化道大出血。因此使用时应严密观察其胃液、大便的颜色、性状和量,并做常规检查。

3. **应用血管活性药物的观察** 最好由中心静脉通道输注血管扩张药,以防止药物对小血管的刺激;严密监测血流动力学状态的变化,为及时调整其药物用量提供准确的依据。

(六)营养支持

ARDS时机体处于高代谢状态,应补充足够的营养。静脉营养可引起感染和血栓形成等并发症,应提倡全胃肠营养,不仅可避免静脉营养的不足,而且能够保护胃肠黏膜,防止肠道菌群易位。

第四节 急性心力衰竭

一、概述

急性心力衰竭(acute heart failure,AHF)是指由于短时间内心肌收缩功能障碍和(或)舒张功能障碍,使心脏泵血功能降低而导致心排血量减少,不能满足机体组织代谢需要的一种病理过程或临床综合征。

急性心力衰竭可表现为急性起病或慢性心力衰竭急性失代偿状态。临床上急性左侧心力衰竭(左心衰竭)较为常见,急性左侧心力衰竭是以急性肺水肿和心源性休克为主要表现的急危重症。

二、病因

心脏解剖或功能的突发异常,使心排血量急剧降低和肺静脉压突然升高均可发生急性左心衰竭。

1. **急性心肌坏死和(或)损伤** ①急性冠状动脉综合征如急性心肌梗死或不稳定型心绞痛、急性心肌梗死伴机械性并发症;②急性重症心肌炎;③围生期心肌病;④药物所致的心肌损伤与坏死,如抗肿瘤药物和毒物等。

2. **急性血流动力学障碍** ①急性瓣膜大量反流和(或)原有瓣膜反流加重,如感染性心内膜炎所致的二尖瓣和(或)主动脉瓣穿孔、二尖瓣腱索和(或)乳头肌断裂;②高血压危象;③重度主动脉瓣或二尖瓣狭窄;④急性舒张性左心衰竭,多见于老年控制不良的高血压患者等。

3. 慢性心力衰竭急性加重 诱发因素有肺部感染、缓慢性或快速性心律失常、输液过多过快、体力及精神负荷突然增加(如大便用力、情绪激动)等。心脏收缩力突然严重减弱,或左室瓣膜急性反流,心排血量急剧减少,左心室舒张末压迅速升高,肺静脉回流不畅,导致肺静脉压快速升高,肺毛细血管压随之升高使血管内液体渗入到肺间质和肺泡内,形成急性肺水肿。肺水肿早期可因交感神经激活,血压升高,但随病情持续进展,血压逐步下降。

三、临床表现

急性左心衰竭以肺水肿或心源性休克为主要表现。突然发生极度的呼吸困难,强迫卧位,呼吸频率可达 30~40 次/分,频繁咳嗽,咳粉红色泡沫痰,面色灰白、烦躁、发绀、大汗,极重者神志模糊。发病开始可有一过性血压升高,以后可持续下降直至休克。听诊时两肺满布湿啰音和哮鸣音,心尖部第一心音减弱,频率增快,闻及舒张期奔马律,肺动脉瓣第二心音亢进。

四、辅助检查

1. 脑钠肽 增高的程度与心力衰竭的严重程度呈正相关,可作为评定心力衰竭的进程和判断预后的指标。

2. 心电图 可帮助了解有无心律失常、急性心肌缺血等表现。

3. X 线检查 可确定心影大小及外形,观察肺淤血、肺动脉高压及肺部病变情况,并可大致判断心力衰竭的程度。

4. 超声心动图 可显示左心房、左心室肥大,心室壁运动幅度明显减低,左室射血分数减低及基础心脏病表现等。

5. 动脉血气分析 可显示 PaO_2 呈不同程度降低。急性肺水肿早期,因过度换气,可致 PaO_2 降低,出现呼吸性碱中毒,因组织缺氧产生无氧代谢,致代谢性酸中毒。

6. 血流动力学检测　肺动脉楔压(PAWP)>18mmHg,且随病情加重而升高,心脏指数(CI)则相反。

五、诊断要点

急性心力衰竭根据典型症状和体征及辅助性检查不难做出诊断。

六、处理要点

抢救原则是迅速改善组织供氧,减轻心脏负荷,增加心排血量,纠正诱因、治疗病因,尽快改善症状和稳定血流动力学状态,同时减免或减少心肌损害。

(一)体位

将患者置于坐位或半卧位,双腿下垂以减少静脉回流。

(二)吸氧

给予高流量(6～8L/min)吸氧,乙醇湿化(乙醇浓度 20％～30％)吸氧,降低肺泡及气管内泡沫的表面张力,改善肺泡通气。必要时采用机械通气辅助呼吸。

(三)药物治疗

1. 吗啡　可经静脉注射吗啡。吗啡可抑制中枢交感神经,使外周血管扩张以减少回心血量,降低心脏负荷,减轻焦虑、烦躁,直接松弛支气管平滑肌改善通气。

2. 利尿药　静脉注射呋塞米 20～40mg,10min 内即刻起效。可快速利尿,扩张静脉,减少循环血容量。急性心肌梗死并发急性左心衰竭伤员使用利尿药时要慎重,因其血容量增加常不明显,快速利尿可能引起低血压。

3. 血管扩张药　可降低心脏前、后负荷,改善心功能,降低心肌耗氧量。

(1)硝酸甘油:小剂量时只扩张静脉,剂量逐渐增加时可扩张动脉,包括冠状动脉,尤其适用于急性心肌梗死合并高血压伤员。

(2)硝普钠:均衡扩张动、静脉,同时降低心脏前后负荷。

4.氨茶碱　可以减轻支气管痉挛,具有扩张外周血管和强心利尿的作用。

5.正性肌力药

(1)洋地黄类药物:适合于心房颤动伴有快速心室率并已知有心室扩大伴左心室收缩功能不全者。可用毛花苷 C 0.2～0.4mg 稀释后缓慢静脉注射,必要时 2h 后可酌情再给 0.2～0.4mg。

(2)小剂量多巴胺[$<2\mu g/(kg\cdot min)$]可降低外周阻力扩张肾、冠状动脉和脑血管。小到中等剂量[$2～5\mu g/(kg\cdot min)$]可增加心肌收缩力和心排血量。急性心力衰竭伴低血压者可选用多巴胺。

(3)顽固性心力衰竭伤员可使用多巴酚丁胺、米力农等非洋地黄类正性肌力药物。

6.糖皮质激素　地塞米松或琥珀酸氢化可的松静脉滴注,降低周围血管阻力,减少回心血量,减轻肺毛细血管通透性,从而减轻肺水肿。

(四)机械通气辅助治疗

对病情特别严重的伤员,如条件允许,做好采用面罩呼吸机持续加压或双水平气道正压给氧的准备。主动脉内球囊反搏适用于严重顽固性水肿、心源性休克的伤员。

(五)病因治疗

在治疗急性左心衰竭的同时,积极明确基础心脏疾病并做病因治疗。如急性心肌梗死,做好冠脉造影、早期溶栓治疗的准备。高血压引起的左心衰竭应注意控制高血压。有严重心律失常的伤员按医嘱应给予抗心律失常治疗等。

(六)四肢轮流三肢结扎

必要时四肢轮流三肢结扎,可减少静脉回流。情况紧急时使用,时间不宜长,防止肢体坏死。

七、护理要点

(一)体位

将伤员置于坐位或半卧位,双腿下垂,以减少静脉回流。

(二)吸氧

立即给予高流量鼻导管或面罩吸氧,如经上述方法给氧后 PaO_2 仍<60mmHg,应做好机械通气治疗的准备。

(三)病情监测

1. 保持呼吸道通畅　注意观察双肺呼吸音、咳嗽、咳痰情况,及时清除分泌物。

2. 监测生命体征　注意观察心率、呼吸、血压情况,当伤员出现血压下降、心率增快时,应警惕心源性休克的发生。

3. 观察神志变化　及时观察伤员有无脑供血不足、缺氧及二氧化碳增高所致头晕、烦躁、反应迟钝、嗜睡等症状,特别是使用吗啡时应注意观察神志及有无呼吸抑制情况。

4. 进行心电、血氧饱和度监测　按医嘱留取动脉血气、脑钠肽、血常规、血糖、电解质和心肌损伤标记物等各种血标本。协助伤员接受 X 线胸片、超声心动图等检查。

(四)用药护理

建立静脉通路,准备按医嘱给药,但严密控制输液速度和量,并注意观察药物的不良反应。

1. 应用吗啡后注意呼吸抑制和低血压的发生,伴有神志不清、慢性肺部疾病、颅内出血、低血压休克者禁用。

2. 应用利尿药时注意观察尿量及电解质水平的变化,利尿过快时伤员可出现心率加快、血压下降等,伤员出现全身软弱无力、腱反射减弱、腹胀、恶心、呕吐等症状可能为低钾、低钠的征象。

3. 应用血管扩张药时,严密观察用药前后血压、心率的变化,硝普钠应现用现配,避光滴注,用输液泵或精密输液调节器控制速度,并观察注射局部有无血管炎及外渗。高血压急症引起的心力衰竭应使血压逐步控制性下降,严格按医嘱调节给药速度,使血压在开始用药的数分钟至 2h 内降低不超过原血压的 20%~25%,在 2~6h 内使血压逐渐降到 160/100mmHg,若血压明显下降,心率显著增快并伴有出汗、胸闷、气急等症状时应及时通知医师。

4. 应用氨茶碱时应注意心血管症状(心动过速、心律失常、血压下降)及尿量增多等不良反应,必须稀释后缓慢注射;洋地黄类药物注意观察有无洋地黄中毒症状。

(五)心理护理

急性心力衰竭发作时的窒息感、濒死感使伤员感到恐惧、焦虑。在抢救过程中注意适时安慰伤员,取得伤员与家属的配合,增强伤员战胜疾病的信心。

第五节　急性肾衰竭

一、概述

急性肾衰竭是指由各种原因引起的肾功能损害,在短时间(几小时至几日)内出现血中氮质代谢产物积聚,水电解质和酸碱平衡失调及全身并发症,是一种严重的临床综合征。

二、病因

1. **肾前性急性肾衰竭**　又称肾前性氮质血症,指各种原因引起肾血流灌注不足所致的肾小球滤过率(GFR)降低,肾实质组织结构完好。如能及时恢复肾血流灌注,肾功能可很快恢复。但如果肾持续低灌注,可进展为肾前性急性肾衰竭。肾前性急性肾衰竭常见病因包括:①血容量不足,主要为各种原因的液体丢失、出血或细胞外液重新分布;②心排血量减少,如充血性心力衰竭等严重心脏疾病;③周围血管扩张,如使用降压药物、脓毒血症、过敏性休克等;④肾血管收缩及肾自身调节受损,如使用去甲肾上腺素、非甾体类抗炎药物、血管紧张素转化酶抑制药等。

2. 肾性急性肾衰竭　是肾实质损伤所致,损伤可累及肾单位和间质。常见病因有:①急性肾小管坏死,为最常见的类型,占75%～80%,多由于肾缺血或肾毒性物质引起;②急性间质性肾炎;③肾小球或肾微血管疾病;④肾大血管疾病。

3. 肾后性急性肾衰竭　由于急性尿路梗阻所致,梗阻可发生在从肾盂到尿道的尿路任一水平。肾后性急性肾衰竭的肾功能多可在梗阻解除后得以恢复。常见病因有前列腺增生、肿瘤、神经源性膀胱、输尿管结石、肾乳头坏死堵塞、腹膜后肿瘤压迫等。

三、临床表现

典型临床病程可分为3期:起始期、维持期、恢复期。

1. 起始期　指肾受到缺血或中毒影响而发生损伤的过程。此期尚未发生明显的肾实质损伤,在此阶段急性肾衰竭常可预防,一般持续数小时至几天。但随着肾小管上皮细胞发生明显损伤,GFR逐渐下降则进入维持期。

2. 维持期　又称少尿期。典型者持续7～14d,也可短至几天或长至4～6周。GFR维持在低水平,伤员常出现少尿(<400ml/d 或<17ml/h)或无尿(<100ml/d),但有些伤员尿量在400ml/d 以上,称非少尿型急性肾衰竭,其病情大多较轻。然而不论尿量是否减少,随着肾功能减退,临床上均可出现一系列尿毒症表现。

(1)急性肾衰竭的全身表现

①消化系统症状:常为急性肾衰竭的首发症状,可有食欲缺乏、恶心、呕吐、腹胀、呃逆、腹泻等,严重者可发生消化道出血。

②呼吸系统症状:主要为容量过多导致的急性肺水肿和肺部感染,可出现呼吸困难、咳嗽、憋气、胸痛等症状。

③循环系统症状:多因尿少、水钠潴留出现高血压、心力衰竭

和急性肺水肿表现;因毒素滞留、电解质紊乱、贫血及酸中毒,可引起各种心律失常及心肌病变。

④神经系统症状:可出现意识障碍、躁动、谵妄、抽搐、昏迷等尿毒症脑病症状。

⑤血液系统症状:可表现为贫血、白细胞升高、血小板减少及功能障碍、出血倾向。

⑥其他:常并发感染,是少尿期常见且严重的并发症,也是急性肾衰竭的主要死亡原因之一。其发生与免疫力低下、营养不良等因素有关。常见感染部位依次为腹部、泌尿道、伤口及全身。此外,在急性肾衰竭同时或在疾病发展过程中还可并发多脏器功能衰竭,伤员死亡率可高达 70% 以上。

(2)水、电解质和酸碱平衡失调

①水过多:见于尿少、水钠潴留、水摄入未严格控制、大量输液时,表现为稀释性低钠血症、高血压、心力衰竭、急性肺水肿和脑水肿等。

②代谢性酸中毒:由于酸性代谢产物排出减少,且急性肾衰竭常合并高分解代谢状态,使酸性产物明显增多。

③高钾血症:是 ATN 最严重的并发症之一,也是少尿期的首位死因。主要因肾排钾减少、感染、高分解代谢状态,使酸性产物明显增多。

④低钠血症:主要是由于水潴留引起稀释性低钠血症,或呕吐、腹泻引起钠盐丢失过多。严重时表现为脑水肿。

⑤其他:可有低钙、高磷、低氯血症等,但远不如慢性肾衰竭时明显。

3. 恢复期　此期肾小管细胞再生、修复,肾小管完整性恢复。肾小球滤过率逐渐恢复至正常或接近正常范围。少尿型伤员开始出现利尿,可有多尿表现,每天尿量可达 3~5L,通常持续 1~3 周,继而逐渐恢复正常。与肾小球滤过率相比,肾小管上皮细胞功能(溶质和水的重吸收)的恢复相对延迟,常需 3~6 个月恢复正常。部分伤员最终遗留不同程度的肾结构和功能损伤。

四、实验室及其他检查

1. 尿液检查　尿液外观多浑浊,尿色深。尿蛋白多为(＋＋＋＋),以中、小分子蛋白质为主,可见肾小管上皮细胞、上皮细胞管型、颗粒管型及少许红细胞、白细胞等。尿比重降低且固定,多在 1.015 以下,尿渗透浓度低于 350mmol/L,尿与血渗透浓度之比低于 1.1。尿钠增高,多在 20～60mmol/L,尿肌酐与血肌酐之比常低于 10。尿液指标检查必须在输液、使用利尿药和高渗药物之前,否则结果有偏差。

2. 肾活组织检查　是重要的诊断手段。在排除肾前性及肾后性原因后,对于没有明确致病原因的肾性急性肾衰竭,如无禁忌证,都应尽早行肾活组织检查。

3. 影像学检查　首选尿路 B 超检查,以排除尿路梗阻和慢性肾病。腹部 X 线平片有助于发现肾、输尿管和膀胱部位结石。CT 检查对评估尿路梗阻更具优势。CT 血管造影(CAT)和磁共振血管造影(MRA)可明确有无肾血管病变。

4. 血液检查　可有轻、中度贫血,血浆尿素氮和肌酐进行性上升,高分解代谢者上升速度较快,横纹肌溶解者肌酐上升更快。血清钾浓度常高于 5.5mmol/L,血 pH 常低于 7.35,碳酸氢根离子浓度低于 20mmol/L,血钠、血钙浓度降低,血清磷浓度升高。

五、诊断要点

突发性少尿,肾功能急剧恶化(即血肌酐绝对值平均每天增加 44.2μmol/L 或在 24～72h 内血肌酐值较基础值增加 25％～100％),根据原发病因,结合临床表现和实验室检查,一般不难做出判断。

六、处理要点

急性肾衰竭应尽早明确诊断,及时纠正可逆病因是恢复肾功能的关键,维持水、电解质和酸碱平衡、预防和治疗并发症以保障患者度过急性肾衰竭的危险期。治疗包括以下方面。

(一)纠正可逆病因

急性肾衰竭治疗首先要纠正可逆的病因,例如各种严重外伤、心力衰竭、急性失血等,积极扩容、处理血容量不足、休克和感染等。停用影响肾灌注或具有肾毒性的药物。

(二)维持体液平衡

每天补液量应为显性失液量加上非显性失液量减去内生水量,应坚持"量出为入"的原则,控制液体入量。每天大致的进液量可按前一天尿量加 500ml 计算。发热患者只要体重不增加,可适当增加进液量。透析治疗者进液量可适当放宽。

(三)营养支持

补充营养以维持机体的营养状况和正常代谢,有助于损伤细胞的修复和再生,提高存活率。

(四)纠正酸碱失衡、电解质紊乱

1. 高钾血症 最有效的方法为透析治疗。密切监测血钾的浓度,当血钾超过 6.5mmol/L,心电图表现异常变化时,应在透析治疗前予以紧急处理:①10%葡萄糖酸钙 10～20ml 稀释后缓慢静注(不少于 5min),以拮抗钾离子对心肌的毒性作用;②5%碳酸氢钠 100～200ml 静脉滴注,以纠正酸中毒并促使钾离子向细胞内转移;③50%葡萄糖液 50ml 加普通胰岛素 10U 缓慢静注,以促进糖原合成,使钾离子向细胞内转移。另外,可用离子交换(降钾)树脂 15～30g 口服,每天 3 次,但起效慢,不能作为高钾血症的急救措施。

2. 代谢性酸中毒 应及时处理,如 HCO_3^- 低于 15mmol/L,予 5%碳酸氢钠 100～250ml 静脉滴注。

(五)预防感染

应尽早使用抗生素。根据细菌培养和药物敏感试验选用对肾无毒或毒性低的药物,并按内生肌酐清除率调整用药剂量。

(六)纠正心力衰竭

临床表现与一般心力衰竭相仿,处理措施也基本相同,但利尿药和洋地黄对急性肾衰竭患者的疗效较差,且易发生洋地黄中毒。药物治疗以扩血管为主,应用减轻前负荷的药物。对于容量负荷过重的心力衰竭,尽早进行透析治疗最为有效。

(七)透析治疗

明显尿毒症,包括心包炎、严重脑病、高钾血症、严重代谢性酸中毒、容量负荷过重且对利尿药治疗无效者,均是透析治疗的指征。对非高分解型、尿量不少的患者可试行内科保守治疗。重症患者则倾向于早期进行透析治疗。

(八)恢复期治疗

恢复早期肾小球滤过率功能尚未完全恢复,肾小管浓缩功能仍较差,每天尿量较多,治疗重点仍为维持水、电解质和酸碱平衡,控制氮质血症,治疗原发病和防治各种并发症。已进行透析者,应维持透析。待血肌酐和尿素氮降至正常范围,可逐渐减少透析频率直至停止透析。后期肾功能恢复,尿量正常,一般无须特殊处理。定期随访肾功能,避免肾毒物药物的使用。

七、护理要点

(一)一般护理

安置患者绝对卧床休息以减轻肾负担,注意活动下肢,防止静脉血栓形成;协助患者定期翻身,床铺、衣裤干燥平整、柔软,防止皮肤破损;操作尽量集中进行,避免影响患者的休息;做好口腔护理,保持口腔清洁、舒适,促进食欲。

(二)饮食护理

1. 限制蛋白质摄入,降低血尿素氮,减轻尿毒症症状,可给予高生物效价优质蛋白质(如瘦肉、鱼、禽、蛋、奶类)饮食,每日每千克体重 0.8g;接受透析的患者应给予高蛋白饮食,蛋白质摄入量为每日每千克体重 1.0～1.2g。

2. 保证热量供给:低蛋白饮食的患者需注意提供足够的热量,以减少体内蛋白质的消耗,保持机体正氮平衡。热量供给一般为每日每千克体重 135～145kJ,主要由碳水化合物和脂肪供给。为摄入足够的热量,可食用植物油和食糖,并注意供给富含维生素 C、B 族维生素和叶酸的食物。必要时静脉补充营养物质。

3. 维持水平衡:少尿期应严格计算 24h 出入液量,按照"量出为入"的原则补充入液量,24h 的补液量应为显性失液量及非显性失液量之和减去内生水量。显性失液量即前一日的尿量、粪便、呕吐、出汗、引流液、透析超滤量等。

4. 减少钾的摄入:尽量避免食用含钾多的食物,如白菜、萝卜、榨菜、香蕉、梨、桃、葡萄、西瓜等。

(三)病情观察

1. 严格观察意识状态、生命体征变化,必要时床旁监护。

2. 观察水肿情况:包括水肿的部位、特点、程度及消长等,定期测量患者的体重、腹围,观察患者有无胸腔积液、腹水等全身严重水肿的征象及水中毒或稀释性低钠血症的症状,如头痛、嗜睡、意识模糊、共济失调、昏迷、抽搐等。

3. 观察有无感染征象:观察是否有咳嗽、咳痰、发热、尿路刺激征等,以便检查是否有呼吸道、泌尿道、皮肤等部位发生感染。

4. 监测肾功能、离子,观察有无高钾血症等。

(四)用药护理

遵医嘱对心力衰竭患者使用利尿药和血管扩张药,观察利尿、降压效果及不良反应。发生低血钾、高血钾时配合医师进行紧急处理。

(五)防治感染

1. 尽量将患者安置在单人房间,做好病室的清洁消毒工作,减少探视人员和时间。

2. 注意无菌操作,透析的各个环节应严格执行无菌操作,置管处每日严格按无菌操作进行换药。

(六)心理护理

体贴、关心患者,解释本病的有关知识,指导患者避免和消除紧张、恐惧、焦虑等不良心理反应,以免加重病情、加速肾功能衰退。

第五篇

特定灾害事件护理救援

第 25 章

自然灾害

第一节　地　震

地震是地壳快速释放能量过程中造成的振动,期间会产生地震波的一种自然现象。地震是世界上最严重的自然灾害之一,可在瞬间造成数万甚至数十万人员伤亡。一次 7 级的破坏性地震,相当于 60 万吨 TNT 炸药爆炸所具有的能量。

一、灾害特点

1. 突然发生　地震经常突然发生,尽管现代科学技术可在个别情况下对地震发生的时间与强度做出大概的预判,但更多只是可能性的推断,目前人们还不能精准地掌握地震发生的规律。

2. 伤亡巨大　伤亡情况与地震时环境情况(强度、与震中距离)、建筑物特点(结构、土质)、人员情况(行为、性别、年龄)等因素有关系。7 级以上地震可造成严重房屋倒塌,大量人员被掩埋等惨重伤亡。自 20 世纪以来地震多次发生,1923 年日本关东8.3 级大地震,死亡 14.3 万人,伤 20 余万人;1960 年智利 8.5 级大地震,使南北 600 平方公里范围内的建筑物成为一片废墟,同时引发的海啸使沿岸建筑物和相关设施荡然无存,死亡 5700 余人;1976 年我国唐山 7.8 级地震,死亡 24.2 万人,重伤 16.4 万人;2008 年我国汶川 8.0 级大地震,造成 69 227 人死亡,374 643

人受伤,17 923人失踪,是中华人民共和国成立以来破坏力最大的地震,也是唐山地震后死亡最严重的一次地震。

3. 伤情严重 地震受伤大多数为严重的砸伤与挤压伤,直接砸、压、埋所致的机械性损伤占95%～98%,有时伴有大火造成的烧伤,总死伤比例在1:3以内。有些情况下还会发生死多伤少的现象,比如伊朗Bam发生的地震,死亡4.5万人,受伤2万人。这表明地震造成重伤员比例很高。

4. 救治困难 地震发生后,许多伤者被压或掩埋在倒塌的建筑物内,因交通堵塞、通信中断等原因,造成救援人员不能及时赶到现场,而丧失救治的黄金期,失去生存的机会。有研究表明,被掩埋伤者的生存率在第1个24h约为90%,第2个24h为50%～60%,第3个24h为20%～30%,3d后生存的机会越来越小。

5. 心理障碍 地震突发时,打击突如其来,幸存者面临亲友伤亡、房屋倒塌、财产损失等一系列伤害,这些伤害会给灾民带来巨大精神打击,产生焦虑、恐惧、悲伤、抑郁等心理障碍。

二、灾害现场环境

灾害现场环境极其复杂,余震随时可能发生,火灾、漏电、水患,建筑物倒塌,在山区还有滑坡、泥石流等自然灾害威胁。废墟之中,抢救空间狭小,环境卫生差,震后通信、交通中断,缺乏大型医疗设备,伤员心理状态不稳定等,都给救助带来更多的困难。

三、致伤机制

地震灾害造成的人员伤亡以压、砸、掩埋伤为主,挤压综合征发病率高,多发伤、内脏伤多,伤情重,病死率高。

四、护理救援

(一)现场救治基本原则

现场救治总的任务是采取有效的急救措施和技术,使伤员尽快得到救治和专科处理,最大限度地减少伤害,为院内救治打好基础。加强 72h 内现场急救,减少并发症的发生。这期间以抢救生命为首位,早诊断、早手术,正确处理合并伤,降低致残率、致死率。

(二)护理救援措施

1. 首先协助搜救队员寻找伤员,使伤员尽快脱离险境。

2. 伤员被救出后,迅速对伤情做出正确判断和分类,确定急救和后送的次序。

3. 保持呼吸道通畅,快速清除压在伤者头面部、胸腹部的重物,清除口鼻腔异物,保持呼吸道通畅。对埋在瓦砾中的伤者,先建立通风道,防止缺氧窒息。迅速建立静脉通道,补充血容量、纠正电解质紊乱等救治措施。

4. 及时采取措施抢救危重伤员的生命。在经过判断发现危重患者时,要立即采取救治措施。实时有效的心肺复苏和基础生命支持。同时,针对不同的伤情采取正确的止血、镇痛、固定、初步清创、抗休克等措施,尽最大努力防止感染与伤残。

5. 防止或减少并发症的发生。尽快给予生命支持,采用预防措施,防止加重或发生继发性损伤。不随意搬动脊柱损伤伤员,尽早心理干预,减轻灾害对伤员心理和行为的影响。

6. 及时运送和疏散伤员。经现场处置后,将伤员送达后方医院,接受更进一步治疗与护理。

(三)灾害救援对护理技能的挑战

地震早期伤员以外伤为主,其中以挤压伤最为凶险。肌肉组织丰富的部位长时间被倒塌的建筑物挤压,伤者被营救出解压后迅速出现高钾血症、全身中毒反应、急性肾衰竭等,导致患者迅速死亡。护理人员需要在短时间适应新环境、掌握新知识,具备扎实的基本功和高超的专业技能。

(四)灾害救援护士需要全科护理人才

地震灾害救援队护理人员提出来较高的"全科"要求,需要一人多专、一专多能的复合型护理人才,使有限的人才发挥最大潜能。灾害救援护士应具备良好的应急能力与身体素质,全面的护理专业技能、较高的情商和心理疏导能力,较强的协调、沟通能力和较强的团队意识,同时还应该具有敏锐的观察能力和创新思维,不断掌握新工具、新方法在灾害救援中的应用。

第二节 洪 水

洪水是由暴雨、急骤融冰化雪、风暴潮等自然因素引起的江河湖海水量迅速增加或水位迅猛上涨的水流现象。我国是洪涝灾害频发的国家,洪涝灾害不仅对人民群众的生命财产造成严重威胁,而且会带来严重的公共卫生问题。

一、灾害特点

(一)伤亡形式多样

受洪水淹溺,可能被泥沙掩埋,或吸入异物(如泥沙、水草等),使人窒息,吸入大量河水,可致肺水肿、血液稀释、电解质紊乱,甚至心功能能衰竭、缺氧、脑水肿等,导致死亡。淹溺者即使心肺复苏成功,也容易继发感染。大批建筑物被冲毁,可造成人员颅脑外伤、脊柱损伤、骨折、挤压伤、休克等。

(二)疾病流行

洪水冲毁家园,缺衣少食,居住环境恶劣,人畜粪便及腐败的尸体污染水源,不洁的饮水和变质的食物,容易引发各种疾病,尤其是传染性疾病。

(三)次生灾害

常见次生灾害有火灾、电击伤、冻伤、灾后瘟疫。野外生存,易遭受蚊虫侵袭,导致虫媒传染病的发生和流行。在水中的带电电缆、电线等,使人遭受电击伤。被洪水浸泡而外溢的农药、毒物、放射物质,可使人中毒,甚至危及生命。

二、灾害现场环境

洪水灾害发生时，一般在汛期，大雨持续不断，水位不断上升。机械设备被淹，建筑物被淹倒塌，停电，水源污染，传染性疾病频发，财产损失和人员伤亡惨重。

三、致伤机制

洪水造成人员伤亡的原因是人体被卷入水中，水和杂质经口、鼻进入肺内，可造成呼吸道阻塞而窒息死亡；也可在溺水后，人体受到强烈刺激，如惊慌、骤然寒冷等反射性引起喉头痉挛，致空气不能进入肺内，造成急性窒息，反射性引起心搏骤停而死亡。此外，有的人在落水前后头部撞击到硬物或木桩引起颅脑外伤，在水中发生昏迷、死亡。

四、护理救援

(一)现场急救

1. 做好有序撤离，自救、互救，减少伤亡。一旦发生洪灾，医务人员应根据当地政府安排，组织人员有序撤离，尽快将灾民安置转移到安全区域。

2. 加强疫情监测与报告，做好食品、饮用水卫生监督。重点做好饮用水、食品卫生、环境卫生、消毒、灭虫灭鼠工作，预防和控制传染病传播。

3. 做好粪便、垃圾卫生管理。妥善处理好动物尸体，消除蚊蝇，维护环境卫生，防止疾病。

4. 对高危人员(老、弱、病、幼)，给予营养支持。给予必要的免疫接种或预防给药，预防传染病等的暴发与流行。

5. 改善生活条件，解决衣、食、住、御寒等问题，做好救灾防病工作。

(二)淹溺者救治要点

1. **现场救治** 立即清除口、鼻腔异物,保持呼吸道通畅。若溺水者有呼吸心跳,可先行倒水,但尽量缩短倒水时间,切勿耽误其他抢救措施。如呼吸心跳停止,立即给予心肺复苏术。昏迷者可针刺人中、内关、涌泉、关元等穴位。呼吸心跳恢复后,继续给予高级生命支持。有外伤者,给予对症处理,如包扎、止血、固定等。

2. **院内抢救** 伤者静卧,护理人员观察生命体征、心跳、电解质等情况。加压吸氧,防治脑水肿。给予使用脱水药治疗,预防脑水肿。抗感染治疗,由于淹溺时吸入泥沙等异物,容易造成肺部感染,应使用抗感染药物。纠正水电解质紊乱。低温疗法的应用可以降低脑组织耗氧,延长脑组织对氧的耐受时间,对脑组织有保护作用。

(三)救治注意事项

1. 不要遗漏任何伤情,护理人员专人观察、监护。

2. 动作要迅速,随时观察伤情变化。

3. 室温和体温的测量应准确,禁用高温局部烘烤。

4. 不要因倒水而影响其他抢救。

5. 要预防急性肾衰竭和继发感染。

6. 不要过量补液。

7. 不要轻易放弃抢救,特别是对低体温表现者应抢救更长时间。

第三节 风 灾

风灾指因暴风、台风或飓风过境造成的灾害。风灾种类主要有热带气旋、台风、风暴潮、雷暴大风、龙卷风等。在我国造成风灾的天气首推台风和风暴潮。

一、灾害特点

1. 风灾具有突发性、不确定性和破坏性极大的特点。

2. 台风具有严重毁损性,常伴有大暴雨、大海潮、大海啸,同时引发泥石流、山体滑坡等灾害,造成房屋倒塌,城镇和农田受淹,交通、电力、通信中断,对人类的生命及财产安全构成威胁。

二、灾害现场环境

风灾往往造成山洪暴发,河堤溃决,水库垮坝。道路、桥梁被冲毁。农田被淹,酿成灾难。台风中心附近的狂风及其引起的巨浪,对海上和沿海的各种生产设施、建筑物及海上船只产生极其严重的破坏作用。南方风力强劲,可以把行人与物资卷入高空,造成人员坠落摔伤、砸伤、擦伤,还可以因为建筑物、广告牌、电线杆电线倒塌、坝崩堤垮、大浪翻船等,对人造成外伤、土埋、电击、烧伤、淹溺、窒息等伤亡事故。

三、致伤机制

致伤机制主要为建筑物倒塌、树木折断等造成的砸伤、挤压伤、掩埋伤等。巨大的风力将砖瓦、树枝、车辆,甚至人、畜卷向高空,远远甩出或摔向地面,造成摔伤、挫伤、擦伤、撕脱伤、刺伤、高处坠落伤等。风灾致人死亡的 3 大诱因是水、火、电。

四、护理救援

防范风灾的措施主要有“防、避、抢(救)”3 个阶段,以及公共安全、个人自救 2 个层面,具体如下。

(一)预警宣传

护理人员做好预警宣传,告知人们实时关注气象预警中心对风灾天气的监测和预报。做好风灾来临前的防护措施。

(二)增强意识和普及知识

护理人员帮助人们增强风灾安全自救意识、普及风灾安全自救知识。主要措施建议如下。

1. 台风安全自救　见到台风警报后,不要去海边游泳或出海。准备充足的水、手电和食物。加固户外电线,关好门窗。固定好花盆等物品,建筑企业整理堆放好建筑器材、工具材料。

2. 大风安全自救　尽量躲在坚固的建筑物内,不要在大树等旁边逗留。不要躲在广告牌或玻璃幕墙的大楼下。行走时避开高层建筑。

3. 沙尘暴安全自救　紧闭门窗,尽量避免户外活动,外出戴好防尘用品,勤洗手脸,保持清洁。

4. 龙卷风安全自救　尽量寻找地下室、水泥屋等坚固地点躲避,或沟渠和地面低洼处,以手护头,远离窗户,看准龙卷风方向,朝其垂直方向奔跑。

(三)现场救护

1. 护理人员协助现场救治人员,让伤员脱离危险环境,将伤员从掩埋泥土、砂石或倒塌的建筑物内抢救出来,转移至安全地带,就地抢救,以赢得时间。

2. 护理人员立即清理伤员口鼻腔泥土、血、呕吐物、痰液等,保持呼吸道通畅。

3. 对呼吸停止者给予人工呼吸,有条件行气管插管术,解除上呼吸道梗阻。

4. 对呼吸心跳都停止的伤员,实施人工呼吸的同时给予胸外心脏按压。

5. 昏迷伤员,由于舌根后坠影响呼吸,可将伤员置半俯卧位或将舌牵出。

6. 就地抢救,对呼吸道梗阻和窒息情况好转的伤员,护理人员迅速后送到医院进行进一步处理。

第四节　泥　石　流

泥石流是发生于山区的一种突发性自然灾害,主要是由于暴雨、冰雪融化等水源激发而引起的,含有大量泥沙石块的特殊洪流。它的发生、发展与山地环境的形成演化息息相关,是山地环境退化、地表结构恶变、生态失衡、水土流失、地质环境恶化的产物。我国山地面积占国土总面积的 2/3 以上,特殊的地质背景、地貌组合和季风气候,为泥石流的形成和发育提供了环境因素。

一、灾害特点

1. **突发性强**　一切泥石流从起动到停息活动,短则几分钟到几十分钟,长则 1 小时到几小时即可终止。泥石流暴发过程大多非常急促,顷刻间几万至几百万立方米的水和大量泥沙、石块、巨砾混合物,依仗山势,倾泄而下,能摧毁沿途一切建筑物。

2. **冲击力强**　泥石流含有大量固体物质,容量大、冲击力强,破坏严重。

3. **季节性强**　我国西南与西北的泥石流多发生在 7-8 月份,这与 7-8 月份降水集中、暴雨强度大有关。

4. **危害性大**　泥石流每年都会造成数以亿计的经济损失和几百甚至上千人的伤亡,所到之处,交通损毁、淤埋农田、堵塞江河、抬高河床、污染环境。

二、灾害现场环境

泥石流能毁坏铁路、公路,中断交通,淤积水库,破坏水利水电工程,破坏土地,破坏生态环境,还能摧毁一切位于灾区范围内的建筑物、矿山等设施,造成人员伤亡。

三、致伤机制

泥石流对人员的伤害以挤压性外伤、骨折、掩埋造成呼吸道梗塞性窒息、死亡及精神创伤为特征。

四、护理救援

(一)呼吸道阻塞性窒息护理救援

1. 迅速将伤员从泥石流造成倒塌的建筑物或泥潭中抢救出来,转移至安全地区,就地施救。

2. 护理人员用手指或抽液器将伤员口鼻腔里的泥沙、水等异物清除,使其恢复呼吸道通畅。

3. 对呼吸心跳停止者,立即进行人工呼吸及胸外心脏按压。

4. 窒息情况好转伤员,立即后送至有条件卫生所、医院进一步抢救。

(二)各种外伤的处理

1. 现场急救,立即止血、包扎,用夹板或其他就地便利器材将肢体固定。

2. 伤情稳定后迅速用担架或门板等搬运伤员,送至就近有条件的医院进一步处理。

3. 护理人员做好伤员生命体征的监测、病情观察,注意防止休克发生。

4. 遵医嘱尽快使用抗生素,进行抗感染治疗。

5. 注射抗破伤风血清及破伤风类毒素,防止破伤风发生。

第 26 章

公共卫生事件

第一节　COVID-2019

新型冠状病毒肺炎(新冠肺炎,COVID-2019)为新发急性呼吸道传染病,目前已成为全球性重大公共卫生事件。

一、病因与发病机制

(一)病因

新型冠状病毒感染性肺炎的病因是由新型冠状病毒感染机体引起的一种传染病,它的传染性比较强,对于普遍人群来说,均容易受到感染。

(二)发病机制

1. 进入宿主细胞的受体　Spike蛋白(S蛋白)是穿过病毒包膜的高度糖基化的三聚体蛋白,其S亚基与受体结合,S2介导病毒与宿主细胞膜融合,并刺激中和抗体产生及细胞毒性T淋巴细胞激活等一系列免疫反应。序列分析显示,2019-nCoV病毒的S蛋白受体结合区域与SARS-CoV病毒非常相似,因此推测,两种病毒很可能使用相同的受体,即血管紧张素转换酶2(angiotensin converting enzyme2,ACE2)进入细胞,实现类似的致病机制,并且2019-nCoV与ACE2的结合更加紧密。ACE2受体广泛分布于动脉和静脉内皮细胞,动脉平滑肌细胞、小肠上皮和呼吸道。

在呼吸道中,ACE2 表达于肺泡、气管和支气管等。ACE2 是血管紧张素转换酶 ACE 蛋白的同源物,两者都是肾素-血管紧张素系统的关键酶。在 SARS-CoV 等感染情况下,ACE2 下调,导致 ACE 产生过量的血管紧张素 1 与 1a 型血管紧张素 1 受体(AGTR1A)结合,增加肺血管通透性,促进肺损伤发生。

2. 免疫逃逸 病毒入侵后,干扰素(interferon,IFN)细胞因子 IFN-α、IFN-β 和 IFN-γ 启动干扰素刺激基因(IFN stimulated genes,ISGs)的转录来杀伤病毒,调节机体体液免疫和细胞免疫的功能。

3. 宿主细胞的损伤机制 此次疫情显示 2019-nCoV 感染者体内干扰素 β(IL-1β)、白细胞介素-1 受体拮抗药(interleukin 1 receptor antagonist,IL-1Ra)、IL-7、IL-8、IL-9、IL-10、粒细胞集落刺激因子(granulocyte colony stimulating factor,G-CSF)、粒细胞-巨噬细胞集落刺激因子(granulocyte-macrophage colony stimulating factor,GM-CSF)、IFN-γ、IP10、MCP1 巨噬细胞炎性蛋白 1a(macrophage inflammatory protein 1 alpha,MIP1A)、巨噬细胞炎性蛋白 1β(macro-phage inflammatory protein 1 beta,MIP1B)、血小板衍生生长因子(platelet derived growth factor,PDGF)、TNF-α 和血管内皮生长因子(vascular endothelial growth factor,VEGF)等细胞因子的浓度高于健康对照者,而重症患者体内 IL-2、IL-7、IL-10、G-CSF、IP10、MCP1、MIP1A 和 TNF-α 的浓度高于普通感染者。这提示,免疫损伤在 COVID-19 的发生和发展中发挥了作用。

二、临床表现

1. 潜伏期 1～14d,多为 3～7d。
2. 临床症状 以发热、干咳、乏力为主要表现。部分患者以嗅觉、味觉减退或丧失等为首发症状,少数患者伴有鼻塞、流涕、咽痛、结膜炎、肌痛和腹泻等症状。重症患者多在发病 1 周后出现呼吸困难和(或)低氧血症,严重者可快速进展为急性呼吸窘迫综合征、脓毒症休克、难以纠正的代谢性酸中毒和出凝血功能障碍及多器官功能衰竭等。极少数患者还可有中枢神经系统受累及肢端缺血性坏死等表现。值得注意的是重型、危重型患者病程中可为中低热,甚至无明显发热。

轻型患者可表现为低热、轻微乏力、嗅觉及味觉障碍等,无肺炎表现。少数患者在感染新型冠状病毒后可无明显临床症状。多数患者预后良好,少数患者病情危重,多见于老年人、有慢性基础疾病者、晚期妊娠和围产期女性、肥胖人群。儿童病例症状相对较轻,部分儿童及新生儿病例症状可不典型,表现为呕吐、腹泻等消化道症状或仅表现为反应差、呼吸急促。极少数儿童可有多系统炎症综合征(MIS-C),出现类似川崎病或不典型川崎病表现、中毒性休克综合征或巨噬细胞活化综合征等,多发生于恢复期。主要表现为发热伴皮疹、非化脓性结膜炎、黏膜炎症、低血压或休克、凝血障碍、急性消化道症状等。一旦发生,病情可在短期内急剧恶化。

三、分型

1. 轻型 临床症状轻微,影像学未见肺炎表现。

2. 普通型 具有发热、呼吸道症状等,影像学可见肺炎表现。

3. 重型

(1)成人符合下列任何一条:出现气促,RR≥30 次/分;静息状态下,吸空气时指氧饱和度≤93%;动脉血氧分压(PaO_2)/吸氧浓度(FiO_2)≤300 mmHg(1mmHg=0.133 kPa);高海拔(海拔超过 1000m)地区应根据以下公式对 PaO_2/FiO_2 进行校正:$PaO_2/FiO_2 \times [760/$大气压(mmHg)$]$;临床症状进行性加重,肺部影像学显示 24~48h 内病灶明显进展>50%者。

(2)儿童符合下列任何一条:持续高热超过 3d;出现气促(<2 月龄,RR≥60 次/分;2-12 月龄,RR≥50 次/分;1-5 岁,RR≥

40 次/分;>5 岁,RR≥30 次/分),除外发热和哭闹的影响;静息状态下,吸空气时指氧饱和度≤93%;辅助呼吸(鼻翼扇动、三凹征);出现嗜睡、惊厥;拒食或喂养困难,有脱水征。

4. 危重型 符合以下情况之一者:出现呼吸衰竭,且需要机械通气;出现休克;合并其他器官功能衰竭需 ICU 监护治疗。

四、鉴别诊断

1. 新型冠状病毒肺炎轻型表现需与其他病毒引起的上呼吸道感染相鉴别。

2. 新型冠状病毒肺炎主要与流感病毒、腺病毒、呼吸道合胞病毒等其他已知病毒性肺炎及肺炎支原体感染鉴别,尤其是对疑似病例要尽可能采取包括快速抗原检测和多重 PCR 核酸检测等方法,对常见呼吸道病原体进行检测。

3. 还要与非感染性疾病,如血管炎、皮肌炎和机化性肺炎等鉴别。

4. 儿童患者出现皮疹、黏膜损害时,需与川崎病鉴别。

五、应急处置与治疗要点

(一)根据病情确定治疗场所

1. 疑似及确诊病例应在具备有效隔离条件和防护条件的定点医院隔离治疗,疑似病例应单人单间隔离治疗,确诊病例可多人收治在同一病室。

2. 危重型病例应当尽早收入 ICU 治疗。

(二)一般治疗

1. 卧床休息,加强支持治疗,保证充分能量摄入。注意水、电解质平衡,维持内环境稳定。密切监测生命体征、指氧饱和度等。

2. 根据病情监测血常规、尿常规、CRP、生化指标(肝酶、心肌酶、肾功能等)、凝血功能、动脉血气分析、胸部影像学等。有条件者可行细胞因子检测。

3. 及时给予有效氧疗措施,包括鼻导管、面罩给氧和经鼻高流量氧疗。

4. 抗菌药物治疗:避免盲目或不恰当使用抗菌药物,尤其是联合使用广谱抗菌药物。

(三)抗病毒治疗

目前较为一致的意见认为具有潜在抗病毒作用的药物应在病程早期使用,建议重点应用于有重症高危因素及有重症倾向的患者。不推荐单独使用洛匹那韦/利托那韦和利巴韦林,不推荐使用羟氯喹或联合使用阿奇霉素。要注意上述药物的不良反应、禁忌证以及与其他药物的相互作用等问题。不建议同时应用 3 种以上抗病毒药物,出现不可耐受的毒副作用时应停止使用相关药物。对孕产妇患者的治疗应考虑妊娠周数,尽可能选择对胎儿影响较小的药物,以及考虑是否终止妊娠后再进行治疗,并知情告知。

(四)免疫治疗

1. 康复者恢复期血浆　适用于病情进展较快、重型和危重型患者。

2. 静注 COVID-19 人免疫球蛋白　可应急用于病情进展较快的普通型和重型患者。推荐剂量为普通型 20ml、重型 40ml 静脉输注,根据患者病情改善情况,可隔日再次输注,总次数不超过 5 次。

3. 托珠单抗　对于双肺广泛病变者及重型患者,且实验室检测 IL-6 水平升高者,可试用。

注意变态反应,有结核等活动性感染者禁用。

(五)糖皮质激素治疗

对于氧合指标进行性恶化、影像学进展迅速、机体炎症反应过度激活状态的患者,酌情短期内(一般建议 3～5d,不超过 10d)使用糖皮质激素。

(六)重型、危重型病例的治疗

1. 治疗原则 在上述治疗的基础上,积极防治并发症,治疗基础疾病,预防继发感染,及时进行器官功能支持。

2. 呼吸支持

(1)鼻导管或面罩吸氧:PaO_2/FiO_2 低于 300 mmHg 的重型患者均应立即给予氧疗。接受鼻导管或面罩吸氧后,短时间(1~2h)密切观察,若呼吸窘迫和(或)低氧血症无改善,应使用经鼻高流量氧疗(HFNC)或无创通气(NIV)。

(2)经鼻高流量氧疗或无创通气:PaO_2/FiO_2 低于 200 mmHg 应给予经鼻高流量氧疗(HFNC)或无创通气(NIV)。接受 HFNC 或 NIV 的患者,无禁忌证的情况下,建议同时实施俯卧位通气,即清醒俯卧位通气,俯卧位治疗时间应大于 12h。

(3)有创机械通气:一般情况下,PaO_2/FiO_2 低于 150mmHg,应考虑气管插管,实施有创机械通气。早期恰当的有创机械通气治疗是危重型患者重要的治疗手段。实施肺保护性机械通气策略。对于中重度急性呼吸窘迫综合征患者,或有创机械通气 FiO_2 高于 50% 时,可采用肺复张治疗。并根据肺复张的反应性,决定是否反复实施肺复张手法。应注意部分新冠肺炎患者肺可复张性较差,应避免过高的 PEEP 导致的气压伤。

(4)气道管理:加强气道湿化,建议采用主动加热湿化器,有条件的使用环路加热导丝保证湿化效果,建议使用密闭式吸痰,必要时气管镜吸痰。积极进行气道廓清治疗,如振动排痰、高频胸廓振荡、体位引流等。在氧合及血流动力学稳定的情况下,尽早开展被动及主动活动,促进痰液引流及肺康复。

(5)体外膜肺氧合(ECMO):符合 ECMO 指征,且无禁忌证的危重型患者,应尽早启动 ECMO 治疗,以免延误时机导致患者预后不良。

3. 循环支持 危重型患者可合并休克,应在充分液体复苏的基础上,合理使用血管活性药物,密切监测患者血压、心率和尿量的变化,以及乳酸和碱剩余。必要时进行血流动力学监测,指导输液和血管活性药物使用,改善组织灌注。

4. 抗凝治疗 重型或危重型患者合并血栓栓塞风险较高。对无抗凝禁忌证者,同时 D-二聚体明显增高者,建议预防性使用抗凝药物。发生血栓栓塞事件时,按照相应指南进行抗凝治疗。

5. 急性肾损伤和肾替代治疗 危重型患者可合并急性肾损伤,应积极寻找病因,如低灌注和药物等因素。连续性肾替代治疗(CRRT)的指征包括:①高钾血症;②严重酸中毒;③利尿药无效的肺水肿或水负荷过多。

6. 血液净化治疗 血液净化系统包括血浆置换、吸附、灌流、血液/血浆滤过等,能清除炎症因子,阻断“细胞因子风暴”,从而减轻炎症反应对机体的损伤,可用于重型、危重型。

7. 儿童多系统炎症综合征 治疗原则是多学科合作,早抗炎、纠正休克和出凝血功能障碍、脏器功能支持,必要时抗感染治疗。有典型或不典型川崎病表现者,与川崎病经典治疗方案相似。以静脉用丙种球蛋白(IVIG)、糖皮质激素及口服阿司匹林等治疗为主。

8. 其他治疗措施 可考虑使用血必净治疗,可使用肠道微生态调节剂,维持肠道微生态平衡,预防继发细菌感染。儿童重型、危重型病例可酌情考虑使用 IVIG。妊娠合并重型或危重型患者应积极终止妊娠,剖宫产为首选。患者常存在焦虑恐惧情绪,应当加强心理疏导,必要时辅以药物治疗。

六、护理处置

(一)营养与休息

1. 饮食 鼓励患者少量多次饮水,保持咽喉部湿润,减少咳嗽。嘱患者饮食宜清淡,鼓励进食高热量、高蛋白、高维生素食物,以保证营养,增强抵抗力。可多摄入易消化的稀粥、面条、青菜汤、肉汤等。禁食生冷、刺激、辛辣等不易消化食物,限制高胆固醇食物,禁烟酒。

2. 休息 患者发病期间应尽量卧床休息,减少搬动,让其处于舒适的平卧位或半卧位。操作需相对集中,避免劳累,保证睡眠。

(二)病情观察及辅助治疗

1. 根据医嘱给予抗病毒药物、抗菌药物及糖皮质激素或中医药治疗 观察患者生命体征、血氧饱和度,特别是体温变化,高热患者 2h 测量 1 次体温,必要时随时监测,体温过高者($>38.5℃$)可给予冰敷、乙醇擦浴等物理降温。保持患者呼吸道通畅,协助患者翻身、叩背、吸痰,必要时给予吸氧护理。症状严重的患者,如出现胸闷、气促、咯血、发绀等肺炎症状时需给予肺炎常规护理。根据病情监测血常规、尿常规、C 反应蛋白、肝肾功能、心肌酶、凝血功能、血气分析等。

2. 重症、危重症患者的辅助治疗 在对症治疗基础上,积极防治并发症,治疗基础疾病,预防继发感染,及时进行器官功能支持。保持呼吸道通畅,及时清除口鼻分泌物。给予持续鼻导管吸氧,流量为 $3\sim5L/min$,呼吸困难或达到重症指标者,给予心电监护及无创正压通气,呼吸衰竭者用面罩进行高浓度吸氧,取半坐卧位休息,补充足够营养,严密监测呼吸,预防感染,做好皮肤护理及生活护理。开通静脉通道,纠正酸中毒,严密观察病情变化,做好导管护理。

(三)心理问题的预防及护理

新型冠状病毒感染的肺炎疫情作为突发公共卫生事件,传播迅速,传染性强,尚无特异性治疗方法,给人类生命健康带来巨大威胁的同时易使人们产生紧张、焦虑、恐慌的心理反应。护理人员应帮助患者保持乐观心态,工作中需注意自己的言行举止,不要歧视患者。需告诉患者医务人员和全社会都会帮助他们渡过难关,避免过度恐慌,对于出现心理问题的患者进行针对性心理干预。

第二节 H7N9

人感染 H7N9 禽流感是由 H7N9 禽流感病毒引起的急性呼吸道感染性疾病,其中重症肺炎病例常可合并急性呼吸窘迫综合征、感染性休克,甚至多器官功能衰竭。

一、病因与发病机制

(一)病因

禽流感病毒属正黏病毒科甲型流感病毒属。甲型流感病毒颗粒呈多形性,其中球形直径 80~120nm,有囊膜。基因组为分节段单股负链 RNA。依据其外膜血凝素(H)和神经氨酸酶(N)蛋白抗原性不同,目前可分为 16 个 H 亚型(H1~H16)和 9 个 N 亚型(N1~N9)。禽甲型流感病毒除感染禽外,还可感染人、猪、马、水貂和海洋哺乳动物。可感染人的禽流感病毒亚型为 H5N1、H9N2、H7N7、H7N2、H7N3 等,我国此次发生的禽流感为 H7N9 禽流感病毒。目前已经在禽类及其分泌物或排泄物以及活禽市场环境标本中检测和分离到 H7N9 禽流感病毒,与人感染 H7N9 禽流感病毒高度同源。传染源可能为携带 H7N9 禽流感病毒的禽类。目前,大部分为散发病例,有个别家庭聚集发病现象,但尚无持续人际间传播的证据。具体途径可经呼吸道传播或密切接触感染禽类的分泌物或排泄物而获得感染,或通过接触病毒污染的环境传播至人,不排除有限的非持续的人传人。

(二)发病机制

H7N9 禽流感病毒可以同时结合唾液酸 α-2,3 型受体(禽流感病毒受体)和唾液酸 α-2,6 型受体(人流感病毒受体),较 H5N1 禽流感病毒更易与人上呼吸道上皮细胞(唾液酸 α-2,6 型受体为主)结合,相对于季节性流感病毒更容易感染人的下呼吸道上皮细胞(唾液酸 α-2,3 型受体为主)。H7N9 禽流感病毒感染人体后,可以诱发细胞因子风暴,导致全身炎症反应,可出现急性呼吸窘迫综合征(ARDS)、休克及多脏器功能衰竭。个别重症病例下呼吸道病毒可持续阳性至病程的 3 周以上。

二、临床表现

患者一般表现为流感样症状,如发热、咳嗽、少痰,可伴有头痛、肌肉酸痛、腹泻等全身症状。重症患者病情发展迅速,多在发病 3～7d 出现重症肺炎,体温大多持续在 39℃以上,出现呼吸困难,可伴有咯血痰。常快速进展为 ARDS、脓毒症、感染性休克,甚至多器官功能障碍,部分患者可出现胸腔积液等表现。

三、诊断与鉴别诊断

(一)诊断

根据流行病学接触史、临床表现及实验室检查结果,可做出人感染 H7N9 禽流感的诊断。在流行病学史不详的情况下,根据临床表现、辅助检查和实验室检测结果,特别是从患者呼吸道分泌物标本中分离出 H7N9 禽流感病毒,或 H7N9 禽流感病毒核酸检测阳性,或动态检测双份血清 H7N9 禽流感病毒特异性抗体水平呈 4 倍或以上升高,可做出人感染 H7N9 禽流感的诊断。

(二)鉴别诊断

应注意与人感染高致病性 H5N1 禽流感等其他禽流感、季节性流感(含甲型 H1N1 流感)、细菌性肺炎、传染性非典型肺炎(SARS)、中东呼吸综合征(MERS)、腺病毒肺炎、衣原体肺炎、支原体肺炎等疾病进行鉴别诊断。鉴别诊断主要依靠病原学检查。

四、应急处置与治疗要点

(一)应急处置

对疑似病例和确诊病例应尽早隔离治疗。

（二）对症治疗

可吸氧,根据缺氧程度可采用鼻导管、开放面罩及储氧面罩进行氧疗。高热者可进行物理降温,或应用解热药物。咳嗽咳痰严重者可给予复方甘草片、盐酸氨溴索、乙酰半胱氨酸、可待因等止咳祛痰药物。

（三）抗病毒治疗

应尽早应用抗流感病毒药物。在使用抗病毒药物之前应留取呼吸道标本。

抗病毒药物应尽量在发病 48h 内使用。重点在以下人群中使用。

（1）人感染 H7N9 禽流感病例。

（2）甲型流感病毒抗原快速检测阳性的流感样病例。

（3）甲型流感病毒抗原快速检测阴性或无条件检测的流感样病例,具有下列情形者,亦应使用抗病毒药物:①与疑似或确诊病例有密切接触史者(包括医护人员)出现流感样症状;②聚集性流感样病例;③1 周内接触过禽类的流感样病例;④有慢性心肺疾病、高龄、妊娠等情况的流感样病例;快速进展及临床上认为需要使用抗病毒药物的流感样病例;⑤其他不明原因肺炎病例。对于临床认为需要使用抗病毒药物的病例,即使发病超过 48h 也应使用。

（四）中医药辨证论治

1. 疫毒犯肺,肺失宣降证　疑似病例或确诊病例病情轻者。

症状:发热,咳嗽,少痰,头痛,肌肉关节疼痛。舌红苔薄,脉数滑。

治法:清热解毒,宣肺止咳。

参考处方和剂量:银翘散合白虎汤。

金银花 30g,连翘 15g,炒杏仁 15g,生石膏 30g,知母 10g,桑叶 15g,芦根 30g,青蒿 15g,黄芩 15g,生甘草 6g。水煎服,每日 1～2 剂,每 4～6 小时口服 1 次。

加减:咳嗽甚者加枇杷叶、浙贝母。

中成药:可选择疏风解毒胶囊、连花清瘟胶囊、金莲清热泡腾片等具有清热解毒,宣肺止咳功效的药物。

中药注射液:痰热清注射液、喜炎平注射液、热毒宁注射液、血必净注射液、参麦注射液。

2. 疫毒壅肺,内闭外脱证　临床表现高热、ARDS、感染性休克等患者。

症状:高热,咳嗽,痰少难咯,憋气,喘促,咯血,或见咯吐粉红色泡沫痰,伴四末不温,四肢厥逆,躁扰不安,甚则神昏谵语。舌暗红,脉沉细数或脉微欲绝。

治法:解毒泻肺,益气固脱。

参考处方和剂量:宣白承气汤合参萸汤。

生大黄 10g,全瓜蒌 30g,炒杏仁 10g,炒葶苈子 30g,生石膏 30g,生栀子 10g,虎杖 15g,莱菔子 15g,山茱萸 15g,西洋参 15g。水煎服,每日 1～2 剂,每 4～6 小时口服或鼻饲 1 次。

加减:高热、神志恍惚、甚至神昏谵语者,上方送服安宫牛黄丸;肢冷、汗出淋漓者加炮附子、煅龙骨、煅牡蛎。

中药注射液:可选择参麦注射液、参附注射液、痰热清注射液、血必净注射液、喜炎平注射液、热毒宁注射液。

3. 说明　以上中药汤剂、中成药和中药注射液不作为预防使用,应早期使用中西医结合治疗。

(五)加强支持治疗和预防并发症

注意休息、多饮水、增加营养,给予易消化的饮食,维持水电解质平衡。如出现明显低钠血症,应积极补充氯化钠。对于低钾血症,应给予氯化钾、门冬氨酸钾等补钾治疗。须密切观察病情,监测并预防并发症。抗菌药物应在明确继发细菌感染时或有充分证据提示继发细菌感染时使用。

(六)重症病例的治疗

采取抗病毒、抗休克、纠正低氧血症、防治 MODS 和继发感染、维持水电解质平衡等综合措施。对出现呼吸功能障碍者给予吸氧及其他相应呼吸支持,发生其他并发症的患者应积极采取相应治疗。

1. 氧疗 患者病情出现下列情况之一,应进行氧疗:吸空气时 $SpO_2<92\%$。呼吸频率增快(呼吸频率>24 次/分),呼吸困难或窘迫。

2. 呼吸功能支持

(1)机械通气:患者经氧疗 2h,SpO_2 仍<92%,或呼吸困难、呼吸窘迫改善不明显时,宜进行机械通气治疗。可参照 ARDS 机械通气的原则进行治疗。ARDS 治疗中可发生纵隔气肿、呼吸机相关肺炎等并发症,应当引起注意。

(2)无创正压通气出现呼吸窘迫和(或)低氧血症、氧疗效果不佳的患者,可早期尝试使用无创通气,推荐使用口鼻面罩。无创通气治疗 1~2h 无改善,需及早考虑实施有创通气。

(3)有创正压通气运用 ARDS 保护性通气策略,采用小潮气量,合适的 PEEP,积极的肺复张,严重时采取俯卧位通气。有条件的可根据病情选择体外膜氧合(ECMO)。

五、护理处置

(一)消毒、隔离

1. 对患者应当及时采取单间隔离,不设陪护,设立特别护理小组,严密隔离及密切观察病情变化。制定一整套护理计划,根据 H7N9 禽流感的传播途径,采取飞沫隔离与接触隔离。隔离观察室内,有明确的标识。隔离观察室的门必须随时保持关闭,门口应放置速干手消毒剂、有盖容器,室内放置脚踏式医疗废物容桶及利器盒。尽量减少进入隔离观察室的医务人员数量。隔离观察室应设有专用的卫生间、洗手池。用于疑似患者的听诊器、温度计、血压计等医疗器具实行专人专用。非专人专用的医疗器具在用于其他患者前,应当进行彻底清洁与消毒。

2. 医务人员防护遵循标准预防原则：接触患者的血液、体液、分泌物、排泄物、呕吐物及污染物品时，应戴 N95 口罩、护目镜、穿隔离衣。

3. 空气消毒：保证空气的流通是控制和预防人感染 H7N9 禽流感医院感染的重要措施，可以采取开窗通风，加强空气流通。定时用紫外线照射消毒。物品表面和地面的消毒可选用 0.1% 含氯消毒剂擦拭。所有清洁消毒后的物体表面、地面应当保持干燥。清洁消毒工作应当区分清洁区、潜在污染区、污染区，逐区进行。抹布、拖把要标识清楚，分区使用，及时更换。

(二)患者的指导、病情观察

1. 对清醒患者应当进行培训和指导　具体内容包括：①病情允许时，患者应当佩戴外科口罩；②在咳嗽或者打喷嚏时用卫生纸遮掩口鼻，然后将卫生纸丢入医疗废物桶；③在接触呼吸道分泌物后应当及时洗手，再使用速干手消毒剂消毒双手。

2. 病情观察　观察患者的表情及面容。观察皮肤及黏膜、皮肤的颜色、弹性、温度及完整性、黏膜颜色有无出血点及溃疡等。观察患者进食、饮水情况，准确记录出入液体量。观察患者呕吐物及排泄物（引流物）性状、颜色、气味、量等。观察患者生命体征、意识、瞳孔等变化，发现问题及时处理。

(三)气道护理

1. 患者清醒时鼓励正确咳嗽排痰：适当改变体位，按时翻身、拍背，正确引流排痰，咳嗽无力，按需给予负压吸痰，严格控制压力，严格执行无菌操作原则。

2. 患者气管插管机械通气时抬高床头 30°，防止反流及误吸的发生，及时倾倒集水瓶，瓶内集液置于 0.1% 含氯消毒液里，每周更换呼吸机回路，污染时及时更换，按医嘱要求给予雾化吸入，加强气道湿化，每日进行口腔护理。

3. 患者气管切开机械通气时，应加强气切口的管理，按需换药，定时更换气切纱布。

(四)镇静镇痛的护理

准确评估患者对各管道及疼痛的耐受力,根据患者身体及心理的应激反应,遵医嘱给予镇静、镇痛药物。

(五)并发症的护理

1. 患者高热时予以物理降温和(或)药物降温,降温后 0.5h复测体温。降温过程中加强基础护理,及时更换衣物,同时加强腹部及四肢的保暖。

2. 患者组织灌注不足,体液失衡时严密观察病情变化,控制液体输入量及输入速度,严格记录出入量,按需摆放体位。

3. 使用血管活性药物时注意观察药效作用,忌骤升骤降。使用镇静、镇痛药物时注意观察患者血压、呼吸等变化。

4. 加强患者皮肤护理,按需翻身,应用气垫床,防止压力性损伤发生。

5. 加强管路护理,患者身上管路较多应予以妥善固定,按需使用约束具,并签好知情同意书。

(六)心理护理

清醒或镇静患者,均需加强心理护理,对患者做好解释工作。因医护人员穿着特殊、住院环境陌生、置入各种管路等,患者内心感到恐惧。护士应耐心告知患者病情,鼓励患者以正确的态度面对自身疾病,增加战胜病魔的信心。

第三节　SARS

传染性非典型肺炎是由 SARS 冠状病毒(SARS-CoV)引起的一种具有明显传染性、可累及多个脏器系统的特殊肺炎,世界卫生组织(WHO)将其命名为严重急性呼吸综合征(severe acute respiratory syndrome,SARS)。

一、病因与发病机制

SARS 是一种新近由 SARS-CoV 引起的传染病,人们对其发病机制了解尚不清楚,所得到的一些线索主要来自 SARS 死亡病例的尸体解剖资料、超微结构研究、核酸水平的 SARS-CoV 检测和 SARS 患者的临床资料。认识的许多方面仍属推测,而且不可避免地还会受到治疗措施的影响。SARS-CoV 由呼吸道进入人体,在呼吸道黏膜上皮内复制,进一步引起病毒血症。被病毒侵染的细胞包括气管支气管上皮细胞、肺泡上皮细胞、血管内皮细胞、巨噬细胞、肠道上皮细胞、肾脏远段曲管上皮细胞和淋巴细胞。肺泡上皮细胞和肺血管内皮细胞受累可损伤呼吸膜血气屏障的完整性,同时伴有炎症性充血,引起浆液和纤维蛋白原的大量渗出,渗出的纤维蛋白原凝集成纤维素,进而与坏死的肺泡上皮碎屑共同形成透明膜。机体对 SARS-CoV 感染的反应可表现为肺间质内有巨噬细胞和淋巴细胞渗出,激活的巨噬细胞和淋巴细胞可释放细胞因子和自由基,进一步增加肺泡毛细血管的通透性和诱发成纤维细胞增生。受损的肺泡上皮细胞脱落到肺泡腔内可形成脱屑性肺泡炎,且肺泡腔内含有多量的巨噬细胞,增生脱落的肺泡上皮细胞和巨噬细胞可形成巨细胞。就巨细胞表型来说,主要为肺泡上皮细胞源(AE1/AE3 阳性),少数为巨噬细胞源(CD 阳性)。巨细胞的形成可能与 SARS-CoV 侵染有关。因为体外实验证明 SARS-CoV 感染可使 Vero 细胞融合形成合体细胞。肺的以上改变符合弥漫性肺泡损伤(diffuse alveolar damage,DAD)的渗出期变化。病变严重或恢复不良的患者随后出现 DAD 的增殖期和纤维化期的变化增生的细胞包括肌纤维母细胞和成纤维细胞,并产生 I 型和 II 型胶原纤维。肠道上皮细胞和肾远段曲管上皮细胞被 SARS-CoV 侵染,一方面可解释部分临床患者的消化道症状,另一方面也可能在疾病的传播途径方面有一定意义。由于 DAD 和弥漫性肺实变致血氧饱和度下降,以及血管内皮细胞损伤等因素所引起的弥散性血管内凝血,常常造成多器官功能衰竭而导致患者死亡。

二、临床表现

1. 潜伏期　SARS 的潜伏期通常限于 2 周之内,一般 2～10d。

2. 临床症状　急性起病,自发病之日起,2～3 周内病情都可处于进展状态。主要有以下 3 类症状。

(1)发热及相关症状:常以发热为首发和主要症状,体温一般高于 38℃,常呈持续性高热,可伴有畏寒、肌肉酸痛、关节酸痛、头痛、乏力。在早期,使用退热药可有效。进入进展期,通常难以用退热药控制高热。使用糖皮质激素可对热型造成干扰。

(2)呼吸系统症状:可有咳嗽,多为干咳,少痰,少部分患者出现咽痛。可有胸闷,严重者渐出现呼吸加速、气促,甚至呼吸窘迫。常无上呼吸道卡他症状。呼吸困难和低氧血症多见于发病 6～12d 以后。

(3)其他方面症状:部分患者出现腹泻、恶心、呕吐等消化道症状。

3. 体征　SARS 患者的肺部体征常不明显,部分患者可闻及少许湿啰音,或有肺实变体征。偶有局部叩浊、呼吸音减低等少量胸腔积液的体征。

三、临床分期

1. 早期　一般为病初的 1～7d。起病急,以发热为首发症状,体温一般＞38℃,半数以上的患者伴有头痛、关节肌肉酸痛、乏力等症状,部分患者可有干咳、胸痛、腹泻等症状。但少有上呼吸道卡他症状,肺部体征多不明显,部分患者可闻及少许湿啰音。X 线胸片检查示肺部阴影在发病第 2 天即可出现,平均在 4d 时出现,95％以上的患者在病程 7d 内出现阳性改变。

2. 进展期　多发生在病程的 8～14d,个别患者可更长。在此期,发热及感染中毒症状持续存在,肺部病变进行性加重,表现为胸闷、气促、呼吸困难,尤其在活动后明显。X 线胸片检查示肺部阴影发展迅速,且常为多叶病变。少数患者(10％～15％)出现ARDS 而危及生命。

3. 恢复期　进展期过后,体温逐渐下降,临床症状缓解,肺部病变开始吸收,多数患者经 2 周左右的恢复,可达到出院标准,肺部阴影的吸收则需要较长的时间。少数重症患者可能在相当长的时间内遗留限制性通气功能障碍和肺弥散功能下降,但大多可在出院后 2～3 个月内逐渐恢复。

四、诊断与鉴别诊断

(一)诊断依据

1. 流行病学史

(1)与发病者有密切接触史,或属受传染的群体发病者之一,或有明确传染他人的证据。

(2)发病前 2 周内曾到过或居住于报告有传染性非典型肺炎疫情的地区。

2. 症状与体征　起病急,以发热为首发症状,体温一般＞38℃,偶有畏寒,可伴有头痛、关节酸痛、肌肉酸痛、乏力、腹泻,常无上呼吸道卡他症状,可有咳嗽,多为干咳、少痰,偶有血丝痰,可有胸闷,严重者出现呼吸加速、气促,或明显呼吸窘迫。肺部体征不明显,部分患者可闻及少许湿啰音,或有肺实变体征。注意:有少数患者不以发热为首发症状。

3. 实验室检查　外周血白细胞计数一般不升高或降低,常有淋巴细胞计数减少。

4. 胸部 X 线检查　肺部有不同程度的片状、斑片状浸润性阴影或呈网状改变,部分患者进展迅速呈大片状阴影;常为多叶或双侧改变,阴影吸收消散较慢;肺部阴影与症状、体征可不一致。若检查结果阴性,1～2d 后应予复查。

5. 抗菌药物 无明显疗效。

(二)诊断标准

1. 疑似诊断标准 符合上述 1(1)+2+3 条,或 1(2)+2+4 条,或 2+3+4 条。

注意:医学观察病例的诊断标准为:1(2)+2+3 条。

2. 临床诊断标准 至少符合上述 1(1)+2+4 条,或 1(2)+2+3+4 条,或 1(2)+2+4+5 条。

3. 重症传染性非典型肺炎的诊断标准 符合以下标准中的 1 条即可诊断为重症传染性非典型肺炎。

(1)呼吸困难,呼吸频率>30 次/分。

(2)低氧血症,在吸氧 3～5L/min 条件下,动脉血氧分压(PaO_2)<70mmHg,或脉搏容积血氧饱和度(SpO_2)<93%;或已可诊断为急性肺损伤(ALI)或急性呼吸窘迫综合征(ARDS)。

(3)多叶病变或 X 线胸片显示 48h 内病灶进展>50%。

(4)休克或多器官功能障碍综合征(MODS)。

(5)具有严重基础疾病,或合并其他感染性疾病,或年龄>50 岁。

(三)鉴别诊断

临床上要注意排除上呼吸道感染、流行性感冒、细菌性或真菌性肺炎、获得性免疫缺陷综合征(AIDS)合并肺部感染、军团菌病、肺结核、流行性出血热、肺部肿瘤、非感染性间质性肺疾病、肺水肿、肺不张、肺血栓栓塞症、肺嗜酸粒细胞浸润症、肺血管炎等临床表现类似的呼吸系统疾患。

五、应急处置与治疗要点

(一)应急处置

SARS 已被列入《中华人民共和国传染病防治法》法定传染病进行管理,是需要重点防治的重大传染病之一。要针对传染源、传播途径、易感人群 3 个环节,采取以管理传染源、预防控制医院内传播为主的综合性防治措施。努力做到"早发现、早报告、早隔离、早治疗",特别是在 SARS 流行的情况下,要采取防护措施。强调就地隔离、就地治疗,避免远距离传播。

(二)治疗要点

1. 一般性治疗:卧床休息。避免剧烈咳嗽,咳嗽剧烈者给予镇咳,咳痰者给予祛痰药。发热超过 38.5℃者,可使用解热镇痛药(儿童忌用阿司匹林),或给予冰敷、乙醇擦浴等物理降温。有心、肝、肾等器官功能损害,应该做相应的处理。

2. 氧疗:出现气促或 $PaO_2 < 70mmHg$ 或 $SpO_2 < 93\%$ 者,应给予持续鼻导管吸氧或面罩吸氧。

3. 糖皮质激素的应用:应用糖皮质激素治疗应有以下指征之一:①有严重中毒症状,高热持续 3d 不退;②48h 内肺部阴影面积扩大超过 50%;③有 ALI 或出现 ARDS。一般成人剂量相当于甲泼尼龙 80~320mg/d,必要时可适当增加剂量,大剂量应用时间不宜过长。具体剂量及疗程应根据病情调整,待病情缓解或肺部 X 线片阴影有所吸收后逐渐减量停用。建议采用半衰期短的糖皮质激素。注意糖皮质激素的不良反应。儿童慎用。

4. 治疗并发和(或)继发细菌感染:根据临床情况,选用适当的抗感染药物,如大环内酯类、氟喹诺酮类等。

5. 早期可试用抗病毒药物。

6. 重症者可试用增强免疫功能的药物。

7. 可选用中药辅助治疗。

8. 重症病例的处理

(1)加强对患者的动态监护。有条件的医院,尽可能收入重症监护病房。

(2)使用无创正压机械通气(NPPV),模式通常使用持续气道正压通气(CPAP),压力水平一般为 4~10cmH$_2$O,或压力支持通气+呼气末正压(PSV+PEEP),PEEP 水平一般为 4~

$10cmH_2O$,吸气压力水平一般为 $10\sim20cmH_2O$,调节吸氧流量和氧浓度,维持血氧饱和度>93%。NPPV 应持续应用(包括睡眠时间),减少暂停时间,直到病情缓解。

(3) NPPV 治疗后,若氧饱和度改善不满意,$PaO_2 <$ $60mmHg$,或对 NPPV 不能耐受者,应及时进行有创正压机械通气治疗。

(4)对出现 ARDS 病例,宜直接应用有创正压机械通气治疗。

(5)出现休克或 MODS,应予相应支持治疗。

9. 出院参考标准。同时具备下列 3 个条件:①体温正常 7d 以上;②呼吸系统症状明显改善;③X 线胸片有明显吸收。

六、护理处置

(一)基础护理

1. 病情观察　患者卧床休息,避免劳累、用力,避免剧烈咳嗽,严密观察患者的病情变化,包括意识、精神状态、面色、呼吸节律、深度,以及有无咳痰及痰液的性状,尤其是有无胸闷、气促等呼吸困难的征象。做到及时发现,立即报告。有条件应每 30 分钟监测体温、脉搏、呼吸、血压 1 次。

2. 体温过高的护理　密切观察并详细记录体温的变化,观察热型的变化,如体温大于 38.5℃时应积极采取物理降温措施,如温水擦浴、乙醇擦浴,根据医嘱给予降温药物并观察用药后的反应,鼓励患者多进食、多喝水等。

(二)营养与感染的护理

1. 营养失衡的护理　与营养师共商个体化的饮食治疗方案,给予高热量、高维生素、易消化的清淡食物,补充液体和维生素等,尽量满足患者的饮食要求,增加患者的食欲,提高自身的免疫力,以增强抗病能力。

2. 防止感染的护理　SARS 患者由于大量使用糖皮质激素,易造成二重感染,可出现口腔感染,产生痤疮、疖肿、泌尿系感染等,因此要做好基础护理,指导患者多刷牙、漱口,轻症患者要经常沐浴、更衣,保持衣服清洁、干燥,防止着凉。患者的衣服要熏蒸、消毒、浸泡后方可洗涤,病房要每隔 4h 空气消毒 1 次。早晚各 1 次为重症患者擦脸、温水泡脚等,以防止继发感染的发生。

(三)重症 SARS 患者的护理

当 SARS 患者出现严重呼吸困难、低氧血症、休克及多器官功能衰竭时应归入重症 SARS 患者。要及时采取重症护理,及时使用呼吸机辅助呼吸。当采用非侵入正压经鼻 CPAP 通气,正常压力为 0.4~0.8 kPa。选择合适的面罩,持续给氧,直到病情缓解。当呼吸>30 次/分,SaO_2<90%,将氧流量调至 3~5L/min。SaO_2<90%,采用无创性正压经鼻 CPAP 通气症状未见改善,或不能耐受者,均应考虑采用有创性正压通气治疗。患者出现休克或多器官功能不全综合征时,应立即采取相应的急救措施和支持治疗。老年人病死率相对较高,应注意对老年人的观察和护理。

(四)心理护理

护理工作人员应尽量了解每位患者的个性化心理特征,主动与其交流,了解其心理需要,分析心理状态,给予心理支持和心理疏导,引导患者接受当前应激性困境的现实。要充分发挥语言沟通的作用,同时也要重视非语言交流的重要性。解释 SARS 是可防可治的,并说明乐观的情绪可以提高自身的免疫力,促进康复。患者在患病住院期间,医务人员友善、关心、负责、体贴的态度是患者战胜疾病的重要精神支柱,可以使患者感到安慰和值得信任。护理人员也要调整好自己的心态,用最亲切的话语去安慰患者,取得患者合作,共同战胜疾病。

第四节　MERS

中东呼吸综合征(MERS)是由中东呼吸综合征冠状病毒(MERS-CoV)感染所致的呼吸道传染性疾病,感染者可并发急性呼吸窘迫综合征（ARDS），严重者可发展为急性肾衰竭而死亡。该病自 2012 年世界卫生组织（WHO）首次报告以来，在全球 25 个国家时有发生，对全球公共卫生构成重大威胁。

一、病因与发病机制

由于缺少 MERS 患者的尸体解剖证据，人们对 MERS 的病理特点并不清楚。但是，MERS 感染的试验动物模型表明，MERS-CoV 可以导致肺的病理改变并产生肺炎，这与人类 MERS 疾病相一致。从现有的严重 MERS 临床资料和 X 线片资料来看，可能存在于 SARS 相似的严重进展性肺炎，即急性期肺泡损伤，晚期更多的是增生改变。SARS 病例中肺纤维化比较常见，但是由于 MERS 患者尚无长期随访资料，对此并不明确。

二、临床表现

1. 潜伏期　MERS-CoV 在人际间传播的潜伏期平均为 5.2（1.9～14.7）d，也可长达 14d。

2. 临床表现　由无症状至肺炎伴 ARDS、感染性休克、急性肾衰竭或多器官衰竭（MODS）而最终导致死亡。初期通常以急性呼吸道感染为主要表现，可有发热、寒战、乏力、纳差、咳嗽、头痛、咽喉痛、胸痛及肌肉关节痛。与 SARS 相似，约 1/3 的 MERS 患者有呕吐、腹泻等胃肠道症状。免疫功能低下或有基础疾病的患者，症状可能更重，而对于健康的个体，症状较轻或无症状。

三、诊断与鉴别诊断

（一）诊断

主要依据患者的流行病学资料、临床表现和辅助检查。

确诊病例定义为，经实验室确认感染 MERS-CoV（至少 2 个 MERS-CoV 特异性基因靶点 PCR 阳性或单个靶点测序阳性）的患者。

疑似病例定义须同时包含以下 3 个条件：①急性呼吸道感染患者有临床、影像学、组织病理证据提示有肺实质病变（如肺炎或 ARDS）；②无实验室确诊 MERS-CoV 依据；③与实验室确诊病例有直接的流行病学联系（指在疾病发作前后的 14d 内有接触如密切的身体接触；共同工作或居住于同一房间；乘坐同一交通工具旅行），或为中东国家的居民，或在发病前 14d 到过有 MERS-CoV 流行的中东国家的旅游者。

（二）鉴别诊断

临床上要注意排除肺炎链球菌、B 型流感嗜血杆菌等引起的细菌性肺炎，SARS、流感、呼吸道合胞病毒等引起的病毒性肺炎，真菌性肺炎，化学性或烟雾吸入性肺炎，以及艾滋病合并肺部感染、军团病、肺结核、流行性出血热、肺部肿瘤、非感染性间质性肺部疾病、肺水肿、肺不张、肺栓塞、肺嗜酸性粒细胞浸润症、肺血管炎等临床表现类似的呼吸系统疾患。

四、应急处置与治疗要点

（一）应急处置

预防病毒传播是控制 MERS 的重要措施。因此，处理方法包括早期发现、早期隔离患者和早期感染控制治疗。除了标准的预防措施之外，接触预防、飞沫预防及空气传播预防"三个预防"很重要。WHO 提倡对确诊和疑似 MERS 病毒感染患者进行飞沫预防和接触预防，因为 MERS 病毒可以通过大的呼吸道飞沫进行传播。患者的病房应为持续负压房间，或者对房间排出气体进行颗粒过滤。

（二）治疗要点

目前尚无针对 MERS 特异性治疗措施。主要是支持治疗。建议出现严重呼吸道感染症状的患者住院治疗，并根据病情采取呼吸机机械通气、体外膜式氧合等对症疗法。目前尚无令人信服的证据支持用强有力的抗病毒药物利巴韦林和干扰素有益处。

禁止用大剂量激素治疗。

五、护理处置

(一)基础护理

做好患者基础护理,保持环境整洁、安静、安全、舒适,满足患者生活需求,保持充足的营养。

(二)对症护理

1. 发热 每小时严密监测体温,指导增加饮水量,物理及药物降温,出汗较多时及时协助患者勤更衣。

2. 气促、咳嗽 遵医嘱给予半坐卧位,给予鼻导管吸氧,指导呼吸功能锻炼及有效咳嗽。

3. 腹泻 遵医嘱予止泻及调节肠道菌群药物,监测 24h 出入量,观察排便次数及排便的颜色、性状、量,做好肛周皮肤护理。

(三)MERS 的消毒及废物处理

1. 每 8 小时擦拭工作区域 实行专人专职消毒管理,负压病房每天用含氯消毒剂(2000mg/L)每 8 小时进行 1 次全面拖洗负压病区地板。仪器的擦洗,每班用专业的消毒湿巾擦拭。

2. MERS 患者生活、医疗垃圾处理 患者的病员服、床单、生活、医疗垃圾,每天用专用消毒剂喷洒后用双层黄色垃圾袋结扎,再用消毒剂喷洒结扎口,置于医疗废物处理通道,专人专业处理。大小便均使用一次性专用便器,添加浓度为 2000mg/L 的含氯消毒剂,用双层黄色垃圾袋封扎,标识清晰,专人专车转运。

(四)心理护理

患者入住的是相对密闭的空间,由于环境因素及个人空间瞬间改变,且医护人员进入负压病房时,穿着防护衣及各项防护措施,沟通有限。可使用非语言沟通技巧,加强"目光"交流,做到有效心理干预,缓解患者的焦虑情绪。增强疾病及预后宣教,鼓励多下床活动。加强护患交流,使其放松心情,提高战胜疾病的信心。

第 27 章

化学事件

第一节　工业化学

工业化学灾害为有毒化学物质的排放或泄漏致使社会功能遭受突发严重灾害，大量人员、材料或环境遭受损害，以至于社会不能利用自备资源对应的灾害。就持续时间而言，化学物质释放可能会造成急性或慢性灾害，发作时会出现明显或潜伏症状。尽管不如严重爆炸危害大，但是工业化学有毒残留物，在很大程度上会造成健康与环境问题。火灾、爆炸及化学物质释放或泄漏均可能会引起工业化学灾害。

一、致伤特点

工业化学品事故具有突发性、群体性、快速性和高度致命性的特点，在瞬间即可能出现大批化学中毒、爆炸致伤等伤员，特别是危险化学品爆炸杀伤强度大，其所致冲烧毒复合伤在平战时均可发生，具有作用时间长、伤亡种类复杂、群体伤员多、救治难度大等特点。

二、临床表现

工业化学伤害的毒物种类众多，不同种类的工业化学毒物对机体的损伤机制也不同，如损伤肺部（造成肺水肿、肺纤维化)、神经系统损害、心脏功能损害、肝肾功能损害、生殖功能损害。工业化学毒物种类的不同增加了化学伤害救治的难度。工业化学伤害可经皮肤、黏膜、毛发接触中毒,也可以经过呼吸道吸入或消化道摄入中毒。不同的中毒途径可产生不同的毒性效应,可引起急性中毒反应,也可以导致迟发性中毒反应。经皮肤黏膜可导致局部的损伤,亦可以导致全身的中毒反应,经呼吸道吸入可产生窒息性的中毒或刺激性中毒。同时,不同的化学毒物具有不同的中毒途径,不同的中毒途径或特定的中毒途径可能因为毒物剂量的不同,产生的中毒程度不同,产生的中毒临床表现也不同。

三、防护和消毒

可采取器材防护、药物预防、群众性防护和专业技术防护相结合的方法进行预防。

1. **器材防护**　进入染毒区实施救援的人员及处于染毒区的人员,应正确选择和佩戴好防护用具,穿戴防护服、靴套等个人防护器材,有条件尽可能使用自给压缩空气或自给氧气呼吸器。

2. **工事防护**　就近利用良好防护设施的人工防护工事,迅速、及时地安置自毒区转移而来的人员或可能受到危害地区的撤离及疏散人员。

3. **药物预防**　有些剧毒化合物质毒性强,救援时口服预防药物,结合器材防护可增加安全系数。

4. **减少污染区逗留时间**　人员和车辆进出应根据救援预案指定的路线行动,尽快撤离,减少染毒时间。

5. **及时洗消**　及时进行洗消染毒区的人员暴露的皮肤同面部、衣服上的液体。及时清除与洗消固态粉尘。救援任务完成后,要对器材进行洗消,以免接触有毒物品引起间接中毒。

四、应急处置和护理

(一)应急处置

1. **首要措施** 迅速将中毒患者移离中毒现场至安全区域,脱去被污染衣物,洗消污染部位,松开衣领,保持呼吸道通畅,必要时给氧,注意保暖。

2. **洗消** 在现场洗消区进行,脱去患者被污染的衣物,用流动清水及时冲洗污染的皮肤,时间一般不少于15min,并考虑选择适当中和剂中和处理。

3. **密切观察生命体征,保护呼吸道通畅,防止阻塞** 密切观察患者意识、瞳孔、血压、呼吸、脉搏等,发现异常,立即处理。

4. **中和和排出毒物** 经口中毒毒物为非腐蚀性,立即用催吐或洗胃以及导泻的方法,使毒物尽快排出体外。腐蚀性毒物中毒时,一般不提倡用催吐与洗胃的方法。尽快排出或中和吸入体内的毒物,采取解除或对抗毒物毒性的措施。通过利尿,加快代谢排毒剂和解毒剂,清除吸入人体内的毒物。

5. **检伤分类** 医务人员根据患者病情迅速将伤员分类,不同类型伤员分类处理。

6. **紧急医学救治** 给予氧自由基清除剂、激素、利尿、血液净化等非特异综合解毒急救疗法,根据临床表现给予对症和支持治疗。

(二)护理

1. **现场评估,判断病情** 快速评估造成伤害及发病的原因,是否存在对救护者、患者或旁观者造成伤害的危险环境,快速评估病情。判断患者意识、呼吸、循环等。

2. **保持呼吸道通畅,摆好体位,检伤分类** 护士采取正确措施,保证呼吸道通畅,如清除口鼻异物、气道分泌物,采取合适体位,给予有效氧气吸入,必要时给予气管插管,或配合医生行气管切开术。

3. 建立有效静脉通路　尽量选用静脉留置针穿刺,妥善固定,避免因患者烦躁、搬动使针头脱出。为患者建立有效的静脉通路,使药物在短时间内进入体内,维持有效循环,纠正休克。

4. 对症护理　根据医嘱对伤员的各种症状采取有效的护理措施,如创伤出血者包扎止血,保护创面,防止污染和再损伤。为骨折患者夹板固定,对中毒者尽快催吐洗胃、导泻,促进毒物排出。

5. 密切观察病情变化　观察病情是抢救过程中一项重要内容,在抢救过程中护士要严密观察意识、瞳孔、生命体征、皮肤颜色、尿量变化,为医生提供病情变化的动态信息。

6. 心理护理　对意识清醒伤员做好心理护理,不在患者面前讨论病情,给予安慰性语言,尽量使患者安静休息,并减轻心理压力,为伤员身心全面康复打下良好基础。

7. 做好记录　院前急救的护理文件非常重要,是护理程序中不可缺少的环节。在现场或途中急救时给药迅速、速度要快、剂量方法要准确。护理文书随车携带。为临床医生下一步抢救治疗提供参考依据。

第二节　神经性毒剂

神经性毒剂为有机磷酸酯类衍生物,分为 G 类和 V 类毒剂。G 类神经性毒剂是指甲氟膦酸烷酯或二烷氨基氰膦酸烷酯类毒剂。主要代表以呼吸道为主要中毒途径的沙林、梭曼、塔崩;V 类神经毒剂是指 S-二烷氨基乙基甲基硫代膦酸烷酯类毒剂,主要代表物为维埃克斯(VX)。

一、致伤特点

神经性毒剂可通过呼吸道、眼、皮肤等进入人体,并迅速与胆碱酶结合使其丧失活性,引起神经系统功能紊乱,出现瞳孔缩小、恶心呕吐、呼吸困难、肌肉震颤等症状,重者可迅速致死。

二、临床表现

见表 27-1。

表 27-1 神经性毒剂

毒理作用	作用部位	症状体征
中枢作用	中枢神经系统	紧张不安、情绪激动、头痛头晕、疲倦思睡、记忆障碍、精神抑郁、运动失调、全身无力、惊厥昏迷、反射消失、呼吸抑制
毒蕈碱样作用（M样作用）	副交感神经腺体（分泌增加）：	
	唾液腺、泪腺、鼻、支气管、胃肠道腺体	流涎、流泪、流涕、支气管分泌物增多、肺内干湿啰音
	平滑肌（收缩）：	
	瞳孔括约肌	瞳孔缩小
	睫状肌	眼痛、视物模糊
	支气管	胸紧、胸痛、咳嗽、气急、呼吸困难
	胃肠道	恶心呕吐、腹痛腹泻、大便失禁
	膀胱逼尿肌	尿频
	膀胱括约肌（松弛）	小便失禁
	心血管（迷走神经兴奋）	心动徐缓、血压下降
	交感神经	
	汗腺	出汗
烟碱样作用（N样作用）	交感神经节肾上腺髓质（兴奋）	皮肤苍白、心动过速、血压升高、肌颤、肌无力、肌麻痹、肌束收缩、呼吸肌麻痹、呼吸困难
	神经肌肉接头（先兴奋、后抑制）	

三、中毒分度

1. **轻度中毒** 主要表现为毒蕈碱样症状,并伴有轻度中枢症状。中毒体征主要为瞳孔缩小、流涎、流涕、多汗、胸闷、恶心、无力、头晕等。

2. **中度中毒** 上述症状加重的同时,表现为较明显的烟碱样症状。中毒体征主要为呕吐、腹痛、呼吸困难、全身性肌颤、步态不稳、头痛、表情淡漠等。

3. **重度中毒** 上述症状进一步加重,中枢症状更为突出,表现为呼吸极度困难、严重缺氧发绀、全身广泛性肌颤、大小便失禁、昏迷,严重者死于呼吸循环衰竭。

四、防护和消毒

1. **器材防护** 当发现敌人化学袭击或接到毒剂警报信号或命令时立即穿戴个人防护器材或进入集体工事。抢救或处置伤员时,抢救人员要做好防护以防间接染毒。

2. **药物预防** 预防药可延缓中毒,减轻中毒程度,给急救以必要时间,增强救治效果。特别对梭曼中毒,服用预防药可以提高救治效价,减少死亡。

3. **行为预防** 遵守染毒区行为规则,如在染毒区内不得脱去防护器材,不得随便进食、喝水等,无必要时不得坐下或卧倒,要快速通过等。

五、应急处置和护理

(一)应急处置

1. 全身洗消:尽快对皮肤进行去污染。皮肤去污染是在事故现场快速去除局部皮肤上的毒剂,毒剂去污决定着伤员的生死。先快速去除衣物,再灌洗皮肤。一般灌洗皮肤和眼时间为 $10\sim15min$,可根据实际情况确定灌洗时间。

2. 维持有效的呼吸与循环功能。

3. 抗毒治疗：一是胆碱药的应用，中毒者经急救后仍有毒蕈碱样症状时，应继续给阿托品等抗胆碱药，直至出现轻度"阿托品化"指征。病情较重者适当重复用药，维持轻度"阿托品化"24～48h。但应防止药物过量出现毒副作用或阿托品中毒。二是AChE重活化剂的应用。双复磷的用量约为氯解磷定的1/2或1/3，用法与氯解磷定相同。

4. 综合治疗

(1)保持患者安静和控制惊厥，肌内注射地西泮10～20mg。

(2)眼的治疗：眼局部症状用1%阿托品眼药水或2%后马托品眼膏治疗。

(3)维持水、电解质和酸碱平衡：严重中毒有脱水现象者应静脉补液。

(4)防治感染：严重中毒者应给予抗生素。

(二)护理

1. 加强监护 将伤员安置于抢救室内，备好抢救药材与设备。

2. 严密观察意识、瞳孔、生命体征等情况 准确记录，发现异常及时处理。

3. 呼吸道通畅，吸氧 给予低流量吸氧，平卧位，头偏向一侧，及时清除口、鼻、咽的分泌物，防止呕吐物堵塞气道，保持呼吸道通畅，确保有效供氧。

4. 建立有效静脉通路 迅速建立2条静脉通道，一条补充能量维持电解质平衡，一条输入抗毒药物。

5. 观察药物疗效 在治疗过程中，患者反复使用阿托品，为防止阿托品中毒，密切观察其药效及毒副作用，随时观察是否有瞳孔散大、面色潮红、皮肤干燥等"阿托品化"的指征，准确地为医生提供各种动态信息，为有效地调整药物的用量提供可靠依据。

6. 心理护理 患者起病急，病情重，症状明显，又有意识丧失。醒来时，突出表现为紧张、焦虑、情感脆弱等心理反应，为减轻其心理压力，应有针对性地给予心理疏导与精神安慰。

第三节 糜烂性毒剂

糜烂性毒剂是一类通过皮肤、眼、呼吸道、消化道等途径使人中毒，直接损伤组织细胞，引起皮肤、黏膜炎症、坏死、糜烂，吸收后造成全身吸收中毒的毒剂。是现存化学武器的主要填充战剂，也是日本遗弃在华化学武器（简称日遗化武）的主要战剂，主要包括芥子气、路易氏剂、氮芥、光气肟等。

一、致伤特点

芥子气是典型的烷化剂，易与生物大分子（如蛋白质、核酸、脂质等）发生烃化反应，产生广泛而复杂的生物学作用，引致细胞的代谢和功能紊乱，导致巯基耗竭、DNA 和其他细胞分子烷基化、脂质过氧化以及炎症反应。路易氏剂含有三价砷，易与体内许多含巯基的酶、蛋白质结合，特别是细胞中酶系统的巯基结合，抑制参与细胞代谢的酶。

二、临床表现

作用的主要靶器官是肺、皮肤和眼。它可引起急性呼吸道水肿、急性呼吸窘迫综合征、支气管肺炎、气管支气管软化和（或）气道狭窄、闭塞性细支气管炎、支气管扩张症、肺纤维化、哮喘和其他呼吸道并发症。接触皮肤和黏膜时能引起红肿、起疱、糜烂，对眼可造成严重伤害，吸收到体内造成全身性中毒。

三、防护和消毒

及时使用防毒面具和皮肤防护器材，及早进行局部和全身洗消，条件允许及时撤离染毒区。遵守毒区行动规则。防止交叉染毒,收容伤员时,伤员染毒的服装、武器、担架等不得带入室内。对来自染毒区的物品器材、车辆等均应及时进行检毒及消毒。

四、应急处置和护理

(一)应急处置

1. 眼和口鼻黏膜染有芥子气时,可用2%碳酸氢钠溶液洗眼。液态毒剂染毒时可用0.5%氯胺水洗眼,再用清水冲洗,眼内可涂碱性药膏。疼痛时可用0.5%地卡因(丁卡因)或2%普鲁卡因溶液滴眼。皮肤染毒时,用粉剂皮肤消毒手套或25%氯胺酒精液消毒,然后用水洗净,无消毒液时用水及肥皂彻底清洗。经口中毒时,应尽早催吐,迅速撤离染毒区。

2. 皮肤染有路易氏剂时,用5%二巯丙醇软膏涂擦。眼染毒时将二巯丙醇眼膏涂于结膜囊内,轻揉30s后用清水冲洗。

3. 服装染毒时,应及时消毒或剪去染毒部位,最好更换染毒服装。

4. 路易氏剂中毒时,及时注射二巯基丙磺酸钠、二巯丁二酸钠,也可口服二巯基丁二酸胶囊。同时抗感染,给予提高应激能力的药物,防治肺水肿。

5. 呼吸道中毒早期,可雾化吸入4%碳酸氢钠。炎症出现后,雾化吸入糜蛋白酶、庆大霉素和地塞米松混合液,每次2ml,每天2次。假膜脱落引起呼吸困难时,立即切开气管取出假膜。

6. 眼染毒时,用2%碳酸氢钠洗眼并用抗感染药物和醋酸氢化可的松眼药水滴眼。皮肤红斑、水疱和溃疡按烧伤处置。大面积皮肤染毒、会阴部染毒、重症眼和呼吸道中毒的伤员,在休克和呼吸困难消除后,优先后送。

7. 因误食污染食物及饮用染毒水而经消化道中毒者,立即催吐,用2%碳酸氢钠溶液反复洗胃,并口服活性炭20~30g加水100ml并注射急救针。

8. 当严重中毒出现呼吸和心跳停止时,在注射急救针同时,立即进行人工呼吸和体外心脏按压。

9. 对症治疗,采用促使中枢神经、呼吸系统和循环系统功能完全恢复的措施及其他对症治疗。

(二)护理

1. 皮肤创面的护理

(1)潜伏期:中毒后 2～6h 可无症状,如染毒量大,则此期时间较短,立即消毒可减轻损伤的程度。消毒时要用纱布或手帕蘸去滴液,不要擦拭以免扩大染毒范围。芥子气作用于皮肤黏膜感受器,很快引起病理反应,如阻断神经反射通路,可缓解或阻止病理反应的进程。

(2)红斑期:此期真皮乳头层毛细血管及小血管扩张、充血,血浆、白细胞及少量红细胞渗出。皮肤轻度的肿胀,并有奇痒和烧灼感。局部涂抹止痒及缓解红肿的药膏。避免搔抓等机械刺激,以免加重病理变化过程,影响愈合。

(3)水疱期:皮肤基底层细胞液化性坏死,细胞间分离形成空隙,内含浆液纤维素性渗出物。水肿、坏死可波及真皮及皮下组织。护理重点为预防感染,保留痂皮,保护创面。小水疱可自行吸收。大水疱早期以 1‰氯胺酒精涂局部创面,水疱张力过大时可在无菌条件下抽液减压。对于大面积皮肤损伤者,搬运时用油纱布包扎保护创面。翻身时不能拖拉皮肤,以免损伤水疱。

(4)糜烂及溃疡期:损伤小的可使用抗生素油纱布包扎局部。大面积皮肤损伤者,预防继发感染十分重要。采用烤架撑起棉被,防止创面受压,保持棉被内温度在 26℃ 左右。尤其是皮肤皱褶部位如腋窝或会阴处要充分地显露,受压和潮湿会直接影响以后创面的愈合。

2. 眼部损伤的护理　眼对芥子气特别敏感,主要表现为浆液性炎和脓性出血性炎,严重者可致角膜溃疡、穿孔或全眼球炎。染毒数小时后即可出现畏光、流泪、双眼结膜充血、视物不清等症状。用 2％碳酸氢钠溶液局部冲洗,0.25％氯霉素及 0.5％可的松眼药水点眼。口服鱼肝油、维生素 B 和维生素 C。

3. **呼吸道损伤的护理** 主要为黏膜性炎症和假膜形成,假膜是由坏死组织、纤维蛋白和炎性渗出物组成,脱落后形成糜烂。涂金霉素药膏、薄荷油,咽部涂碘甘油,雾化吸入糜蛋白酶。

4. **中毒性休克的护理** 在大面积染毒时,由于毒物大量地进入体内,机体产生了强烈的应激反应,患者可表现为剧烈的恶心、呕吐,血压升高。随着毒物对心血管系统的损害,血压开始下降直至休克。应严密监测血压、脉搏、呼吸、体温、神志、尿量等生命体征,建立静脉通路,及时采取抗休克治疗,纠正或防止水、电解质紊乱等措施。

5. **淋巴和骨髓造血系统中毒的护理** 液态皮肤染毒面积＞1％,中毒后患者的血象即发生变化。要观察体温的变化,皮肤黏膜有无出血点,有无鼻出血、咯血、便血等情况。在从事创伤性操作时要延长按压时间,以防血小板降低引起出血。粒细胞缺乏症患者口腔易感染、糜烂或溃疡,特别是血小板减少时不能刷牙,要做好口腔的护理。操作要轻巧,以免出血。

6. **实施保护性隔离措施,防止感染** 皮肤的大面积破损,为细菌繁殖提供了培养基,加之骨髓造血系统的抑制、机体免疫功能低下等,实施保护性隔离措施显得尤为重要。病室每天通风,定期用紫外线灯照射,室内桌椅和地面用含氯消毒剂擦拭。保持床单的清洁平整。严格执行无菌技术操作,降低感染的概率。

7. **神经精神症状的观察与护理** 患者出现白天精神抑郁,晚间烦躁不安、兴奋、失眠,有时出现意识蒙眬、呓语、抓空、惊叫、幻觉等症状,以上症状与毒物损害神经细胞有关。在护理上要密切注意患者的意识状态,防止坠床、自伤等意外发生。

8. **消化系统损伤的护理** 染毒初期表现为恶心、呕吐、食欲缺乏。在饮食上给予高热量、易消化的饮食,应对患者解释饮食与治疗的关系,消除顾虑,鼓励进食,提高其康复能力。

9. **心理护理** 患者表现为焦虑、失眠、食欲缺乏、愁眉不展、主诉症状较多。护理人员要消除患者的紧张情绪,给其一个安静舒适的环境,做好卫生宣教工作,使患者积极配合治疗。

第四节　呼吸性毒剂

呼吸性毒剂是主要作用于呼吸器官而引起窒息的毒剂。主要有光气和双光气。光气为无色气体,双光气系易挥发的无色液体,本类毒剂毒性较大,危害甚重。施放状态有气态、蒸气态,只能通过呼吸道吸入而致中毒。

一、致伤特点

光气等本身所含羰基与蛋白质和酶结合,阻断机体内许多方面的代谢过程,在肺部尤为明显,它阻扰了细胞代谢,使细胞能量产生障碍,细胞膜损害而引起化学性炎症和肺水肿。

病理改变为肺体积增大,重量增加,呈"大理石样肺",肺组织充血和出血,肺切面深红色。显微镜检查可见肺泡极度扩大或破裂,充满渗出液,但也有部分肺泡萎缩。肺泡上皮大部分脱落。

二、临床表现

临床表现主要为急性肺水肿征象或急性呼吸窘迫综合征表现,高浓度吸入时突发呼吸困难、窒息而死亡。可分为 4 期。

1. 刺激期　毒剂吸入后迅速出现眼和上呼吸道刺激症状,如呛咳、胸闷、呼吸加快、流泪、畏光、头痛、头晕、恶心、呕吐等,此期一般持续 15～40min。

2. 潜伏期　刺激症状缓解或消失,但病理过程仍在持续发展。本期一般持续 2～12h。

3. 肺水肿期　潜伏期后,症状突然加重或逐渐加重,出现咳嗽、呼吸困难、发绀、两肺湿啰音、咯粉红色泡沫样痰等肺水肿症状。伴有血压下降、出冷汗、脉搏快而弱等循环功能不全的表现,严重病例可迅速窒息而死亡。此期持续 1～3d。

4. 恢复期 积极治疗后,症状逐渐减轻而恢复健康,但数周后仍有头晕、食欲差等症状。由于吸收大剂量毒剂,在 1～3min 内反射性引起呼吸、心搏骤停而死亡,肺部尚未出现病理改变,称之为"闪电样"中毒。

三、防护和消毒

防毒面具或防毒口罩在有效防护时间内有良好的防护效果。浸有乌洛托品或碱性溶液的口罩或毛巾覆盖口鼻有一定的防护作用。无防护器材时,应转移至上风方向或高处。

四、应急处置和护理

(一)应急处置

1. 立即撤离染毒区,保持安静,尽量避免活动,并注意保暖,尽快进行洗剂消毒。

2. 在刺激期和潜伏期内,可用 20％乌洛托品 20ml 或 10％葡萄糖酸钙 10ml 加入葡萄糖溶液 10～20ml 内缓慢静注,有防止肺水肿的作用,如已发生肺水肿者禁用。

3. 已发生肺水肿者,应积极给予镇静、吸氧、强心、利尿、扩血管、应用肾上腺皮质激素等措施抢救。

4. 防止继发感染,注意纠正水、电解质和酸碱平衡紊乱,并保护重要脏器的功能。

5. 预防:注意个人防护,戴防毒面具,用物理消毒法消毒染毒器材,喷洒氨水或用 5％碳酸氢钠溶液消毒。

(二)护理

1. 将患者安置于空气流通处,协助脱去污染的衣物,指导患者卧床休息,注意保暖。

2. 氧气疗法:早期立即给氧,予双鼻吸氧,流量 3～5L/min。必要时面罩吸氧,吸入氧浓度(FiO_2)不宜超过 60％,注意保持呼吸道通畅和气道的湿化。

3. 严密监测生命体征,密切观察血压、脉搏、呼吸、血氧饱和度的变化。

4. 立即建立静脉通路,遵医嘱正确采集各种血标本。

5. 早期、足量、短程应用糖皮质激素,控制液体输入,甲泼尼龙 40mg+生理盐水 100ml 静脉滴注。维生素 C 3g、维生素 B_6 0.2g、地塞米松 10mg 加入生理盐水 500ml 静脉滴注。给予奥美拉唑保护胃黏膜。

6. 密切观察病情变化,由于光气中毒早期临床症状与胸部影像学改变及病情进展不一定一致,所以必须严密监测生命体征、内环境指标、血气分析及肺部影像学变化。认真听取患者的主诉,若发现患者呼吸>30 次/分,或 SpO_2<93%,及时汇报医生,同时注意患者有无咳嗽、咳痰、头晕、恶心、烦躁不安、肺部啰音,防止肺水肿的发生。遵医嘱定时复查血常规、肾功能、电解质、心肌酶、血气分析。

7. 心理护理:大部分患者因起病突然,缺乏心理准备,担心预后及对身体以后的影响而产生焦虑不安的情绪,少部分症状较轻者则满不在乎,不停谈论事故的经过。护理人员应提高患者及其家属对疾病的认知能力,让家属给予患者精神以及生活上的支持,调整其心态。针对不同的患者采取相应的心理护理,向其讲解毒理作用及预后,安慰患者,满足患者生活需要,消除患者心里的不良情绪,让患者积极主动地配合医生的治疗,拥有战胜疾病的信心。

8. 自我防护:护理人员在治疗和护理中毒的患者时,会接触残留毒气,有二次中毒的危险,要做好自身防护,戴防护口罩,保持室内空气流通,保证安全有序地治疗环境。

第 28 章

人为灾害事件

第一节 交通事故

交通事故(traffic accident)是指车辆在道路上因过错或者意外造成人身伤亡或者财产损失的事件。交通事故不仅是由不特定的人员违反道路交通安全法规造成的;也可以是由于地震、台风、山洪、雷击等不可抗拒的自然灾害造成。

一、分类

(一)按后果分类

1. **轻微事故**　是指一次造成轻伤 1～2 人,或者财产损失机动车事故不足 1000 元,非机动车事故不足 200 元的事故。

2. **一般事故**　是指一次造成重伤 1～2 人,或者轻伤 3 人以上,或者财产损失不足 3 万元的事故。

3. **重大事故**　是指一次造成死亡 1～2 人,或者重伤 3 人以上 10 人以下,或者财产损失 3 万元以上不足 6 万元的事故。

4. **特大事故**　是指一次造成死亡 3 人以上,或者重伤 11 人以上,或者死亡 1 人,同时重伤 8 人以上,或者死亡 2 人,同时重伤 5 人以上,或者财产损失 6 万元以上的事故。

(二)按原因分类

1. **主观原因**　指造成道路交通事故的当事人本身内在的原

因,即主观故意或过失,主要包括:违反规定、疏忽大意、操作技术等方面的错误行为。

2. 客观原因　指由于车辆、道路、环境条件(包括气候、环境等)不利因素而引发的交通事故。

(三)按交通工具分类

1. 机动车事故　指在事故当事方中机动车负主要以上责任的事故;但在机动车与非机动车或行人发生的事故中,机动车负同等责任的,也应视为机动车事故。

2. 非机动车事故　指畜力车、三轮车、自行车等非机动车辆负主要以上责任的事故。

3. 行人事故　指事故当事方中行人负主要以上责任的事故。

二、致伤特点

1. 致伤因素多,伤情复杂　在交通事故中,致伤过程复杂多变,可能发生撞击、碾压、挤伤、燃烧、爆炸等一系列伤害,同时还可能因安全带、气囊及有毒气体泄漏等导致继发的人员伤亡。因此,同一交通事故,伤员可同时遭受多种损伤,而同一类损伤可能在多部位和多系统出现,即多发伤和复合伤发生率高。

2. 致残率和死亡率高　多发伤涉及多个器官组织,且伤情严重。大出血、休克发生率高,一般报告为 50%,低血容量性休克与心源性休克可重叠出现,严重多发伤早期的低氧血症发生率可高达 90%。主要致死原因为严重的颅脑伤、胸部伤和腹部伤。

3. 确诊难度大,漏诊率高　交通事故中的损伤通常为闭合伤与开放伤同时存在,多部位多系统的创伤同时存在,很多伤情的症状和体征相互掩盖,病情多为危重急症,需要紧急救治,同时多数伤员无法自述伤情。因此,对多发伤进行及时、准确、全面的诊断难度很大,漏诊率很高。

三、应急处置

突发重大交通事故时，会出现成批伤员，现场救治与分流转运尤为重要，忽视现场救治，一味盲目转运，必将增加死亡率。提高现场救治成功率的关键是检伤分类，做到轻重缓急，使危重伤员得到优先处理。首先进行现场的宏观检查，快速评估造成事故、伤害及发病的原因，是否存在对施护者、患者或旁观者造成伤害的危险环境。明确救治原则以救命为主，防止和减少原发性损伤的进一步扩展，避免可预防的死亡和残疾，使幸存者保持最佳功能。遵循"先复苏后固定、先止血后包扎、先重伤后轻伤、先救治后运送"的原则，利用一切可利用的资源，以最快的速度进行急救和转送，尽可能使伤员能活着送到医院，为进一步治疗创造条件。

(一)及时、快速、准确的预检分诊

在事故附近空地上临时划分绿、黄、红三个区域，按照伤情分别安置轻度、中度、重度伤员。轻度：意识清楚，对检查能够配合并反应灵敏。中度：有轻度意识障碍，对检查有反应，但不灵敏。重度：意识丧失，对检查完全没有反应，随时有生命危险，多为中重度患者。检伤分类完毕后，给伤员设置相应区域颜色的伤情识别卡，置于伤员左胸部或其他容易识别的部位，以便于后续抢救工作分清救治顺序。心跳、呼吸停止者经心肺复苏未成功后放置黑卡。

(二)保持呼吸道通畅，解除窒息

在一般情况下，脑组织只能耐受 5～6min 的完全低氧，超过这个时限，脑组织可能受到不可逆的损害，甚至导致死亡。因此，及早解除窒息是现场急救的首要任务。对颅脑损伤者首先要保持呼吸道通畅，松解伤者衣领、内衣、裤等，迅速清除伤者口鼻内分泌物、异物、呕吐物等，如有义齿需取出，采用仰头抬颏法开放气道，如还不能保证伤者气道通畅，必要时行环甲膜穿刺、气管插

管、气管切开等紧急手术通畅气道。对呼吸心跳停止者立即给予心肺复苏,通常采用人工胸外按压和口对口人工呼吸法。随后将伤员安置于侧卧位以防窒息。

(三)包扎止血

1. 控制明显的外出血是减少现场死亡的最重要措施。最有效的紧急止血法是加压止血。

(1)对轻微出血者可快速处理伤口,消炎,简单包扎。一般开放性伤口可按压出血伤口的近心端血管,然后用无菌纱布或干净手帕、毛巾等覆盖伤口处进行加压包扎,并抬高伤侧肢体,控制出血。

(2)对四肢大动脉破裂出血者可采用止血带紧急止血,使用时应注意以下内容。①使用止血带前应将受伤侧的肢体抬高,尽量使静脉血回流。②根据伤者受伤一侧的肢体部位选择适宜型号的止血带。③上止血带前,先要用毛巾或其他衣服、棉片做垫,止血带不要直接扎在皮肤上,紧急时可将袖口或裤脚卷起,将止血带扎于其上。④上止血带的部位要准确,应扎在伤口的近心端,上臂和大腿都应扎在上 1/3 的部位。前臂和小腿不宜使用,因两骨之间有动脉走行,止血效果差;上臂的中 1/3 处禁止扎止血带,以免压迫神经引起上肢麻痹。⑤松紧要适宜,过紧易损伤神经,过松则不能达到止血的目的。一般以不能摸到远端动脉搏动或出血停止为度。⑥记录扎止血带的时间,防止因绑扎过久导致肢体缺血坏死和神经损伤。止血带要每小时放松 1 次,每次 5～10min。松止血带时应压住出血伤口以防大出血导致休克。寒冷季节每 30 分钟放松 1 次。结扎部位超过 2h 者,应更换到比原来更高的位置结扎。

2. 包扎过程中,如发现伤口有骨折端外露,切忌将骨折端还纳,以免加重损伤及污染伤口深部导致深层感染。

3. 腹壁伤致肠管外露时,应先用清水冲净泥土等杂物再用干净的碗、杯等物扣住外露肠管,达到保护的目的,严禁将流出的肠管还纳。

4. 对有开放性气胸者,立即取半卧位,并用无菌棉垫或干净衣物密封胸壁伤口,再用绷带包扎固定,使开放性气胸变为闭合,速送医院。对能断定的张力性气胸,有条件时可行穿刺排气或上胸部置引流管。

(四)固定伤肢及搬运

骨折伤员在搬运前必须得到妥善固定,避免在搬运时增加伤员痛苦和加重损伤。四肢骨折伤员应用夹板妥善固定伤肢,以免搬动加重骨折部位软组织挫伤及出血。对怀疑有脊柱损伤的伤员应平卧于硬板上,要担架搬运、平抱、平抬搬运或多人搬运,切忌一人抱头、一人抬足。对多根肋骨骨折、有明显胸壁反常呼吸运动者,用厚敷料或衣物等压在伤处,外加胶布绷带加压固定,无法充填包扎时,要使伤员卧向浮动壁,也可起到限制反常呼吸的作用。凡重伤员搬运、移动前,首先应在平地上放置颈托,或行颈部固定,以防颈椎错位。一时无颈托,可用硬纸板等物代替。

(五)快速建立有效的静脉通路

休克是造成创伤患者死亡的直接原因,早期快速足量扩容是纠正休克的关键。对有效循环血量严重不足者,建立 2 条以上的静脉通道,其中一条最好为颈内静脉穿刺,以利于测定中心静脉压及快速补充血容量,逆转休克过程。

(六)根据不同伤情采取正确的卧位

一般性创伤的伤者采取仰卧位,颅脑损伤者采取侧卧位或头偏向一侧,防止舌后坠或分泌物阻塞呼吸道。胸腹部创伤者取半卧位或伤侧卧位以减轻呼吸困难或伤痛。休克者取中凹卧位(头和下肢各抬高 20°)。脊柱损伤和骨盆骨折的伤者应平卧于硬板床上。

四、护理要点

1. 详细、准确、及时记录病情及救护情况 每位护士负责对自己所处理患者的姓名、性别、年龄、受伤部位、生命体征、就诊时间、各项检查、治疗、转归、护理、联系人电话等写在卡片上,放于伤者身上显而易见的部位。

2. 严密观察伤者的伤情 密切观察伤者的血压、脉搏、呼吸、面色、伤口出血、肢体皮肤颜色及温度等情况,发现异常情况立即配合医生紧急处理。

3. 医护密切配合,准确完成各项操作 医护之间的密切配合是抢救伤员成功的前提。医生下达医嘱后,护士能及时、准确、无误地执行医嘱,并熟练掌握除颤、通气、止血、固定、包扎、搬运等必备急救技术。同时护士也要具备较强的心理承受能力及冷静的应急能力。

4. 转运途中护理 伤者经现场有效的初步急救后,必须尽快按先重后轻的顺序安全运送至后方医院进一步救治,护士要做好途中病情监护。护送带有输液管、气管插管等管路的伤员时,必须保证管路的通畅,防止发生坠入、脱出、移位、打折、扭曲等情况,并及时更换静脉输液,防止空气栓塞。对使用氧气枕吸氧的伤者,应注意在氧气枕上施加一定的压力,以达到最佳的氧气吸入效果。转运途中密切观察伤者病情变化,发现问题及时处理。对伤口疼痛及头痛的伤者,嘱司机注意车速,尽量保持平稳行驶,避免过度震动给伤者增加痛苦,必要时遵医嘱给予镇痛药。使用过的安瓿暂时保留,以便核查。

5. 做好伤者心理护理 面对突如其来的意外创伤,伤者缺乏思想准备,会产生紧张、恐惧、焦虑等心理,没有安全感,护士要因人而异地做好解释和疏导工作,消除其紧张、恐惧心理,并通过沉着冷静、忙而不乱的抢救工作增加伤者的信任感,使其能积极配合抢救及治疗。

6. 妥善做好交接 护送伤者到相关的医院后,护理人员应将伤者的病情及急救处理情况(包括给氧、出血量、输液量、输入药物、伤口包扎等)向相应护理人员交接清楚并做详细记录。

第二节　恐怖事件

恐怖袭击事件是指恐怖组织或极端分子人为制造的针对但不仅限于平民及民用设施的不符合国际道义的攻击。恐怖袭击事件往往会造成大量人员伤亡和财产损失,严重影响社会生产、生活秩序,甚至影响国家经济、社会的稳定及持续发展。恐怖袭击事件已成为当今世界各国最严重的安全挑战。

一、分类

1. **按发生区域**　分为国际恐怖事件和国家内部恐怖事件。
2. **按袭击方式**　分为恐怖爆炸事件、恐怖袭击事件、恐怖劫持事件等。

二、致伤特点

1. 暴恐袭击具有极大的杀伤性与破坏力,能直接造成巨大的人员伤亡和财产损失,且致伤种类多,伤情复杂。
2. 易发生次生灾害,如爆炸、核生化袭击等事件容易造成大规模的建筑物坍塌、火灾、中毒等次生灾害事故的发生,增加了应急救援的难度。
3. 暴恐袭击的危害还在于它所造成的大范围的心理恐慌。

三、应急处置

应急救援工作队在进入事发现场前,必须核查自我防护措施落实情况,需依据事件类型及特点,在相应区域着相应的防护装备进行全身防护;如未知污染性质的恐怖事件,进入污染区需按照最严格的 A 级防护标准进行防护;需检查防护服的穿戴是否正确,防护用具是否配齐、是否掌握使用方法等。进入毒物浓度较高的现场时,应 2 人以上协同工作。生物恐怖事件中,应急救援工作队进入事发现场时,应先行消杀喷洒,开辟进入的安全通道。离开污染区时,要及时洗消;事件现场处理完毕,各单位要妥善处理使用过的防护用品和器械,杜绝二次污染。

(一)核与放射事件

1. 现场医学救援的原则　现场医学救援行动应遵循快速有效、边发现边抢救、先重后轻、对危重伤员先抢救后除污染、尽快将伤员撤离事件现场以及保护抢救者的原则,对可延迟处理者(指无危及生命的体征、不必急救、可延缓处置的伤员)经自救互救和初步除污染后迅速脱离现场,注意掌握充分的医疗救治优先于辐射评价和去污的原则。

2. 现场医学救援的基本任务

(1)首先要将伤员撤离事故现场并进行相应的医学处理,对危重伤员应优先进行急救处理。

(2)初步估计人员的受照剂量,设立临时分类站,进行初步分类诊断和处理,必要时及早使用抗放射药物。

(3)对人员进行放射性体表污染检查和初步去污染处理,注意防止污染扩散,对开放性污染伤口去污后可酌情进行包扎。

(4)初步判断人员有无放射性核素内污染,必要时及早采取阻断吸收和促进排出措施。

(5)尽可能收集可估计人员受照剂量的物品和生物样品。

(6)填写伤员登记表。

(7)根据初步分类诊断处置伤员。

(8)对突发事件的医学和公共卫生后果进行初步评估以及放射防护和公共卫生建议。

(二)化学恐怖事件

1. 现场卫生救援区域划分　医疗卫生救援队伍到达现场后,根据现场分区开展救援工作。现场设立救援区域和洗消区。在冷区内划定救援区域,区域内根据不同功能设立指挥部、急救区、治疗区、观察区、尸体处理区等。一般在温区边缘设立洗消区,在洗消区附近设立检伤区。现场分区根据化学危害源性质和扩散情况等进行,危害源周围核心区域为热区,用红色警示线隔离;红色警示线外设立温区,用黄色警示线隔离;黄色警示线外设冷区,用绿色警示线隔离。

2. **现场医疗救援**　现场救援首要措施是立即组织力量及时疏散中毒现场危险区域的人员至安全区域;并封锁危险区域以及封存相关物品;防止其他人员继续接触有毒物质。

(1)洗消:在现场洗消区进行。

(2)检伤:检伤工作一般由有丰富中毒救治经验的医务人员实施。要根据患者病情迅速将其检伤分类;每名患者检伤时间应控制在1~2min内。病情危重者用红标标记,送往急救区即抢救;病情较重者用黄标标记,送往治疗区救治;病情轻微者用蓝(绿)标标记,送往观察区观察;死亡患者用黑标标记,送往尸体处理区。治疗区和观察区的患者要定期复检。

(3)应用特效解毒药物:如果中毒类型有特效解毒剂,应在现场抓紧时机,立即早期给予相应的特效解毒剂。

(4)肾上腺糖皮质激素:有毒气体中毒的重症病例可发生肺水肿和脑水肿,应早期、足量给予肾上腺糖皮质激素。

(5)其他对症和支持治疗:保护重要器官功能,维持水、电解质和酸碱平衡;防治继发感染,及时处理化学性眼和皮肤灼伤等。

(三)生物恐怖事件

1. **事件处置原则**　当生物恐怖事件已经证实,生物恐怖致病因子已经确认,应按照国家有关规定要求采取针对性措施,快速控制或消除传染源,切断传播途径。

(1)必须快速识别,确定范围和影响因素,快速采取针对性措施。

(2)必须以减少死亡、减少发病为目的。

(3)必须对难以快速识别的因子提出假设和推论,快速识别与控制措施同时进行。

(4)必须动员全社会力量参与群防群治。

(5)必须由训练有素的工作人员开展高危疫区的调查与处理,现场分工明确,各负其责。

(6)必须做好现场医务人员的个人防护。

(7)必须加强信息交流,做好后勤保障,提供技术支持,一旦出现不可预见的情况,要有紧急处置办法;必须依靠现有的疾病预防控制系统,做到平战结合。

2. **现场前期工作任务** 现场应急救援工作队到达事发现场后的 6h 内,在现场其他相关部门配合下应完成以下任务。

(1)对重症患者立即进行就地抢救,情况好转后转送医院,对其他患者和疑似患者立即送医院或就地隔离治疗。为防止病原扩散,所有患者在送医院之前,必须选择合适的消毒剂进行消毒,更换全部衣服,穿上专用服装。治疗前必须先采集可疑的标本。

(2)患者家属和患者的密切接触者在洗澡更衣后,送往隔离场所留观,并采取必要的预防服药等措施。新设立的隔离场所必须事先完成消杀灭工作,配置必要的隔离防护设施。

(3)凡参加事发现场应急处理工作人员,必须严格按有关要求着装,防护服每天使用后应彻底消毒。工作人员每天工作结束后彻底清洗身体,并接受医学检诊。

在传播途径或病原明确后,可根据病原及传播途径有针对性地适当调整相关措施。

四、护理要点

(一)核与放射事件

1. **现场医学救援行动的步骤**

(1)进入现场前,佩戴个人剂量计,穿好防护用具,按上级指示服用稳定性碘片和抗辐射药物,了解应急响应人员返回导则。

(2)向现场控制人员了解情况,如果是第一个到达现场的人员,则担负现场控制人员的职责。

（3）尽快搜救伤员，实施伤员的现场抢救。包括止血、固定、包扎、抗休克、防治窒息等措施，并进行初步分类。为保护可抢救者和被抢救者，若现场辐射水平较高，应先将伤员及时撤离到安全区域，然后再做紧急处理。

（4）分类去污：合并化学损伤的伤员优先处理。可延迟处理的伤员经去除沾染，到分类站接受医学检查和处理，进行进一步分类救治。危重伤员病情稳定后再去污，有手术指征的伤员尽快进行早期外科处理。

（5）辐射评价与接收医院救治：治疗其他不太严重的放射损伤，对人员进行辐射评价，治疗放射病、放射性局部损伤或放射性烧伤、去除内污染。需注意的是，临床症状明显的伤员可给予对症处理，但应避免使用对淋巴细胞计数有影响的药物（如肾上腺皮质激素），防止对诊断指标的干扰。体内放射性核素超标时，应及时采取促排措施。

（6）后续医学观察与随访：对受照严重的患者进行长期全面的医学观察和随访。细心向患者和家属介绍可能会发生的远期效应和危险。

2. 现场伤员的分类处置 突发核与放射事件中，受害者可能受到一种或多种损伤，如外照射、体表沾染、内照射及其他损伤（出血、创伤、烧伤及休克等）。伤员的现场分类是指在事发现场由医务人员对其伤后早期的伤情、伤类进行初步判断和划分。其目的在于确定伤员受伤种类和程度，以便及时予以合理的医疗救治和后送治疗，提高治愈率，减少伤残率。

在现场初步可将伤员分成 4 类，并进行相应的处置。

（1）优先处置的危重伤员：危及生命的损伤（如内脏破裂、严重休克、窒息和大血管损伤等）优先于放射损伤急救。

（2）观察与留治的重伤员：此类伤员生命已垂危；治愈希望不大，应视情况给予护理、减少痛苦的措施。如脑型、肠型放射病和极重度冲击伤等。

(3)可直接后送的伤员：此类伤员伤情不急而又需进一步治疗，可直接后送或稍做一般处置即可转送。如中度放射病、中度烧伤、一般骨关节伤和转送途中无危险的重度复合伤等；对于放射损伤患者，将中度以下急性放射患者送到市应急救治基地救治，将重度以上急性放射病、放射复合伤和严重内污染人员送到省级指定专科医疗机构救治。

(4)留治可治愈的伤员：此类伤员伤情较轻，可在相应医疗机构治愈。如面积不大的轻度烧伤、轻微的软组织损伤等。如只受到轻度照射者，可作为门诊患者进行登记，定期观察。应急响应终止后，应对其进行观察、查体和必要的治疗，伤情需要时应住院治疗。

3. 人员的去污　人体放射性沾染的去除是应急救援工作的一项重要内容，应掌握去污原则：有生命危险者先抢救生命，然后再考虑去污，要将避免污染放射性核素吸收和播散作为贯穿整个去污过程的指导思想。

(1)脱去污染的衣服，尽快确定污染部位、范围及程度。

(2)先处理污染的创面，后处理体表污染。

(3)伤口有污染时先从伤口处开始，如无伤口应先从污染轻的部位开始去污，防止交叉污染。

(4)先用湿毛巾、肥皂、香波擦洗污染局部，不要一开始就全身淋浴，以减少污染扩散和污水量。

(5)去污时手法要轻，避免擦伤皮肤；宜用温水（约 40℃），不要用热水，以免因充血而增加皮肤对污染物的吸收。也不要用冷水，以免皮肤因毛孔收缩而将放射性污物陷在里面。

(6)适时、慎重选用含络合剂的洗涤剂；勿用硬毛刷和刺激性强的或促进放射性核素吸收的制剂；去污次数不宜过多，一般以不超过 3 次为宜，以免损伤皮肤。

(二)化学恐怖事件

1. 及时脱去患者被污染的衣物，用流动清水反复冲洗污染的皮肤(包括毛发),对于可能引起化学性灼伤或能经皮肤吸收的毒物更要充分冲洗,必要时可考虑选择适当中和剂中和处理;化学物溅入眼时要优先迅速冲洗。

2. 一般治疗:松开衣领,保持呼吸道通畅,呕吐患者头偏向一侧,以防止误吸;注意保暖,保持安静休息,避免体力活动;密切观察呼吸、血压等生命体征变化。

3. 氧疗:有缺氧症状时,可给予鼻塞、鼻导管或面罩给氧;发生严重肺水肿或急性呼吸窘迫综合征时,给予呼吸机支持治疗。

(三)生物恐怖事件

1. **现场救护准备**　应急救护根据生物恐怖事件性质,随车配备必要的急救药品和器械,以及病员更换的隔离服装。应急救护车辆和救护人员,进入封锁隔离现场时,应根据生物入侵人体的途径和传播方式,穿戴相应的防护服装、口罩(或呼吸面罩)、帽子、手套等。车辆人员离开隔离封锁区,工作人员和车辆应做消毒杀虫处理,必要时接受预防服药等预防措施。救护车消毒应根据病原性质选择相应的消毒剂和喷洒、冲洗等方式。

2. **现场救护**

(1)现场检诊:分为危重症患者、重症患者、中轻度患者,根据不同病情程度分别进行救护。

(2)患者救治:对危重患者(指发生呼吸循环衰竭、窒息、休克、猝死、大出血)应立即在现场急救,挽救生命;对重症患者(发生昏迷、呼吸困难等症状),现场救护以维持生命体征为主。对检出的中、轻度患者应进行集中管理和处理。

(3)病历资料登记:专人负责一般资料的登记,医生记载简单的病历摘要(重要的体征、初步的诊断、采取的治疗)。

(4)特殊病例处理:通过专家咨询提出处置意见。

3. **医疗分流、转送**

(1)转送:病情稳定的重症患者转送现场临时医院,待病情好转后转送定点医院;中、轻度患者直接转送定点医院。

（2）途中对重症患者进行医学监护。一般由两名急救人员进行。

（3）到达接诊医院，向接诊医生交代病情，交接病历资料。

4. 尸体处理

（1）现场判断死亡，需由两名医生判定，出具死亡诊断证明。

（2）在消毒人员的指导下对尸体进行消毒处理。

第三节 群体性事件

一、分类

国内对于群体性事件类型的划分的标准各异，一般从事件的规模、性质、过程、成因、特征、现场、结构等角度出发，各有侧重点。如于建嵘根据群体性事件参与者的身份特征、事件流程、造成影响等，将其分为涉及经济利益的维权行为、涉及政治抗争的社会泄愤行为、涉及文化激情的集体行为、由于社会治安事件引起的骚乱行为。王赐江认为群体性事件的目标诉求分为表达利益、宣泄不满和追求价值 3 类，并以此为依据对事件进行分类。公安机关以群体性事件发生的形式，把群体性事件划分 2 类：一是较为温和的集体抗争，采用集体静坐上访和罢课、罢市、罢工事件、集会、游行等较为和平的形式，表示自身的不满意，希望政府能够听到自身的诉求的事件。二是较为强硬的集体对抗，如围攻冲击党政机关、重点建设工程和其他要害部门，堵塞公路、铁路、机场，集体械斗，发生打、砸、抢、烧、杀等具有暴力性的形式，以宣泄内心的愤怒，造成社会秩序混乱、影响社会治安后果的事件。胡建认为以群体性事件的发生的诱因、处置持续时间、波及空间、总体诉求与目标、事件行动形式、过程中的暴力手段和组织化程度等维度为依据，分析事件的对抗程度，将其分为低对抗性群体性事件、中度对抗性群体性事件和高对抗性群体性事件。

二、致伤特点

1. 致伤多以直接暴力创伤为主,涉及人数多,有可能发生踩踏等严重情况。

2. 情绪激动,不利于配合施救。

3. 处置不当,会有长期的心理应激反应。

三、应急处置及护理要点

1. **危重伤员** 对急危重的伤员实施紧急确定性的治疗,如心肺复苏以及急诊手术的准备。保证患者呼吸道通畅,必要时协助医生为患者气管插管及气管切开,给予有效的氧疗,建立人工气道的患者给予呼吸机辅助治疗。保证循环系统功能,迅速建立静脉通路,保证循环通畅,心脏骤停时立即给予胸外心脏按压,做好抗休克治疗;留置尿管,观察患者尿量,详细记录出入量,认真书写抢救记录,待患者抢救成功,陪同伤员进行各项检查工作以及办理入院手续。

2. **伤势较轻者** 为伤势较轻者进行初步评估处理,开放急诊手术室,为患者进行清创处理、骨折外固定以及补液治疗,准确评估病情后转入专科病区进行治疗。

3. **防止感染** 受伤患者有开放性伤口时容易发生感染,协助医生进行清创缝合处理并给予伤口包扎。进行破伤风抗毒素注射预防破伤风病毒发生。评估患者的药物过敏史,遵医嘱给予抗生素皮试,结果为阴性后给予抗生素药物治疗。

第四节 矿 难

一、分类

矿难事故常见类型如下。

1.瓦斯事故　瓦斯是井下采矿过程中产生的各种有害气体的总称,包括甲烷、一氧化碳、硫化氢、二氧化氮等。瓦斯事故多因井下通风不良和防范不周引起,常见形式如下。

(1)瓦斯爆炸:瓦斯爆炸多因井下通风不良时蓄积的甲烷骤燃引起,瓦斯爆炸后可产生高温、高压和大量一氧化碳气体,从而对作业工人造成严重烧伤、炸伤和中毒。

(2)瓦斯中毒:主要为一氧化碳、硫化氢和二氧化氮中毒。

2.矿井火灾　矿井火灾也是矿山主要灾难之一,多因矿井内煤与空气接触氧化后变质时着火点降低,发生自燃、电缆着火、皮带机摩擦起火、电器开关接触不良发热起火、电动机着火、放炮和瓦斯爆炸起火等引起。由于井下空间小,风速大,火势极易蔓延,烟雾和毒气很快弥漫整个巷道,导致伤亡严重。

3.矿井水灾　矿井水灾也是矿山开采中的多发灾难,发生频率仅次于瓦斯事故。多因对矿区水文地质情况不清楚,挖穿水窖;因防、排水设施不符合要求;麻痹大意,忽视透水隐患;违章指挥或违章作业;施工人员技术水平差等因素,导致灾难性水源突然涌入。

4.矿山冒顶事故　冒顶是在采矿生产过程中,由于矿井岩石稳定性差,当强大地质应力传递到顶板或两帮时,使岩石和支护遭到破坏而引起的煤矿顶板垮落。冒顶是矿山事故中最严重的事故,由于顶板大面积崩塌,施工人员常常被埋压或困于井下,可导致严重创伤和窒息、中毒。

二、致伤特点

1.烧伤　发生矿难后,矿工只要未及时脱离,都有可能被烧伤或烧焦而身亡。多数严重,但程度不一。有的全身、半身衣服、皮肤烧成焦炭,头发烧焦,舌头突出;有的还剩下少许衣服碎片;有的尸体皮肤变硬,坏死,形成痂皮,呈收缩状;有的尸体四肢屈曲固定,呈拳头姿势;有的皮肤裂开。全部尸体都合并有创伤性损伤。煤矿瓦斯爆炸产生的瞬间温度可达 1850～2650℃,压力可达初压的 9 倍,爆源附近气体以每秒几百米以上的速度向外冲击,使人员伤亡,巷道和器材设施毁坏。

2. 窒息、中毒 爆炸后氧浓度降低,生成大量 CO_2 和 CO,有窒息和中毒危险。

3. 溺水身亡 矿井水灾的水源有大气降水(雨、雪)、地表水、含水层水、断层水和旧巷或采空区积水等。大气降水可能从地表低洼地通过塌陷区裂隙或井口灌入井巷,造成灾害。地表水指河、湖、塘、沟及水库的积水。含水层水如沙砾层含水、石灰岩溶洞水,两者可能通过裂隙、断层、旧巷等通道进入井巷。断层破碎带常大量积水,特别是断层与含水层或地表水连通时,补给丰富,威胁更大。旧巷或采空区积水,往往静水压力大,来势猛,且常含有害气体,易造成人身事故。矿山水灾的主要原因:水文地质情况不明;缺乏附近老窑、旧巷的积水资料;未及时采取有效的探、防水措施;排水系统不完善以及排水设备能力过小或设备故障等。

4. 爆炸身亡 瓦斯与空气混合,在高温下急剧氧化,并产生冲击波的现象,是煤矿生产中的严重灾害。随煤矿生产技术的发展和防治瓦斯措施的改进,这类事故已逐渐减少。

三、应急处置及护理要点

值班救护车辆和医护人员、担架员以最快速度达到灾难事故现场。争取在院前急救的"黄金时间"30min 内对伤员实施快速有效的救治和转运。

(一)检伤分类与评估

到达现场后、护士立刻配合医师对伤员进行快速检伤分类。首先松解伤员衣服,充分显露伤员身体各部位,根据伤情分为死亡、重度伤、中度伤、轻伤四类。填写伤员分类卡,并分别用黑、红、黄、绿四种颜色的卡片或布条为标示置于伤员左胸部。遵照

"先重后轻、先救后治"的原则,对分类后的重度伤员进行救命处理。

有危及生命的情况,如呼吸道阻塞、活动性大出血、休克等立即采取开放气道、伤肢固定、伤处表面止血等相应措施。要特别注意无反应能力的伤员,能活动、能呼救者不一定伤情轻。

循环系统的评估主要是根据患者的血压、脉搏、体温、面色判断是否伴有休克及休克的严重程度。

在评估休克方面以下几点很有实用价值:①检查脉搏,估计血压,评价心排血量;②做毛细血管再充盈实验,再充盈迟缓是组织灌流不足最早指征之一;③评价意识状态,在无头部外伤的情况下,意识状态是脑血流灌注的可靠指征,如有明显意识状态改变,可考虑有严重灌注不足或低氧血症。

(二)保持呼吸道通畅

给予基本生命支持是急救过程中最基础、最重要的措施。经病情评估后,立即对危重伤员进行紧急处理,对伴有呼吸道梗阻窒息者,护士立即戴手套用纱布、棉签或吸引器清理伤口口咽部的分泌物、呕吐物、血凝块及泥沙等,确保呼吸道通畅,同时向前托起下颌、将舌拉出并使头转向一侧,及时吸入氧气。必要时可行气管插管、环甲膜穿刺或气管切开术建立人工气道,甚至用车载呼吸装置辅助呼吸。

(三)建立有效的静脉通道

根据需要建立 2~3 条静脉通道,宜选用上肢、颈外、锁骨下静脉等血管,快速输入大量液体,补充有效循环血量。对严重创伤性休克的伤员在最初的 15~30min 内快速输入大量液体。按先晶后胶、晶胶比例为 2:1 的原则以保证重要器官重新得到充足的血液灌注,实现在活动性出血未控制时的液体复苏。创伤引起的活动性出血,伤处表面立即用敷料加压包扎止血。对肢体骨折的患者则采用夹板临时固定,避免骨折断端因错位损伤血管、神经。

(四)根据不同伤情,实施针对性护理措施

1. 一氧化碳、硫化氢等有害气体中毒　将从井下救出的伤员迅速送至空气新鲜处,对于呼吸表浅而急促、失去知觉、面颊及身上有红斑、口唇呈桃红色,有呼吸或心跳者,要立即给伤员吸氧,解开衣服,摩擦皮肤,使身体温暖。

2. 淹溺的遇难者　遇难者被营救出矿井后,立即清除口鼻内污泥与呕吐物。如遇难者尚有呼吸心跳,但有明显呼吸道阻塞者,可先倒水。具体方法是:将遇难者腹部置于抢救者大腿上,使头部下垂,然后按压背部,使口咽及器官内积水迅速倒出。倒水的同时不停止其他方面的抢救。

3. 烧伤人员　首先使其尽快脱离致热源,伤肢或伤处置于冷水中,粗略地做出伤情评估,现场进行对症处理。伤处一般不涂有颜色的药水或覆盖油脂敷料、水疱不要弄破,也不要除去腐皮,以减少污染机会。

(五)伤员的安全转运

进行现场急救后,应迅速将伤员转送到医院,以采取"四定、四早"措施,即定车号、定人员、定座位、定任务,早通知、早编组、早准备、早治疗。

1. 脊柱损伤　转运途中对脊柱损伤的患者,用铲式担架或硬木板搬运,3~4人同时抬起,固定颈部,严防颈部和躯干前屈或扭转。

2. 昏迷　昏迷患者应取侧卧位,保持呼吸通畅。腹部伤者,取仰卧位,屈曲下肢,用担架或木板搬运。

3. 休克　休克患者,采取中凹卧位,且注意保暖。

4. 其他

(1)骨折的患者采取痛苦小、安全的体位,注意创面的出血情况及受压肢体末梢循环情况,尤其注意上止血带肢体的血供情况。

(2)对气管插管者,预防插管的扭曲、受压、移位,保持其通畅,随时注意呼吸及心跳。

(3)护送带输液管的患者,应随时观察针头有无脱出、有无外渗,局部有无肿胀,保持液体输入通畅。

(六)心理护理

矿难的发生影响受害人的心理状况,在抢救中几乎 100% 的伤员均有不同程度的恐惧、焦虑、急躁、压抑,有的甚至出现大小便失禁、暂时性失聪、严重的呼吸困难,甚至还会产生濒死感。对于意识清醒的伤员,心理护理应贯穿在整个急救护理过程中。具体措施:①主动关心伤员;②树立时间就是生命的观念;③做好说服开导工作;④尽可能多地接触伤员。

第五节 食品、水污染事件

一、分类

食品、水污染分为生物性、化学性及物理性污染 3 类。

1. **生物性污染** 是指有害的病毒、细菌、真菌以及寄生虫污染食品、水资源。

2. **化学性污染** 是由有害有毒的化学物质污染食品、水资源引起的。包括各种农药,含铅、镉、铬、汞、硝基化合物等有害物质的工业废水、废气及废渣;食用色素、防腐剂、发色剂、甜味剂、固化剂、抗氧化剂食品添加剂;作食品包装用的塑料、纸张、金属容器等。

3. **物理性污染** 主要来源于复杂的多种非化学性的杂物,虽然有的污染物可能并不威胁人们的健康,但是严重影响了食品、水资源应有的感官性状和(或)营养价值,质量得不到保证,包括来自放射性物质的开采、冶炼、生产、应用及意外事故造成的放射性污染。

二、致伤特点

食用或饮用被污染的食品或水会导致机体损害,常表现如下。

1. 急性中毒、慢性中毒,以及致畸、致癌、致突变的"三致"病变。

2. 造成急性食品中毒。

3. 引起机体的慢性危害。

三、应急处置及护理要点

食用或饮用不洁食物或水源会导致机体损害,需立即采取救护措施。

1. 严密监测生命体征,观察患者的神志变化,倾听患者主诉。

2. 催吐和洗胃:对于食用或饮用时间不是很久的患者,可以先进行催吐处理,同时喝大量的温开水,把胃中残留的有毒物质呕吐出来。如果患者已经在医院,并且在中毒 3h 以内就可以进行洗胃处理,这也是非常有效的食物中毒急救处理措施。

3. 服用泻药:如果时间已经超过 2h,但精神状态较好,协助医生采取口服泻药等方式进行导泻,通过这种方法能够帮助已经进入肠道的有毒食物排泄出体外。导泻是一种常见的食物中毒急救处理措施。

4. 进行针对性治疗:对于时间超过 4h 以上的患者,比较有效的方法包括服用解药或者血液透析进行排毒,以及使用洗肠法来将毒素排出体外。

5. 协助患者进行安全转运。

第 29 章

烧伤事件

第一节　建筑火灾

一、原因

1. 电气　电气原因引起的火灾在我国火灾中居于首位,占全年火灾总数的 30％左右。电气设备过负荷、电气线路接头接触不良、电气线路短路等是电气引起火灾的直接原因。间接原因是电气设备故障或电器设备设置使用不当造成。

2. 吸烟　烟蒂和点燃后未熄灭的火柴梗温度可达 800℃,占火灾总数的 6.7％。

3. 生活用火不慎　主要是城乡居民家庭生活用火不慎,占火灾总数的 21.1％。

4. 生产作业不慎　主要指违反生产安全制度引起火灾,占火灾总数的 3.3％。

5. 玩火　小孩玩火、放烟花等,占火灾总数的 3.5％。

6. 放火　蓄意制造火灾,占火灾总数的 1.4％。

7. 雷击　雷电导致的火灾,占火灾总数的 0.1％。

8. 建筑施工　工地临时住宿,电线乱接,厨房用气。

9. 高层建筑　外墙保温材料,管道井防火封堵,消防供水,占用消防车道,电动自行车违规停放充电。

二、致伤特点

1. 对人体的直接危害

(1)烧伤:由于火焰、高温固体和强辐射热引起的损伤称之为烧伤。烧伤是火灾的主要伤情,特别是发生较大面积的烧伤,其伤残率和死亡率均较高。火灾造成的烧伤主要包括热力烧伤、化学烧伤、电烧伤。

(2)热损伤:在火灾环境中,常伴随烟雾流动,烟雾中的微粒携带高温热值,通过热对流,传播给流经的物体,不仅能引燃其他物质,也能对人体造成伤害。当吸入高温烟气,就会造成呼吸道黏膜损伤、肺实质损伤,严重时阻塞呼吸道,引起窒息死亡。

2. 对人体的次生伤害

(1)窒息:因缺氧、吸入高浓度浓烟引起窒息是火灾中常见的死亡原因。

①缺氧:在火灾发生过程中由于各种物体燃烧,尤其是密闭环境中,大量氧气被急剧消耗,产生高浓度的二氧化碳,造成人体缺氧而窒息。

②吸入窒息剂:含碳物质不完全燃烧,可产生一氧化碳,含氮物质不完全燃烧可产生氰化氢,两者均为强力窒息剂,吸入人体后可引起氧代谢障碍导致窒息。

③吸入高浓度浓烟:物体燃烧过程中会产生大量的浓烟,人体在吸入高浓度浓烟后,烟气中的尘埃微粒附着于气管和支气管,造成气道堵塞,损伤肺泡壁,严重者可出现呼吸衰竭,造成严重缺氧而窒息死亡。

(2)化学损伤:现代建筑物引起的火灾,由于燃烧的物质多为合成材料,火灾烟雾中均含有有毒成分如二氧化碳、一氧化碳等,有毒物质的麻醉作用能致人迅速昏迷,刺激呼吸中枢、呼吸道黏膜、损害肺功能,引起广泛的全身中毒反应。

(3)烧伤复合伤:除火灾本身引起的烧伤外,还可伴有其他损伤,如煤气爆炸引起的冲击伤,建筑物倒塌引起的砸伤、摔伤、埋伤、挤压伤等;在极度恐慌的情绪下跳楼造成的坠落伤;其他因素导致的颅脑损伤、骨折、内脏损伤、大出血、刺伤、割伤等。

三、致伤因素和致病机制

1. 烟气蔓延迅速:火灾发生后,在热传导、热对流和热辐射作用下,极易蔓延扩大。扩大的火势产生大量的高温热烟。

2. 室内物体燃烧,导致人员躲避不及被火焰灼烧。

3. 室内家具器材、建筑物及装饰品倒塌,导致人员摔伤、砸伤。

4. 空气污染、通气不畅、视线不良:火灾情况下断电后,建筑物内光线弱及烟气的阻隔,基本处于黑暗状态。

5. 心理紧张、行为错乱:火灾发生在密闭环境时,人们处于极度的紧张状态,面临烈火和浓烟,紧张的心理引起思维的简单和盲目,最终可能导致错误的判断和行为。

四、应急处置

1. 当发生火灾时,一定要保持镇定,不要慌乱,以免在慌乱中做出错误的判断和行为,根据火情大小选择应急方案并同时拨打火警电话119及时报警,报警时讲清着火地点、受困人数等。

2. 根据火情,选择灭火及设法脱离险境。底层居民应夺门而出;楼上的居民若楼道火势不大或没有坍塌危险时,可披上浸湿的衣物、被褥等向安全出口冲出去,不要往柜子或床底下钻,不要贪恋财物往火场跑。

3. 若发现门、墙发热,说明大火逼近,自己所在地方被大火封闭时,应退入室内,不要开窗、开门,可用浸湿的棉被衣物等塞住门窗缝,不断浇水,并用湿毛巾捂住口鼻。同时向外寻找救援,打手电筒、挥舞色彩明亮的衣物、呼叫或通过敲击盆碗等方式向窗外发送求救信号,以引起救援者的注意,等待救援。

4. 若楼道被大火封住而无法通过时,可利用疏散楼梯、阳台等自救。可顺墙排水管下滑,用绳子或把床单等撕成条状连成绳索,紧拴在铁栏杆等固体物上,用毛巾、布条保护手心顺绳滑下,不要盲目跳楼。

5. 物体燃烧时会散发出大量的烟雾和有毒气体,人很容易被烟雾毒害窒息而死。所以当烟雾呛人时,要用湿毛巾捂住口鼻并屏住呼吸,不要大声呼叫以防中毒。要尽量使身体贴近地面,靠墙边爬行逃离火场。

6. 如果被困在二层以下楼层时,时间紧迫且无条件采取任何自救时,也可以跳楼逃生,在跳楼前应先向地面抛一些棉被、床垫等柔软物品,用手扒住窗台,身体下垂,自然下滑,使双足着落在柔软物品上。如果被困于 3 层以上的楼层时,千万不能跳楼,容易造成重伤或死亡。

7. 在宾馆、饭店等公众聚集场所要记住进出口位置、楼道、楼梯、紧急疏散口的方位和走向。

8. 发生火灾时不要乘坐电梯。

五、护理要点

1. **迅速移出伤员** 采取措施,移除致伤源,脱离现场,置于安静通风处,有效防止伤情的进一步发展。

2. **判断伤情** 准确的伤情分类对于伤员实施现场急救及转运至关重要。

3. **原则** 抢救过程遵循先重后轻、先救命后救伤等原则,分流伤员则遵循先轻后重等原则,以提高抢救成功率。尽最大努力保证伤员在伤后黄金 1h 内获得有效救治。

4. **迅速抢救生命** 保持呼吸道通畅,对呼吸停止者实施人工呼吸。判断有无吸入烧伤。

5. **保护创面** 尽快除去着火的衣物,不能及时脱掉时,应就地慢慢滚动,或用衣服覆盖着火处隔离氧源将火熄灭或用水浇灭。严禁奔跑或用双手扑打，以免引起头部、呼吸道、双手烧伤。清除残余衣服鞋袜时，应用剪刀剪破衣裤，不能采用拉扯剥脱等错误方法。防止细菌感染，以免扩大创面，加重病情。

6. **镇静镇痛抗休克** 疼痛剧烈者可视情况给予注射吗啡，防止因疼痛造成休克。

7. **对症治疗** 检查伤者除烧伤外有无其他损伤，如窒息、骨折、大出血等危及生命时，应首先做紧急处理。

8. **伤员运送** 将伤员经过现场初步处理后送到医疗技术较好的医院。搬运伤员时要根据具体情况选择合适的搬运方法和搬运工具。途中应严密观察病情变化，必要时做急救处理。伤员送到医院后陪送人员应向医务人员交代病情，介绍急救处理经过，以便入院后的进一步处理。

第二节　森林火灾

一、原因

1. **自然现象引发林火** 在森林防火工作实践中，由于特殊气象引发的森林火灾时有发生。特殊气象主要体现在天气遇到干旱、高温、大风时，树木遭遇雷击而引起森林火灾。雷击引起森林火灾的原因是雷暴，特别是干雷暴。在天气降水量少，地面温度增高，相对湿度减少，可燃物质干燥，一旦发生雷击，就很容易着火并蔓延成灾。雷击引发火灾的可能性与闪电发生处的气象条件（如湿度及风速等）、植被状况（可燃物分布、尺寸及含水率等）有关。雷电引发的林火一般具有季节性，并在一天中午后较多，早晨较少。纬度越高的地方雷击火的发生也就越多。我国南方林区雷击火远少于北方林区。另外，火山爆发、陨石坠落、滚石撞击，以及地壳运动、泥炭自燃等自然现象也是地球上森林火灾的一个重要诱因。

2. 人类活动引发林火

(1)使用明火驱兽防身:在远古时期,原始人主要生存在森林之中,林中猛兽时常出没伤及老小,危及原始人族群的安危。后来他们在生活实践中发现禽兽惧火,于是他们就采取焚烧森林的方法驱赶动物,以保护人类及其住所的安全。

(2)焚烧森林造田狩猎:早在远古时期,在人力不足的情况下,人类利用焚烧树林的方法来围猎动物;又有毁林种粮,用火烧森林的方法,以扩大种植农作物的土地面积。

(3)战争期间以火攻防。

(4)人为纵火破坏森林。

(5)生产生活失火毁林:人类生产生活用火不慎而引发森林火灾的概率远远高于其他祸源。据资料显示,世界上90%以上火灾是人为引发的,而在我国人为因素引发的森林火灾约占98%以上。除故意纵火焚林以外,森林火灾绝大多数是由于生产生活用火不慎。以往年森林或轻火灾发生诱因分析来看,焚烧秸秆、烧荒燎堰、上坟烧纸等人为因素是引发火灾的主要原因。因吸烟点火、乱扔未熄灭的烟头、造成火灾的情况也时有发生。

二、致伤特点

森林火灾多因火势迅猛,风向改变,避险不力等原因导致救援人员发生烧伤。伤员除了常见的头面部、四肢伤以外,多伴有程度不同的吸入性损伤,且具有烧伤面积大,伤情严重甚至危及生命等特点。故在抢救及转运伤员的过程中,一定要争分夺秒,特别要关注伤员的吸入性损伤及病情变化快等情况。

三、应急处置

现场急救是减少损伤和挽救伤员生命的关键。而火场情况复杂多变,伤员是否脱离了危险环境,有时甚至比急救更加重要。只有脱离了危险环境,才能就地展开急救。因此,在森林火灾烧伤伤员的急救中,应着重强调避险意识。

森林部队对森林火灾烧伤伤员的救援目标可归纳为"零死亡、低伤残、早康复"。在烧伤伤员脱离火场危险以后,应根据其全身情况、烧伤面积、深度、部位、感染程度等进行分类处理。

一般分类原则主要包括以下。

①一度烧伤:不需特殊处理。②二度烧伤:四肢烧伤可进行包扎疗法;面部、躯干大面积烧伤应行显露疗法,防止感染。对于需要显露治疗的烧伤患者,衣服和皮肤有时难以分开,此时不应强行剥离,应对症处理后尽早安排后送。③三度烧伤:在维持生命的前提下应尽快安排后送。

在伤员分类时,应将下列伤员作为急救和后送重点:有严重呼吸道损伤;难以建立静脉通道;头颈部烧伤严重;合并其他中重要部位损伤及具有威胁生命的其他情况。

四、护理要点

1. 尽快去除致伤因素 应尽快脱离现场,脱去着火的衣服。紧急情况下,伤员可"倒地慢滚"灭火,或用棉衣等织物覆盖灭火,有条件时用水浇淋。伤员不应在火场奔跑、呼叫和用手扑打火焰,以免引起头面部、呼吸道和双手烧伤。

2. 保护烧伤创面防止污染 伤员脱离热源后,可立即用水浸泡或湿敷伤处 0.5～1h(有条件时最好用 5～15℃冷水),既可使疼痛缓解,又可降低组织代谢和余热对身体的继续伤害。伤处的衣服如需脱下,应剪开或慢慢撕破衣服,不应剥脱或猛力拽拉,以免加重损伤。显露的创面可用三角巾、消毒敷料或清洁的被单、毛巾等覆盖或包扎。现场急救不处理创面,更不能盲目使用外用药物。

3. 迅速救治处理合并伤 如有大出血的伤员应及早止血,骨折的伤员应予以固定,窒息的伤员应立即采取措施恢复气道通畅,心搏骤停的伤员应及时做心脏按压以恢复心跳。

4. 镇静、镇痛 烧伤患者常表现剧烈的烦躁不安,从而加重休克和创面损伤,可给予镇静、镇痛药。轻者口服镇痛片、地西泮等,重者可用哌替啶。但有颅脑外伤或呼吸困难者禁用,可改为注射苯巴比妥钠 0.1g。

5. 重视呼吸道损伤的处理 森林火灾烧伤的伤员,因避险逃生,往往在火场中奔跑呼吸,造成呼吸道烧伤,出现黏膜水肿、气道痉挛、狭窄、通气障碍等,如不及时处理,极易窒息死亡。应尽快给伤员吸入高浓度氧气,并根据伤情尽快采取气管切开等开放气道措施,以保持呼吸道通畅。

6. 防治烧伤合并休克 大面积烧伤患者,创面渗出液很多,丧失大量体液,极易引起休克,应尽快建立静脉通道。严重烧伤患者难以建立静脉通道,或现场条件不足时,可口服烧伤饮料。烧伤饮料配方为:每 100ml 水中,加入食盐 0.3g,苯巴比妥钠 0.03g,糖适量。烧伤饮料应少量多次饮用。无烧伤饮料时可少量多次饮用糖盐水。大面积烧伤患者不宜单纯喝白开水,以防造成水中毒。

第三节 工业火灾

一、原因

很多火灾是生产中使用明火引起的如厂房内焊接、烘烤时用火不慎;生产区域内吸烟、乱扔烟头和火柴等;暗火引起的火灾有火源引起的如烟囱、炉子的表面过热、靠近木结构,没有火源的如堆在仓库的油布雨衣,由于通风不好积热发生自燃;因化学反应引起燃烧;机械设备摩擦发热使被接触的可燃物起火等;电器设备过负荷;短路的电弧线使充油的设备爆炸;输送易燃、可燃液体、可燃液体或蒸汽的管道,由于内部物质摩擦带电,在设备接地不好的条件下产生静电放电、引燃被输送的可燃物质,甚至引起爆炸;雷雨较多,建筑物上没有防雷保护装置;不法分子蓄意制造事故或借机纵火。

1. 物理原因:如电火花起火、静电放电、雷击等。

2. 化学物理原因:如可燃物自燃、危险物品的相互作用、摩擦和碰撞。

3. 技术管理上的原因:如建筑物设计不符合防火要求、缺乏防火设施、设施老化失修、违反安全技术操作规程等。

4. 人为的失火。

二、致伤特点

工业火灾的特点是燃烧速度快、火势发展迅猛、火场温度高;容易形成立体燃烧;容易形成大面积燃烧;爆炸危险性大;具有复燃、复爆性;毒害性大;初期火灾不易及时发现处理;火灾现场情况复杂、扑救困难。

1. 烧伤 由于火焰、高温固体和强辐射热引起的损伤称之为烧伤。烧伤是火灾的主要伤情,特别是发生较大面积的烧伤,其伤残率和死亡率均较高。火灾造成的烧伤主要包括热力烧伤、化学烧伤、电烧伤。

2. 热损伤 在火灾环境中,常伴随烟雾流动,烟雾中的微粒携带高温热值,通过热对流,传播给流经的物体,不仅能引燃其他物质,也能对人体造成伤害。当吸入高温烟气,就会造成呼吸道黏膜损伤、肺实质损伤,严重时阻塞呼吸道,引起窒息死亡。

3. 窒息 因缺氧、吸入高浓度浓烟引起窒息是火灾中常见的死亡原因。

(1)缺氧:在火灾发生过程中由于各种物体燃烧,尤其是密闭环境中,大量氧气被急剧消耗,产生高浓度的二氧化碳,造成人体缺氧而窒息。

(2)吸入窒息剂:含碳物质不完全燃烧,可产生一氧化碳,含氮物质不完全燃烧可产生氰化氢,两者均为强力窒息剂,吸入人体后可引起氧代谢障碍导致窒息。

(3)吸入高浓度浓烟:物体燃烧过程中会产生大量的浓烟,人体在吸入高浓度浓烟后,烟气中的尘埃微粒附着于气管和支气管,造成气道堵塞,损伤肺泡壁,严重者可出现呼吸衰竭,造成严重缺氧而窒息死亡。

(4)化学损伤:火灾烟雾中含有有毒成分如二氧化碳、一氧化碳等,有毒物质的麻醉作用能致人迅速昏迷,刺激呼吸中枢、呼吸道黏膜、损害肺功能,引起广泛的全身中毒反应。

4. 烧伤复合伤 除火灾本身引起的烧伤外,还可伴有其他损伤,如煤气爆炸引起的冲击伤,建筑物倒塌引起的砸伤、摔伤、埋伤、挤压伤等;在极度恐慌的情绪下跳楼造成的坠落伤;其他因素导致的颅脑损伤、骨折、内脏损伤、大出血、刺伤、割伤等。

5. 爆炸伤 程度重、范围广泛,兼有高温、钝器或锐器损伤。爆炸使肢体离断并被抛掷很远,常被烧焦;由于炸裂爆炸物外壳、爆炸击碎的介质作用于人体所形成的各种创口,创口周围有烧伤,伴有严重的骨质和内脏损伤;冲击波外轻内重,外表波浪状的挫伤和表皮剥脱,体内见多发性内脏破裂、出血、骨折甚至体腔破裂,冲击波可使人落地时再形成坠落伤。

6. 灼烫伤 火焰烧伤、高温物体烫伤、化学灼伤(酸、碱、盐、有机物引起的体内外灼伤)、物理灼伤(光、放射性物质引起的体内外灼伤)。

三、致伤因素和致病机制

1. 烟气蔓延迅速 火灾发生后,在热传导、热对流和热辐射作用下,极易蔓延扩大。扩大的火势产生大量的高温热烟。

2. 爆炸 爆炸的能量会使爆炸点周围的空气升温,加上爆炸后的大火,造成灼伤,爆炸产生的有毒气体造成人员中毒;爆炸后的碎片像子弹一样击中人体造成伤害;爆炸时产生的冲击波会撕裂肢体、震碎骨骼造成损伤。

3. 爆炸冲击伤 　一级冲击伤是由于冲击波本身在人体组织间传递过程中造成的超压波所引起的直接损伤效应；二级冲击伤是由于爆炸过程中产生的碎片造成的贯通伤和钝挫伤；三级冲击伤是突然的加速或减速作用导致受害人的身体移位而引起的钝性外伤；四级冲击伤主要是由冲击波所引起的烧伤和吸入性损伤。爆炸发生后由于当量巨大，二级冲击波携带爆炸物本身的碎片以及推动的周围物品、外源性碎片割伤、刺伤人体是导致开放性伤害的主要原因。爆炸冲击波还可将人体瞬间掀倒翻滚或者撞击其他物体时发生钝器伤、撕裂伤或穿透伤等。

4. 空气污染、通气不畅、视线不良 　火灾情况下断电后，厂房内物料堆积、光线弱及烟气的阻隔，基本处于黑暗状态，容易摔倒及误伤。

5. 心理紧张、行为错乱 　火灾时在密闭的环境中，人们处于极度的紧张状态，面临烈火和浓烟，紧张的心理引起思维的简单和盲目，最终可能导致错误的判断和行为。

四、应急处置

1. 发现火灾时，发现人员在第一时间大声呼喊，判断火情并电话通知应急小组。

2. 切断电源、气源，按火情大小进行灭火。

3. 应急小组成员根据火情判断并报警（报警时讲清楚起火单位名称、地址、着火部位、着火物质、火情大小、报警人员姓名及报警电话）。

4. 根据现场情况确定防爆和警戒区域；专家组根据危险区的危害因素和火灾发展趋势及时调整灭火措施，采取隔离措施。

5. 根据可燃液、气储存设施及火灾的特点、风向，合理组织扑救。

6. 采取防泄漏、防扩散控制措施，防止火势蔓延。

7. 对受火灾威胁的其他可燃物质储存设施，应及时采取冷却、转料、泄压等措施,防止升温升压而引起火灾爆炸。

8. 空气中有爆炸、有毒害的气体时,做好防中毒、防窒息措施,采用高压水雾进行稀释,防止高浓度气体聚集。

9. 所有人员立即停止工作,关掉机器和设备,通话中电话立即挂机。

10. 疏散人员,打开所有安全通道大门,按疏散路线以最快的速度撤至安全地点,如集合点受烟雾污染应另行安排安全地点。

11. 所有员工直接前往集合点,不要停留在洗手间等地区,快步走,但不要奔跑或推挤他人,撤离时不要取回自身物品。

12. 应急小组成员应检查各楼层内特别是洗手间、电梯内有无被困人员,保证所有人员安全撤离工作区。

13. 进行人员清查,统计伤亡情况。

五、护理要点

1. 迅速移出伤员:采取措施,移除致伤源,脱离现场,置于安静通风处,有效防止伤情的进一步发展。

2. 判断伤情,对伤情进行准确分类。迅速抢救生命:保持呼吸道通畅,防止休克,对呼吸停止者实施人工呼吸。

3. 保护创面:烧伤的患者消除热源、尽快脱去着火的衣物,不能及时脱掉时,应就地慢慢滚动,或用衣服覆盖着火处隔离氧源将火熄灭或用水浇灭。严禁奔跑或用双手扑打,以免引起头部、呼吸道、双手烧伤。清除残余衣服鞋袜时,应用剪刀剪破衣裤,不能采用拉扯剥脱等错误方法。防止细菌感染,以免扩大创面,加重病情。

4. 爆炸伤口的处理原则:用最短的时间、最简单的方法诊断和干预对生命构成威胁的损伤,尽量保存皮损、肢体,包括断离的肢体,为后期修复愈合打下基础,最大程度地避免伤残和减轻伤残。

5. 肢体被沸水或蒸汽烫伤时应立即剪开已被沸水湿透的衣

物,将受伤的肢体浸于冷水中,起到镇痛和消肿的作用。502 胶水等化学灼烫,第一时间用大量清水冲洗,冲洗 10～15min 后前往就医。酸类灼烫,先擦去皮肤上残留的化学品,再用水冲洗,视情况就医。眼部受化学品灼烫,使伤侧的脸部在下,让水从鼻梁处向受伤眼一侧的脸颊部冲洗。如化学品是固体可以用棉棒剔除,包扎好后送医。面部灼烫,用盆盛满水将脸部浸在水里冲洗,或用湿毛巾捂在脸部冷敷 15min,注意更换毛巾,若出现水疱不要弄破。轻微灼烫,立即用应急药箱中的烫伤膏涂抹患处。

6. 镇静、镇痛、抗休克:疼痛剧烈者可视情况给予注射吗啡,防止因疼痛造成休克。

7. 对症治疗:检查伤者除烧伤外有无其他损伤,如窒息、骨折、大出血等危及生命时,应首先做紧急处理。冬季注意保暖,夏季注意防暑,有条件时更换潮湿的衣物。

8. 伤员运送:将伤员经过现场初步处理后送到医疗技术较好的医院。搬运伤员时要根据具体情况选择合适的搬运方法和搬运工具。途中应严密观察病情变化,必要时做急救处理。伤员送到医院后陪送人员应向医务人员交代病情,介绍急救处理经过,以便入院后的进一步处理。

第 30 章

特殊环境事件

第一节　高原环境

一、环境特点

1. 空气稀薄,氧分压低。环境氧分压随海拔高度增加而降低。如海拔 3000m、4000m、5000m 处大气氧分压可较海平面分别下降 30.8%、39.2%、46.7%。

2. 气候寒冷,昼夜温差大。气温变化的规律是随高度增加而降低,一般每升高 100m,气温下降 0.56℃。

3. 太阳辐射强烈且时间长,风大、干燥。通常高度每升高 100m,紫外线强度增加约 1.3%。

4. 低沸点和高蒸发。一般每升高 100m,水的沸点下降 0.32～0.35℃。

5. 空气离子化程度高。

二、对机体的影响

(一)对人体血压的影响

有实验结果表明,人体在高原环境中身体多项指标均发生生理或病理性的改变,其中,血压受影响变化最明显。高血压是发生心血管疾病的重要因素之一,也是世界范围内广泛发生的疾病。全身性高血压的发展受遗传、种族、地理位置以及环境因素的影响,其中也包括高海拔,高海拔地区一般是指海拔≥2500 m的地区。如果长期生活在相对缺氧的环境之中,高海拔环境会对高原居民的心血管系统以及血压产生重要影响。

已知高海拔地区是一个低压缺氧环境,因此人体进行肺部气体交换的气压下降,导致较低浓度的氧气可用于生理代谢过程。慢性高原病是人体对慢性低氧血的过度反应造成的,其特征是红细胞的产生明显增加,以尽可能地维持血液向组织输送的氧气量。这会对血液黏度、血管畅通性以及酸碱平衡产生持久的影响,慢性缺氧还会因为持续的缺氧性肺血管收缩而引发肺高压和右侧心力衰竭(右心衰竭)。

(二)对人体代谢功能的影响

既往文献报道,高海拔缺氧环境可能通过交感神经活化增加及各种应激激素的释放而提高新陈代谢,并使食欲下降,从而导致体重下降。在实际观察中发现,受试者初期进入高海拔地区,体重下降较为常见,极高海拔(海拔大于3650m)地区尤为明显。同时,需要特别指出的是,短期进入高原地区生活的人群缺少运动、不习惯高脂油腻饮食,同样可能导致体重升高。总之,影响体重变化的因素非常多,可导致体重升高,也可引起体重降低。目前,平原地区人群暴露于高海拔环境将会导致体重减轻,在学界已取得了广泛共识。

(三)对人体循环和呼吸系统的影响

在高原环境下会出现心前区疼痛、心慌心悸、呼吸困难等情况,劳累后加重。由于人体暴露于缺氧环境,主要由颈动脉体、主动脉体中的化学感受器感知,并引起呼吸中枢兴奋和交感缩血管中枢的兴奋,可引起呼吸加深、加快、外周血管收缩和心率增快,人体出现心慌、气喘的症状。同时,交感缩血管中枢兴奋将导致肾上腺髓质激素的大量释放。全身大部分血管收缩,脑血管及冠状动脉扩张,以优先满足心、脑等重要器官的供血和耗氧。肾上腺髓质激素的大量释放还将导致心肌收缩以代偿提供更多的氧气供应量,长期慢性缺氧出现心肌肥厚、心脏增大,心脏结构发生变化,形成高原性心脏病;或导致肺动脉收缩,形成肺动脉高压或肺水肿。在高海拔慢性低氧血症相关疾病患者中,血管功能发生改变,心血管疾病发病率和死亡率增加。

(四)对人体神经系统的影响

大脑对缺氧非常敏感,也是耗氧量最大的器官之一。在短时间缺氧暴露下,体内多巴胺、去甲肾上腺素合成障碍可引起判断力、记忆力和思维能力上升。但在慢性缺氧情况下,神经系统发生能量代谢障碍,出现脑水肿、颅内高压,进而形成脑组织点片状变性或坏死。神经元是氧反应最敏感的细胞,长期慢性低氧血症将严重影响其正常的生理功能。既往报道,上升到高海拔可导致神经元处理的减少,包括算术、记忆、语言、感知、学习、认知灵活性和精神运动技能的损害。有研究提出,慢性缺氧环境下人体脑部血管反应性可能下降。脑血管反应性(CVR)是指通过收缩或舒张期改变来实现脑血管病理因素的稳定,以实现稳定的局部脑血流(CBF)和脑灌注,并且反应能力是脑储备能力的重要指标。先前的研究结果表明,在高海拔环境中,经历强烈刺激的寒冷、低压和低氧会导致垂体-肾上腺髓质功能亢进和醛固酮及 ADH 增加,从而导致外周阻力增加,钠和水潴留增加,同时引起红细胞增多症。过量的红细胞会导致血细胞比容显著增加,血液黏稠度和血流阻力减慢,血液流动和沉降减慢,组织和血液排出。因此,在高海拔地区居住时人体更容易出现颅内缺血和梗塞。

脑组织是中枢神经系统的重要组成部分,是主要依靠氧气起作用的器官。另外它对血氧分压的变化极为敏感。当 PaO_2 降至 $40\sim45\ mmHg$ 时,可引起脑血管舒张功能障碍。当大脑缺氧时,反馈脑动脉扩张以增加脑血供,但当脑血管发生最大扩张时,其对 CO_2 刺激的反应明显减少,局部脑血流(CBF)速度继续增加,PaO_2 减少。

（五）对人体其他系统的影响

高原环境缺氧情况下会导致红细胞过度增多,其中包括视网膜血管的血容量过多和血管全面扩张。高原红细胞增多症,可使血液黏稠度增大,进而形成血栓,出现心肌梗死、脑血栓、视网膜静脉血栓等。

三、高原伤情

（一）高原战伤的伤情特点

高原战伤通常是在海拔 3000m 以上地区发生的战伤,其发生发展和救治与低海拔地区有着相似的规律,但由于高原特殊的自然地理环境,如大气压和氧分压低(海拔 4000m 约为海平面的 61%)、气候干燥寒冷、紫外线强等,在此基础上发生的战伤有别于低海拔地区。

1. 伤后伤情加重:初上高原者会立即出现低氧反应,机体耐受力差,血液黏滞度大,微循环差,易使伤后伤情加重。休克发生早,进展迅速,持续时间长。

2. 颅脑损伤时易发生脑水肿:在高原低氧条件下,颅脑损伤时易发生脑水肿,且发展迅速,消退缓慢,昏迷时间长,颅内高压症状明显。

3. 合并胸部损伤时易出现肺水肿:胸部火器伤后,呼吸功能受损,易加重机体缺氧性伤害,易发生肺水肿。若不能及时抢救,易发展为急性呼吸窘迫综合征,严重威胁伤员的生命。

4. 心脏功能储备低,极易发生多器官功能障碍。

5. 新进入高原的人群对高原损伤反应敏感、严重。

6. 感染发生时间明显延后:由于高原地区气温低,空气干燥,紫外线强度大,细菌繁殖慢,空气、土壤表层中细菌含量低,所以战伤感染发生的时间明显延后,为彻底清创赢得了更多时间。高原战伤感染的形成主要取决于 3 个因素,一是病原微生物,二是人体全身与局部免疫功能,三是环境因素,三者共同作用决定着感染的发生和发展。高原战伤感染有如下特点。

（1）病原微生物特点。①细菌种类以金黄色葡萄球菌、乙型溶血性链球菌和各种革兰阴性杆菌为主。②高原细菌生长繁殖速度较平原慢。③高原战伤伤口感染时细菌的临界数量为每克组织 10^8 个菌，平均感染时限为伤后 48.8h；而平原地区细菌感染的临界数量为每克组织 10^5 个菌，一般感染时限为伤后 12h。所以，在相同条件下，相对平原地区而言，高原地区不易发生战伤感染。

（2）全身和局部防御功能特点：机体防御功能状态对战伤感染的发生和发展起着十分重要的作用。在高原地区作战，高原低氧反应会造成机体防御功能的减退，加上紧张、焦虑、疲劳、恶劣的自然条件等使体力消耗大，而创伤本身又造成机体免疫功能紊乱，创伤越重，造成的免疫紊乱越重，持续时间也越长。由于高原地区血液黏度高，发生战伤时，局部组织血液供应障碍比平原地区更重，降低了组织的抗感染能力。

（3）环境因素特点：由于高原地区交通不便，医疗设备和技术力量相对薄弱，使得战伤伤员往往得不到及时、恰当的初期外科处理，结果使得战伤感染发生率并不比平原地区低。但高原战伤发生后 36h，伤口仍可进行彻底清创和一期缝合，甚至可延长到 48h。这有利于降低高原地区战伤感染率。

7. 高原战伤休克发生率高：高原战伤的休克发生率高，且复苏过程中易发生肺水肿、脑水肿和右心功能不全，其补液量和补液速度与平原地区有明显不同。

（二）高原战伤休克的特点

研究表明，急进高原和移居高原者的战伤休克具有以下特点。

1. **失血耐受能力低，易发生休克** 实验研究表明，山羊低压舱模拟 4000m 高原环境，血压降至 40mmHg 的平均失血量仅为平原对照组的 68.67%。临床上有时也遇到失血量仅 300～

500ml 即发生休克的创伤患者。

2. 液体耐受能力小，易发生肺水肿、脑水肿和右心功能不全 高原低氧可导致水钠潴留、肺动脉高压，肺、脑毛细血管通透性增加，大量失血引起胶性渗透压降低等，由此，使高原失血性休克对液体耐受力降低，如输液量过多、过快易发生肺水肿和脑水肿。据一组 52 例中度和重度失血性休克复苏报道，其补液量仅为失血量的 2.5~3 倍，发生肺水肿 5 例，脑水肿 1 例。

3. 多器官功能衰竭发生早 单项速发型器官衰竭，在低海拔地区一般在伤后 1 周发生，最快一般也在伤后 36h；而高原地区可在伤后 24h 发生。肺水肿常诱发呼吸衰竭，脑水肿常诱发脑衰竭。

4. 病死率高 据一组海拔 3658m 的 145 例创伤失血性休克的报道，从受伤现场运送至医院仅需 0.5~1.5h，途中来不及抢救死亡 27 例。据 1962 年高原边境作战 34 名烈士死因分析，70.58% 伤后伴失血性休克，远高于 20 世纪 70 年代西南边境作战因休克而伤死者(38.77%)。世居高原者到更高海拔地区发生休克时，也可有上述休克的特点。

(三)高原战伤感染的特点

1. 高原地区感染细菌的临界数量较平原地区为高 平原地区感染细菌的临界数量为每克组织 10^5，而高原地区伤口细菌数量需达到每克组织 10^8 才出现感染征象。

2. 细菌感染时限延长 平原地区感染时限一般伤后 12h，而高原地区可延长到伤后(48.8±9.4)h。

3. 高原战伤特殊感染的特点 高原战伤救治中，气性坏疽时有发生，据 1962 年高原边境作战 416 份伤票统计，发生气性坏疽 5 例。据报道平时车祸创伤中发生气性坏疽 6 例，即使在海拔 4500m 处仍可有气性坏疽发生。但海拔>3000m 时破伤风感染少见，西藏拉萨地区(海拔 3658m)1962 年以来未见有破伤风感染的病例报道。

4. 战伤感染发生率较高 由于战时炸伤多、伤较重、伤口污染重,伤员后送困难而失去初期外科处理时机等原因,战伤感染发生率较高。

(四)高原火器伤的特点

1. 火器弹丸速度快,撞击能量大 因高原空气稀薄、密度低,所以火器弹丸速度快、撞击能量大。破片也大致呈同样的趋势,破片(钢珠、三角形、圆柱形)的速度高原较平原快 94.65~263.38m/s。

2. 组织损伤重 高原弹丸伤腔容积为平原的 1.71 倍,破片为平原的 2.03 倍;坏死组织清除量,高原弹丸为平原的 1.86 倍,破片为平原的 1.47 倍。

3. 伤道细菌繁殖慢,感染时限延长 见上述高原感染的特点。

4. 伤道局部和全身反应重 伤道局部琥珀酸脱氢酶、ATP酶活性和组织氧分压,高原地区明显低于平原地区;血清肌酸激酶活性和血浆中致炎因子水平,高原较平原升高更为明显,而机体的抗氧化能力和储备能力则低于平原地区。

(五)高原冲击伤的特点

1. 高原冲击波物理参数特征 爆炸近区,高原冲击波传播速度较平原稍慢,冲击波超压峰值稍低于平原,但正压持续时间又稍长于平原,而在爆远区则未见明显规律性改变。

2. 冲击伤的靶器官 肺仍是高原冲击伤的靶器官,也是导致实验动物死亡的主要原因。肠道损伤的发生率高原与平原大致相近,但损伤程度有所加重,这可能与高原肠道胀气较平原更为明显有关。

3. 损伤程度重 高原与平原相比,损伤程度较平原重 1~2个等级。

4. 病死率高 据报道,山羊在环境压 82.8kPa 和 48.3kPa条件下经受冲击波暴露,伤后 1h 50% 致死的反射超压分别为365.01kPa 和 173.88kPa,即后者仅需前者 47.64% 的冲击波超压即可致同样的病死率。将大鼠分别在环境压 96.60kPa、61.33kPa、53.99kPa 下经受人射超压 190.40kPa 冲击暴露,伤后 6h 病死率分别为 0、25％和 35％。

(六)高原烧伤的特点

1. 局部特点

(1)创面干燥:烧伤创面干燥,痂皮或焦痂形成较早,溶痂时间相对较晚,容易发生微血栓。

(2)感染程度较轻:具体表现为创面细菌阳性率低,创周炎症反应轻。

(3)创面愈合时间延长:研究表明,空气中氧含量下降可使成纤维细胞的 Ⅰ、Ⅲ 型胶原含量和成纤维细胞生长因子降低,表皮细胞的分裂和迁移受到抑制,由此导致创面愈合时间明显长于平原地区。

(4)创面出血倾向:缺氧可引起血管内皮细胞损害,毛细血管脆性和渗透性增加,肝合成凝血酶的能力降低,因此,创面换药或手术时,易引起广泛的渗血,甚至发生皮下血肿。

2. 全身反应的特点

(1)伤后心功能损害发生早,程度重:犬重度烧伤后心排血量和左心室做功指数迅速下降,于伤后 2h 下降 60％,至伤后 48h 仍未恢复到伤前水平,下降的程度和持续时间均比平原显著。

(2)肺功能损害较平原地区严重:主要表现为严重的低氧血症、代谢性酸中毒和呼吸性碱中毒并存、肺动脉高压和单纯体表严重烧伤即可并发肺水肿。

(3)脏器和组织含水量增加:尽管高原组和平原组补液量基本相同,但伤后 48h 用干/湿重法测定组织含水量,高原犬脑、肺组织的含水量明显高于平原烧伤犬。

(4)细胞因子的变化明显:犬重度烧伤后,可见血浆 MDA、PLA2 和 PAF 明显升高,SOD 活性明显下降,以高原烧伤犬改变更为明显。

四、高原战伤救治原则

(一)先抢后救原则

首先将一线伤员抢运到相对安全地带,再实施抢救。

1. 早期急救　早期急救的范围如下。

(1)防止窒息:对昏迷伤员,检查口腔有无血块及异物,如有立即清理掉,舌后坠时,用别针穿过舌尖后牵出,并用绷带或鞋带固定于胸前。采取侧卧位,保持呼吸道通畅;对呼吸、心搏骤停伤员,进行人工呼吸和人工胸外心脏按压。

(2)止血:对创伤出血,一般用加压包扎止血法;四肢大血管出血可用止血带,要注明上止血带时间,做好标记。

(3)包扎:对肠脱出、脑膨出进行保护性包扎;对开放性气胸做封闭包扎:对面积较大的烧伤,应用三角巾、敷料或清洁的雨衣、布单保护创面。

(4)固定:对骨与关节伤、肢体挤压伤和大块软组织伤,用夹板固定,或用其他器材临时固定,或用健肢固定。

(5)抗毒:对化学武器损伤伤员,及时进行局部洗消,注射急救药品。

(6)吸氧:对存在明显呼吸急迫伤员及休克伤员,应及时予以吸氧,只要有条件,从火线抢救开始即可给予吸氧。

(7)保暖:高原地区气温低,寒冷刺激易使周围血管收缩,加重组织器官的缺氧程度。因此,应及时采取保暖措施。

(8)早期抗休克:高原低氧环境加重了休克时组织器官的损害,因此,对于休克伤员在一线急救时就应采取抗休克措施,除吸氧外,及时补充血容量对于提高成活率、降低病死率十分重要。但在一线急救时,不可能进行大量输液,建议采用小剂量(250~300ml)高渗盐溶液静脉推注,可迅速提高血压,维持2~4h,为后续救治工作赢得宝贵时间。

2. 分类　经急救处理后,迅速进行全面体检,科学分类,并醒目地标示,以加快救治和后送速度。

3. **后送** 在医疗后送中,伤员尤其是重伤员,极易出现病情加重的情况。因此,在后送途中应加强监护,一旦出现紧急情况,立即采取急救措施。

4. **早期清创,延期缝合** 对于大批战伤伤员的处理,原则上应延期缝合伤口。但对于损伤较轻,污染不重的伤员,在彻底清创的基础上,也可以考虑一期闭合伤口。

5. **先重后轻,防治结合** 对于严重的多发伤伤员,经抢救或手术处理后,并不表明治疗已经结束,而是全身治疗的开始。在治疗原发伤的同时,要采取措施防止感染和多器官功能不全等并发症的发生。

(二)高原战伤休克的救治原则

1. **急救止血** 急救时应积极止血、包扎固定伤口,保持呼吸道通畅,吸氧,注意保暖。维持上半身和双下肢适当抬高的半卧体位。最好能在后送之前静脉推注小剂量高渗盐溶液补充血容量。

2. **合理补液** 尽快建立静脉通道,快速输注平衡盐溶液及血浆代用品,如羟乙基淀粉、右旋糖酐,晶体液与胶体液进行补液,补液量与速度要比平原地区少和慢,一般初期24h补液量为失血量的1.5倍左右(平原地区为3~4倍),最多不宜超过2.5倍,输液速度以0.5~1.0ml/(kg·min)为宜。然后再根据血红蛋白浓度及血细胞比容情况,决定是否输血。通常在输注晶体液和人工血浆代用品后,如血压、脉搏能维持在正常水平,则并不急于输血。这是因为大量晶体液的输入,使血液得到稀释,血黏度下降、微循环改善,弥补了红细胞携氧的不足。24h摄入量中除胶体和全血外,还应补入2000~2500ml葡萄糖溶液。

3. **消除病因** 尽快消除休克的病因,即积极治疗原发伤,当有无法控制的内出血时应在积极抗休克的同时,尽早手术处理。

4. **避免并发症** 在补足血容量,保证血红蛋白浓度的情况下,应注意防治休克并发症。通常需要应用改善心功能的药物,监测呼吸功能和肾功能。并注意维持水、电解质和酸碱平衡。有时还需要应用改善微循环的药物,如山莨菪碱。

(三)高原战伤感染的救治原则

1. 重视急救时的伤口包扎　争取在伤后最短时间内将伤口妥善包扎,以有效减少伤口的污染,防止伤口感染。

2. 预防性使用抗生素　高原作战时,受环境条件限制,伤员从受伤到接受清创处理间隔时间较长,而早期预防性使用抗生素可延长清创术的时限。因此,应将其列为高原战伤救治的常规。

3. 做好初期外科处理

(1)清创缝合:在高原地区,即使伤后已超过 8h,甚至 24～36h,只要伤口没有明显感染迹象,仍可以进行清创缝合术。

(2)彻底清创:研究证明,伤口内失活组织的存在是火器伤感染的主要因素。因此,切除失活组织是创伤治疗的奠基石。彻底清创是防治高原战伤感染的最重要措施,包括彻底止血、切除失活和坏死组织、清除异物、深筋膜切开减张和保持引流通畅等。如全身和局部无明显感染症状。即使伤后 18～24h,仍可进行清创。对平时创伤,清创进行Ⅰ期缝合;对战伤则不做Ⅰ期缝合伤口,行延期或Ⅱ期闭合伤口。术后给予抗生素预防感染。对伤道的处理包括切除坏死组织、彻底清洗和止血、清除异物、充分引流。对于伤道内的异物,尤其是非金属异物,应该清除,对于不在主要伤道内的,则不必勉强取出。

(3)闭合创面:严重战伤常有皮肤组织缺损,导致骨、软骨、血管、神经、肌腱外露。因此,应尽早闭合创面,以防止深部组织纤维化、挛缩,血管栓塞及肢体功能丧失。但由于严重战伤组织损伤严重,伤道污染重,清创不易彻底,所以延期缝合伤口仍是当今被外科界广泛遵循的火器伤处理原则。一般在初期清创后,要争取用肌肉组织覆盖骨、软骨、血管、神经、肌腱等深部组织结构,然后根据不同情况选择不同的创面闭合时机。前臂下端及手部创面,因肌腱较多、应初期闭合,做好引流。肌肉丰富部位的火器伤,有时需要二次清创,则可在伤后 3～5d 进行二次清创时闭合创面。对于污染严重的战伤,宜在伤后 15d 左右进行二期闭合创面。

(4)固定伤部:固定伤肢,尤其是固定邻近关节部位的伤肢,有利于修复损伤组织、控制感染。

4. 处理已感染伤口

(1)保持通畅的引流是基本原则,所有感染的腔隙必须打开,使坏死、液化组织和脓液、异物能充分排出。

(2)定时更换敷料,清洗创面,清除脓液和坏死组织。

(3)待炎症消退,创面新鲜时,视情况进行缝合或植皮闭合创面。

(4)合理使用抗生素,在使用抗生素前,应进行细菌培养和药敏试验。早期使用高效广谱抗生素,然后根据细菌培养的结果,选用敏感的抗生素,对重症感染可考虑联合用药。

5. 加强特殊感染的防治　彻底清创、应用大剂量抗生素、避免止血带使用范围过宽和时间过长等是预防气性坏疽和破伤风的重要措施。对海拔 3658m 以上的创伤,如伤道较浅且易清洁,清创彻底,可不注射破伤风抗毒素,但必须使用抗生素预防感染;如伤情复杂,伤道深,污染重,清创时坏死组织难以彻底清除,应注射破伤风抗毒素。对海拔 3658m 以下的开放伤,应常规注射破伤风抗毒素。战时因伤情重,污染严重,人员流动性大,为预防不测,应坚持海拔地区的破伤风自动免疫和被动免疫的原则。一旦发生气性坏疽和破伤风,则按相应的救治原则处理。

6. 加强全身支持治疗　补充足够的热量,维持水、电解质及酸碱平衡,纠正代谢紊乱,纠正贫血和低蛋白血症,使用免疫调节药改善免疫功能,维护重要脏器功能和营养支持等,对于防治战伤的感染非常重要。

(四)高原火器伤的救治原则

高原火器伤救治仍应遵循平原或低海拔地区救治的基本原则和处理措施,包括现场急救(止血、包扎、保持呼吸道通畅等)、彻底清创、使用抗生素和维护脏器功能等。但高原地区火器伤的急救和后送较平原地区更为迫切,对失血量大的伤员应边后送、边吸氧、边输液,战时可将一线医院尽量前伸或采用直升机后送伤员,以缩短后送时间。鉴于战时伤员量大,高原环境人力物力有限,补给困难等,高原火器伤可进行简化初期外科处理,也有将此称为有限清创、开放引流术,其具体处理要点如下。

1. 在局麻下适当扩大伤道出入口。

2. 仅清除伤道表面明显污染和失活的组织,对不易辨别是否坏死的组织予以保留。

3. 筋膜切开减张,以利充分引流。

4. 用过氧化氢、1∶5000 苯扎氯铵、生理盐水反复冲洗伤道,清除伤道内的组织碎块、异物和血肿等。

5. 放置粗引流管,充分引流渗出液和坏死组织。

(五)高原冲击伤的救治原则

1. 卧床休息 减轻心肺负担。

2. 保持呼吸道通畅 清除呼吸道分泌物,湿化吸入 50% 乙醇,给予氨茶碱解除支气管痉挛等,有窒息危险者应早做气管切开术。

3. 从现场就开始用插管或面罩吸氧 如吸氧仍不能改善全身低氧状况,则应采用机械辅助呼吸,通常采用间歇正压呼吸(IPPB)或高频射流通气。

4. 有气栓的伤员 可给予 6 个大气压的高压气体(其中氧不超过 2.5 个大气压),持续 2h,继之在 36h 内逐渐减压。

5. 防止肺水肿和保护心功能 如给予脱水、利尿和强心药物等处理。早期大剂量应用糖皮质激素对间质性肺水肿有较好效果。

6. 输血、输液 合并外伤或内脏破裂出血引起低血容量休克时,需及时输血输液,但要适当控制输液量和输液速度,多给胶体,少给晶体,同时加强血流动力学监测,以免输液不当而加重肺损伤。

7. 伤情稳定后尽快后送到低海拔地区进行相应处理 如用直升机后送,应尽量降低飞行高度,以防止空气栓塞的发生。

8. 各部位冲击伤的处理原则 同低海拔地区。

(六)高原烧伤的救治原则

1. 烧伤早期补液治疗 目前尚无经临床验证行之有效的专用于高原烧伤休克的早期补液公式,仍需参照平原烧伤的补液公式。但高原烧伤休克对液体的承受能力低,切忌在短期内过多过快地补液,应在严密监测下进行,有条件时可监测血流动力学的变化指导液体应用。为减少补液量,有的学者推荐可应用高渗盐液,如含钠 250mmol/L 的复方乳酸钠溶液或醋酸钠溶液,伤后 48h 内每千克体重补给 3ml,总液量的 2/3 在伤后第 1 个 24h 补给,约 1/3 于伤后前 8h 补给,1/3 在伤后 16～24h 补给,其余 1/3 在伤后的第 2 个 24h 补给。

2. 氧气治疗 伤后从现场开始即应用鼻导管持续吸氧,吸氧浓度以 40% 左右为宜,使 PaO_2 上升至接近当地正常值的低限,血氧饱和度达 85% 以上即可。

3. 创面处理 较少采用暴露疗法,但对大面积烧伤或成批烧伤以及特殊部位烧伤创面的治疗仍是一种简便、有效的方法。

4. 其他措施 包括给予敏感的抗生素防治外源性和内源性感染;维护心脏功能,给予小剂量多巴胺,心率过快时可缓慢注入毛花苷 C 0.2～0.4mg;并发肺水肿和呼吸衰竭时,采用机械换气;给予利尿药维护肾功能;给予 SOD、维生素 E、维生素 C 等细胞保护剂;对某些严重休克、延迟复苏,并发肺水肿、脑水肿者可短期内应用大剂量糖皮激素;早期行肠道营养支持等。

五、高原战伤护理

(一)高原战伤战(现)场急救

1. 保持呼吸道通畅　立即清除口鼻分泌物和异物,舌后坠用口咽管通气,呼吸道梗阻时行环甲膜切开或气管插管,必要时行气管切开。

2. 止血　四肢体表出血加压包扎止血,腔道出血给予填塞止血,腹腔、盆腔及腹膜后出血使用抗休克裤止血,大血管损伤使用钳夹或止血带止血,上止血带1h必须松开1次。急救过程中严密观察伤口出血情况,对止血不彻底的伤口进行再次止血。

3. 包扎伤口　避免伤口裸露,对脱出的肠、脑组织等进行保护性包扎。

4. 固定　骨折、关节伤、肢体挤压伤、大块软组织伤及时固定。肋骨骨折、开放性气胸等胸部损伤包扎固定后,病情允许患者取半卧位或半坐位。

(二)高原战伤的氧疗护理

1. 储备足够的氧气及氧疗设备。

2. 最好采用面罩给氧,提高给氧浓度,氧流量为6~8L/min,给氧浓度维持在60%~80%。

3. 战伤伴有高原肺水肿和脑水肿时,尽量在高氧环境下进行抢救处置。

4. 战伤失血性休克氧疗时间应当比平原长,停止氧疗要做综合判断,动脉血氧分压、氧饱和度以及机体代谢性酸中毒指标正常,方可停止给氧。

(三)高原战伤伤口护理

1. 高原战伤伤口清创时间可延长至48h。

2. 清创除使用常规冲洗液外,应当增加抗厌氧菌药液冲洗伤口,用过氧化氢溶液冲洗后再用生理盐水冲洗,反复3次,再用甲硝唑溶液冲洗,最后用0.1%苯扎溴铵溶液冲洗。伤口污染严重时,增加冲洗次数,彻底冲洗。

3. 及时注射破伤风抗毒素或破伤风免疫球蛋白。

(四)高原战伤补液的护理

1. 正确评估失血量和机体对液体的承受能力,补液量为失血量的 1.5～2 倍为宜。

2. 一般伤员补液速度控制在 60 滴/分以内,心肺功能不全时控制在 20～40 滴/分。

3. 休克伤员分 3 阶段补液。第 1 阶段,快速补液;第 2 阶段,血压有所改善时监控补液,仔细观察呼吸、双肺啰音、血气指标、意识、瞳孔等,无体液负荷过多时快速补液,出现肺水肿和脑水肿趋势时,减慢补液速度;第 3 阶段,血压接近正常、生命体征平稳、尿量正常,缓慢补液,配合采取防治肺水肿、脑水肿的措施。

4. 高原战伤失血在 1200ml 以内可不输血,单纯补液。当血细胞比容<30%时应当及时输血,随时监测血细胞比容,控制输血量。

六、急性高原反应救治与护理

急性高原反应是指世居平原者进入海拔 3000m 以上高原地区,或原在高原地区居住后到平原生活一段时间后重返高原时,机体对高原低氧环境未适应的一系列临床综合征,多发生在快速进驻高原途中和到达高原后数小时至数日内,一般在到达高原后 6～12h 为发病高峰,但应注意有个别者可能在到达高原 1～2d 后开始发病。临床表现为头痛、心悸、胸闷、气短、乏力、睡眠障碍、外周水肿等,重者有恶心、呕吐、发绀、尿少等症状;临床检查多数正常,部分人可有血氧分压下降,肺动脉压和(或)颅内压轻度增高等。急性高原反应是急性高原病中最多见的一种类型,若不及时治疗,不仅高原反应时间会延长,而且可能继发高原肺水肿、高原脑水肿,从而危及生命。因此,采取健康教育、预防措施、早期诊断、综合治疗可有效地防治急性高原反应的发生和发展。

(一)流行病学特征

据报道,急性高原反应的发病率,在青藏高原(海拔 4000～4700m)为 59%～65%,其中轻、中和重度分别为 51%～55%、4%～11% 和 0～3%;在喀喇昆仑高原(海拔 5000～5200m)可高达 91%,其中轻、中和重度分别为 19%、42% 和 30%。国外报道,在海拔 4000m 以上急性高原反应发病率为 50%～80%。

该病与海拔高度和登山速度密切相关,还受到集体进驻高原时人员的生活管理、劳逸情况、饮食保障、机体状态以及气象变化等因素的影响。寒冷、疲劳、精神紧张、饥饿、体质弱和上呼吸道感染等均可诱发和加重急性高原反应。

(二)临床表现

急性高原反应的临床表现复杂多样,主要症状是头痛、恶心和呕吐,其他常见症状有头晕、眼花、心慌、气促、胸闷、乏力、食欲缺乏、腹胀、便秘、少尿、嗜睡、精力不集中、失眠多梦、手足发麻等。体格检查常见有口唇与指(趾)甲床发绀,呼吸和心率加快,心尖区常可闻及收缩期杂音,肢端轻度水肿等。这些表现在同一患者身上不一定同时出现,个人反应程度也不尽相同,个体差异较大。急性高原反应一般经 3～10d 的代偿调节,症状可逐步消失,少数患者需治疗才能恢复健康。

(三)诊断与鉴别诊断

1. 诊断 到达海拔 3000m 以上的高原地区或原在高原地区居住回到平原生活一段时间后重返高原时,短时间内(24～48h 或更早)出现症状,依据我国军用标准《急性高原反应的诊断与处理原则(GJB1098-91)》进行诊断。

(1)症状学诊断:首先根据患者头痛或呕吐的程度,其次根据诸症状评分的总计分数多少,分为基本无反应(±)、轻度(+)、中度(++)和重度(+++)反应。头痛(多为搏动性疼痛,有时为爆裂样痛)、头晕、失眠、眩晕;心慌、气短、呼吸困难、胸闷痛,在休息(静息)时呼吸频率 25 次/分以上;食欲缺乏、恶心、呕吐、腹胀;

手足麻木，口唇、甲床轻度发绀；进入较高海拔地区（5000m 以上）后，出现嗜睡、神志淡漠、反应迟钝、步态不稳或左右摇摆等共济失调症状，少数严重意识丧失甚至昏迷，转入低海拔地区后可很快恢复正常；活动（走路、上楼梯等）后有不同寻常的疲乏、无力；心率加快，血压升高，一般在原血压值基础上，收缩压增加 15～25mmHg，舒张压增加 10～20mmHg，也有表现为低血压者，但罕见；颜面、眼睑、手、足、胫前水肿，持续数天或数周，限制食盐摄入可改善水肿程度，女性多见；红细胞数、血红蛋白含量和血细胞比容可轻度升高，尿常规、胸部 X 线透视、心电图、腹部 B 超检查正常。

（2）生理学诊断：根据患者的动脉血氧分压和肺泡-动脉血氧分压差的大小分为基本无反应和有反应（包括轻度、中度和重度）。急性高原反应判别式为 $Z = b_1X_1 + b_2X_2$，式中：b_1b_2 是判别系数，分别为 0.080、−0.028，X_1 是动脉血氧分压，X_2 是肺泡-动脉血氧梯度，Z_0 是判别临界值，为 0.446。将动脉血氧分压和肺泡-动脉血氧梯度的测量值代入以上判别式，计算 Z 值，再与 Z_0 比较。若 $Z > Z_0$，即基本无反应；若 $Z < Z_0$，即有反应。

2. 鉴别诊断　急性高原反应的诊断应排除其他疾病所引起的类似急性高原反应的症状，主要应与高原肺水肿、高原脑水肿、晕动症、急性上呼吸道感染和神经症等疾病相区别。尤其是高原肺水肿和高原脑水肿病程进展快，病情严重，对生命威胁较大，如果延误诊断，会产生非常严重的后果。

（1）高原肺水肿：高原肺水肿的早期为间质肺水肿，易误诊为急性高原反应。但高原肺水肿有明显的胸闷胀或紧迫感、发绀明显、面色灰暗、呼吸困难、鼻翼扇动等特点。在安静条件下，与同海拔高度正常人比，心率和呼吸频率明显增快。起病多在夜间睡后，出现不费力的连续短咳。咳出稀薄的白色、粉红色或血性泡沫痰（需注意少数患者咳痰少或无痰），肺部呼吸音粗糙，可闻及干、湿啰音。X 线检查早期肺门阴影增大，纹理增粗模糊，或有云絮状阴影。典型病例在肺两侧的中、下部见到有肺门向外分布于内、中带肺野的云絮状或点片状、边缘不清的模糊阴影。

(2)高原脑水肿：高原脑水肿的早期除有剧烈头痛、心慌、气短、恶心和呕吐等严重急性高原反应症状外，主要表现为大脑皮质功能紊乱，如表情淡漠、精神抑郁、神志朦胧、嗜睡，或欣快多语、注意力分散、烦躁不安。体征有口唇发绀、脉速、呼吸加快、行动不稳，眼底检查可见视网膜水肿或视盘水肿等脑水肿征象。如未经及时处理，患者可在数小时至几天进入昏迷期。

(3)晕动症：患者多有晕动病史，发病早，一般在乘车或乘机途中发病，症状主要是头晕、耳鸣、恶心、呕吐等。下车或下机休息数分钟或数十分钟，症状自行缓解。

(4)急性上呼吸道感染：一般有受凉等诱因，也可以有头晕、头痛、心悸、气促、失眠、乏力等症状，易与急性高原反应相混淆。但急性上呼吸道感染一般有鼻塞、咽痛、咳嗽、咽部充血、发热等表现，可与急性高原反应相区别。

(5)其他疾病：还应与其他可出现急性高原反应类似症状和体征的疾病相区别。如神经症、高原呼吸性碱中毒等。前者对高原的恐惧心理严重，经暗示疗法可使病情消失或缓解；后者可有类似神经症的表现，呼吸过快者易发生，经血气分析可作鉴别。使患者保持安静，吸氧，症状即可消失。对严重头痛、恶心患者，需排除脑血管意外、颅内占位性病变或流行性脑膜炎。

(四)防治原则

1. 治疗原则　轻症急性高原反应患者通常经5～10d可自愈。症状明显时，根据病情给予相应的治疗。

(1)休息：休息能减少氧耗量而减轻症状。进入高原初期一般休息5～7d，在海拔5000m以上高原休息时间可适当延长。

(2)氧疗

①吸氧：对于初到高原或年老体弱者，胸闷、气喘明显时，应首先给予吸氧治疗。间断吸氧1h，休息1h，氧流量为2～3L/

min,每日重复 4～5 次,对缓解高原反应症状,缩短急性高原反应和提高机体的低氧耐受性有明显的效果。

②高压氧舱治疗:对于症状较重的患者,有条件时可优先使用。据报道,应用高压氧治疗急性高原反应 1718 例,可迅速改善机体的缺氧状态,增加机体的储氧能力,增强机体对缺氧的耐受力、从而迅速缓解症状,有效率为 98.9％。其治疗机制是高压氧可以使机体的血氧分压提高十几倍,机体的物理溶解氧也增加十几倍,从而迅速改善机体的缺氧状态,加强机体对高原缺氧的适应能力。特别对重症急性高原反应伴昏迷者效果更佳,为这类患者的首选治疗措施。

(3)对症治疗

①头痛:氨扑苯胶囊 2 粒,2～3 次/天,口服;或氨酚待因片 2 片,3 次/天,口服;或索米痛片 2 片,3 次/天,口服。以上用量为成人剂量,首选氨扑苯胶囊。对头痛剧烈者,可用 20％甘露醇 125ml 快速静脉滴注(15min 内滴完),或用低分子右旋糖酐 250ml 静脉滴注。

②头晕、眩晕:银杏叶片 2 片,3 次/天,口服。

③恶心、呕吐、腹胀:舒必利 2 粒,2～3 次/天,口服;或多潘立酮 20mg,饭前 15～30min 口服,3 次/天;或甲氧氯普胺 10mg,3 次/天,口服。

④失眠:酌情选用下述一种药物口服。艾司唑仑 1～2mg,睡前口服;地西泮 2.5～5.0mg,睡前口服;咪达唑仑 7.5mg,睡前口服。

⑤心悸、心动过速:如无禁忌(如哮喘)可服用普萘洛尔 20mg,2 次/天。有禁忌时,服用地西泮 2.5～5.0mg,2～3 次/天。

⑥胸闷、气喘:症状明显时,联合给予硝苯地平 10～30mg 和氨茶碱 0.1g,1～2 次/天,口服,但有低血压时禁用硝苯地平。

⑦血压异常:高血压按一般降压治疗。可选用硝苯地平缓释

片等抗高血压药。低血压有明显症状又伴有慢性肾上腺皮质功能减退者,用氧疗无效时,可用生理剂量激素替代疗法。

⑧颜面、眼睑、手、足、胫前水肿:首先限制钠盐摄入,如效果不明显或水肿症状较重,给予氢氯噻嗪25mg,2次/天,口服,连用2～3d。无效时改用呋塞米20mg,3次/天,口服。

⑨全身治疗:口服复方党参片可提高机体的耐低氧能力,减轻症状。

(4)危重患者的处理:对于经上述治疗症状持续加重,逐渐出现呼吸极度困难,咳白色或粉红泡沫状痰或意识丧失甚至昏迷的危重患者,应迅速明确诊断,如确诊为高原肺水肿或高原脑水肿时,原则上转入低海拔地区救治。从青藏铁路施工现场抢救这类患者经验看,不能急于强求低转原则,否则由于转送途中路途颠簸或供氧中断,患者易出生命危险。可采用加大给氧量,根据病情使用脱水利尿药、强心药、肾上腺皮质激素等综合治疗措施,在高原就地抢救。对患者进行转移治疗应在其病情控制较稳定、备氧充足及有专人专车护送的条件下进行。

(五)预防措施

1. **体检**　进入高原地区的人员应进行全面体检,凡有中枢神经系统、心、肝、肾、肺等器质性疾患,以及高血压、贫血、甲状腺功能亢进、呼吸系统疾病、慢性胃肠炎及老年体弱者不宜进入高原地区。

2. **采取循序渐进、梯度进驻的原则**　对初进高原者要加强习服性训练,先在海拔3000m左右地区(格尔木、拉萨)停留3～5d,初步习服后再进入海拔更高的地区。初入高原最初几天应减少体力劳动或活动,以后视习服情况逐步增加劳动量或活动量。实践经验证明,机体经3～5d的适应性训练,即可完成初步习服。

3. **药物预防**　在习服过程中有轻度症状的人员,或需快速进入高海拔高原区时,可从进入高原前1～2d起用下述药物预防:氢氯噻嗪25mg,2次/天,口服,连用5d;或呋塞米20mg,2次/天,口服,连用 5 天。在服用上述药物时注意补钾,一般同时给予氯化钾缓释片 1g,3 次/天,口服。根据临床经验,进入高原前 3～5 天口服氯化钾缓释片 1g,3 次/天。根据临床经验,进入高原前 3～5d 开始适当服用人参、黄芪、茯苓等中药或相近功效的中成药,如复方党参片、西洋参含片、参麦片、丹参滴丸等,可增强机体对缺氧的耐受性,促进机体对缺氧的习服,对神经系统、心血管系统、呼吸系统有调节作用,提高机体在应激过程中的代偿作用,增强机体对各种有害刺激的防御能力,在预防或减轻急性高原反应方面有明显的效果。

4. 疾病初期的心理教育　因急性高原反应患者初期表现为暗自焦虑、烦躁、紧张、害怕、否认等,所以指导患者怎样熟悉并习服高原低氧环境,了解该病的发生、发展转归、预后及预防、自我护理和保健等知识,使患者能够正确认识急性高原反应,树立战胜该病的信心,保持乐观、积极、合作的态度配合治疗。

5. 加强营养、注意饮食卫生　合理调配,以高糖、低脂肪、适量蛋白质膳食为宜,进食易消化饮食,忌食生、冷、硬、辣等食物。研究证明,在高原糖原消耗量大,在海拔 4000～4300m 每日补充 300g 糖可以显著改善能量代谢水平,减轻高原厌食反应和糖原消耗。同时,在高原地区要降低对氧的消耗,必须限制饮酒、吸烟。

七、高原战伤的救治注意事项

1. 力争从战(现)场急救开始给氧。

2. 全身麻醉、硬膜外阻滞(硬膜外麻醉)及蛛网膜下腔阻滞(腰麻)易加重伤员缺氧状态。高原战伤手术应多采用局部麻醉,伤情复杂者可采用气管内插管静脉复合麻醉,以保证伤员通气、给氧、稳定内环境。全麻后伤员苏醒时间长,应予以重视。

3. 抗休克及扩容时,既要足量补液,又要注意防止发生肺水肿、急性呼吸窘迫综合征和心力衰竭等并发症。

4. 对开放伤,仍应争取及时行清创术,伤口不宜一期缝合。

5. 血管火器伤修复后易发生栓塞,应采取抗凝措施。

6. 神经损伤易发生神经痛,应早期行神经松解术。

7. 积极防治多器官功能障碍。

八、预防与保健

人们从平原进入高原低氧环境后,对其环境适应可以通过适度而科学的体育运动实现,如低氧训练。人体在应对特殊环境时有很强的适应、习服能力,在高原地区适度缺氧的环境下,健康人体能够发生很多适应性反应,有利于充分激发和挖掘机体潜力,使机体对氧的吸收、运输和利用率等得到充分改善和提高,有利于身体健康,提高呼吸系统、心血管循环系统、物质代谢系统、抗氧化系统以及运动能量系统等的功能,增强身体体质水平。在没有条件立刻转移至低海拔地区的情况下,吸氧和腹式呼吸是最直接和有效的改善身体缺氧情况的方法。

运用中医药干预慢性高原病具有良好效果。有实验结果显示,西洋参和藏红花组方具有明显抗疲劳、抗缺氧、增强机体适应能力和免疫功能的效果,尤其是对高原缺氧引起的顽固性口干,疗效显著。

1. 藏红花 又称为“番红花”,最初产于喜马拉雅山脉一带,在我国仅有少量栽培。其味甘、性平,善于活血化瘀、散郁开结。可用于胸脘痞满、瘀血腹痛等症。现代药理学研究显示,藏红花在人体多个系统广泛发挥药理作用。在心血管系统,藏红花能改善冠心病和心绞痛患者临床症状,降低动脉粥样硬化发生率。在物质代谢上,藏红花表现出调节血脂和血糖代谢的功效。在消化系统中,藏红花表现出保肝利胆和治疗肝炎的作用。此外,还有研究报道藏红花能抗肿瘤、提高机体免疫力等作用。

2. 西洋参 为五加科植物,其与人参的成分和药效均相似,主要表现为补益元气和提高免疫力。不过,西洋参性凉,可养阴生津,更适合于高原干燥的环境。现代药理学研究显示,西洋参同样在人体多个系统发挥广泛的药理作用。其中,在心血管系统,西洋参具有降低血压的功能,以降低舒张压更为明显;在中枢神经系统,西洋参表现出中枢神经抑制和镇静的作用。在能量代谢方面,西洋参还具有降低血脂的作用。在循环系统,西洋参表现出活血,抑制血栓形成的作用。此外,还有研究报道称西洋参具有调节血糖的功效。

第二节　寒冷环境

一、环境特点

1. 气温低,温差大,寒期长,大气现象非常明显。我国的边疆,气候恶劣,气温特低,极端气温可达零下 40℃左右,寒期也很长,冬季可达 6~8 个月。在这种条件下,增大了战伤救治难度。

2. 有强烈的周期现象,极区特有的极夜和极昼的交替现象,宇宙辐射、地磁暴等。

3. 北风大,寒潮多,干冷多,常降雪。在短时间内气温、湿度、气压和风速急剧变化。受地理环境的影响,气温年转差多在 40℃以上,日转差也较大,平均多在 11~15℃,最大时可达 27~30℃,冬季寒潮多,当冷空气由蒙古国高原气候进入我国时,大部分为西北风,不分晴冷,这种冷空气 3~5d 或 7~8d 出现 1 次,形成"时寒时温"的特点。寒潮来临时,能使气温在 24h 内下降 10℃以上,风速急剧增加,风向变化较大,且常伴降雪,这种大风夹雪现象,俗称"白毛风",极为寒冷,给训练、执勤官兵带来较大的困难。

4. 雪期长,积雪深,结冰期长,冻土深厚。在有些风口、山岳地带可深达 1m 甚至更高,不时阻断交通,给一线官兵的供养执勤带来一定的困难。由于气温低,寒期长,因而户外结冰期长,冻土层深厚,在执勤训练当中更应注意,小心冻伤、滑倒,加强耐寒训练。

5. 干冷为主,湿冷可见。

二、对机体的影响

寒冷环境对人体生理功能的影响非常广泛,尤其是对神经、血液、循环、生殖系统的影响,甚至威胁人们的生命。

(一)对体温和机体代谢的影响

低温时,皮肤温度随受冷时间的延长和冷强度的加大逐渐降低,并出现潮红、冷、胀、麻、痛等症状,感觉也逐渐减弱;持续暴露于低温环境时,除皮肤温度下降外,体中心温度也下降,但体温的变化不如皮肤温度变化那样敏感,主要表现为直肠温度下降,当体核温度降至 35℃ 以下时,代谢开始减弱,会造成低体温或全身性的冷冻伤;降到 30～33℃,寒战停止,发生肌僵,即所谓冻僵;肌温达 31℃ 时,意识不清;在 27℃ 以下时,肌僵消失;25℃ 左右便有死亡危险。

1. 全身性低温事故,并伴有人体的防御反应(无辜死亡)。

2. 局部事故(冻伤)。寒冷使皮肤温度降低,皮肤血管交替收缩后转为扩张状态,皮肤组织发生红肿,重者发生水疱或组织坏死而形成冻伤。潮湿也是冻伤的重要因素,因为水分在蒸发时带走了人体大量的热量,使局部温度迅速降低,致使冻伤发生。寒冷可影响到内分泌与代谢系统,甚至发生组织营养障碍。这两种危险引人注意的特点是刚开始患冻伤时有潜伏期,因此有必要更换环境;某些冻伤超过一定的程度就是不可逆的,因此必须尽早救治。

如果人体长时间暴露于一般寒冷环境,体温亦会逐渐下降,但寒战持续时间较长,肝糖原、肌糖原大量消耗,肾上腺皮质功能受损;体温降低引起死亡的主要原因是心脏的变化,受冷初期血压和心跳频率升高;当肛温降至 32℃ 时,心率显著变慢,血压亦随之下降,30℃ 时,心率更慢,并出现心律失常和心房纤颤,可因心室纤颤而死亡。

　　冷环境可使交感神经系统兴奋,血儿茶酚胺浓度升高,引起肢端末梢血管和皮肤血管收缩,心率加快,心排血量增加,可反射性地引起人体内物质代谢过程加强,增加氧耗,同时伴有中度的脂肪氧化作用。在冷暴露初期,寒战产热增加,使体温不至于继续下降到危及生命的程度。当皮肤和直肠温度均下降时,体内脂质动员增加,血清游离脂肪酸增加,增强产热,体脂消耗,体重也随之下降。然而在持续冷暴露过程中,机体通过神经、内分泌激素的调节,增强非寒战产热,可能逐渐代替骨骼肌的寒战产热,使中心温度逐渐回升到冷暴露前正常水平,体重也随之恢复正增长趋势。

(二)对骨骼肌功能的影响

　　有关冷环境对运动员身体功能影响的研究发现,其对骨骼肌功能的影响主要表现在两方面。一是冷环境可促使骨骼肌代谢加强。有学者报道,冷环境下($10℃$),动物快肌纤维和慢肌纤维线粒体中,琥珀酸脱氢酶、辅酶 I 和细胞色素氧化酶 aa_3 的活性明显升高,这表明冷环境引起骨骼肌有氧氧化和能量代谢加快,以增加热量的产生,维持体温。二是冷环境可影响外周神经系统,造成皮肤和肢端感觉下降,骨骼肌的协调能力减弱,关节的灵活性也减弱,容易发生肌肉和肌腱撕裂、抽筋等运动性损伤。另外,低体温可使肌肉僵硬、黏滞性提高,还使骨骼肌的兴奋性降低以及某些酶的活性下降。

(三)对神经系统的影响

　　短时间的寒冷刺激能够提高交感神经紧张度,增加代谢活动;而较长时间处于寒冷环境中,机体运动神经和感觉神经的功能都会受到抑制,并可发生冻僵反应及不可逆损害。另外,机体在受到寒冷损伤时,神经传导速度减慢,并可由氧化损伤而间接导致冷损伤的进一步发展,诱导脑水肿、继发性损伤及细胞凋亡。受冷损伤后血脑屏障渗透性立即增加,然后在冷损伤后 24h 恢复到正常水平,同时其水含量也在冷损伤后 24h 达到最大,然而其继发性损伤是在冷损伤后 72h 内逐渐发展起来的。

冷应激可以导致脑组织迅速产生可逆性的磷酸化 tau 蛋白，且其在大脑的分布随时间而发生动态变化。冷应激后 20min 和 40min，在小鼠海马和大脑半球这一反应尤为显著，可能引起一些神经变性疾病，如老年性痴呆。

(四)对血液、循环系统的影响

长期处于寒冷环境时机体的循环系统会发生明显变化。研究报道，大鼠暴露于寒冷(6℃)环境 4 周，其收缩压、舒张压、平均动脉压、心率均升高，并伴随有代谢性酸中毒、有效血容量减少等循环障碍表现。国内实验也显示，冷应激可导致大鼠高血压和血管功能异常，引起内皮损伤和内皮依赖的舒张反应下降。业已证实，机体局部组织冷冻可引起血液流变性质异常改变，主要表现为红细胞、血红蛋白显著升高，红细胞可变性降低，通过毛细血管时阻力增加，血小板高度凝集，白细胞黏附、活化，血液黏滞及血栓形成。这些改变往往互为因果，极易形成恶性循环，造成受冻组织微循环障碍，这是最终导致机体冷损伤的主要原因。

(五)对生殖系统的影响

慢性冷应激时，卵巢内神经营养因子介导的交感神经激活，导致卵泡发育变化而引起生殖功能损伤。同时实验证实，低温对精子发生和精子活力有迅速干扰作用，大鼠致冷后睾丸内氧的活力显著降低，睾丸组织缺氧，对蛋白质和酶的合成与活性均有影响，从而影响精子的形成和成熟，增强了生殖细胞膜脂质的过氧化反应，损害生殖细胞并导致其凋亡增加。

三、伤情护理

(一)寒区战伤的伤情特点

1. 寒冷易加重伤情，易使伤员冻伤、冻僵。

2. 雪地寻找伤员困难，且不便隐蔽和伪装。

3. 着装多，检伤困难，易于遗漏重要部位伤及复合伤。

4. 伤员个人卫生不易保持。

(二)寒区战伤的救治

1. 要做好防寒保暖,防止继发冻伤。配备有取暖条件的隐蔽所(小木房,冰屋),尽量缩短伤员在室外停留时间,尽快将伤员转移至避风或帐篷内救治。

2. 包扎伤口时,禁止脱掉衣服;受伤出血部位一般不得加温;尽量采取加温输液。

3. 伤员后送时,必须加强保暖和防寒措施。

4. 采用担架、爬犁、马车、汽车等工具后送时,应当加强伤员固系措施,保证热食、热水供应。

(三)寒区战伤战(现)场急救

1. **迅速寻找伤员**　跟踪足迹、血迹等,到雪坑、雪沟、雪堆等处寻找。

2. **包扎**　包扎时禁止脱掉伤员的棉衣,避免暴露部分过大,动作迅速准确。暴露伤口时,尽量在衣、裤缝处剪开,以能递进 2 个急救包为宜。伤口包扎后,立即将剪开的衣服重叠封闭,用绷带缠好,严密包裹。包扎不可过紧。足部伤口在鞋后面缝合处割开包扎后用带将鞋重新固定,不得脱掉。

3. **止血**　一般性出血尽量不用止血带,采取加压包扎。必须使用止血带时,尽可能使用布制止血带。根据情况可扎在棉衣外面,但须达到止血效果。上止血带要做好标记,时间要缩短,注意患肢保温,但不得加温。

4. **固定**　夹板以及各种临时固定器械应当裹上一层较厚的棉花。夹板可固定在棉衣外,有条件时可在夹板外包裹防寒保暖材料。

5. **尽快后送**　雪地搬运伤员主要采用拖拉方法,将伤员放在大衣、雨布、木板或树枝上,用棉衣或被子包好,固定牢固、系上绳带拖拉。注意防止再次负伤和冻伤。

(四)保暖防寒护理

1. 伤员不能立即搬至室内或后送时,尽快搬至防御工事内,或附近的雪坑、雪沟雪堆等避风、向阳的安全地点,设法除去地面积雪,或在雪上铺干草、雨衣、雨布等。

2. 有条件时立即将伤员送到室内,室温控制在 $20 \sim 25 ℃$,迅速采取保暖措施,添加衣被。输液时液体加温。

3. 后送前为伤员穿好衣服,戴好手套、口罩、帽子,更换潮湿的绷带。除腹部伤外,清醒的伤员均应给予热饮料和热食。利用伤员的装备物资和热沙袋、热水袋、热石头等就便器材以及化学产热袋、取暖炉等给伤员保暖,防止烫伤。后送四肢伤伤员时,可在伤肢外缠毛巾、被子或棉花布袋。不可用冻伤融化足行走。坐位伤员可将足集中在车厢中间,盖上棉被。长途后送根据路途和伤情,安排伤员到中转站或民房内取暖、休息和进食。后送伤员出现寒冷表现,立即送到邻近温暖房间取暖,尽快送至最近的医疗单位。

四、救治与护理

冻伤是寒冷作用下,由于局部组织热量丢失造成组织冻结,以及冻结融化过程所致的损伤共同作用的结果。

(一)流行病学特征

1. 发病特点

(1)好发人群:冻伤多见于青年人,如登山、滑雪及高原作业人员。有报道,1500 例冻伤伤员均为健康男性,其中 78.2% 的伤员年龄为 20—30 岁,17.2% 为 30—40 岁。

(2)发病季节:寒区冻伤一年四季均可发生,冬季和户外活动频繁的季节发病率较高,冬季气温降低及暴风雪突然降临时冻伤发病率明显增高。

(3)冻伤部位:主要累及四肢和其他暴露部位,手、足是多发部位。据报道,1500 例冻伤中双足冻伤占全部冻伤的 64.0%,双手冻伤的 32.0%，头颈暴露部位（常包括鼻和耳）冻伤 3.0%，1.0%伤员排便时会阴冻伤。另有报道，足冻伤（多包括踇趾）占 57%，手冻伤（很少累及拇指）46%，耳鼻颊冻伤（部分伤员多个部位同时冻伤，使百分数总和超过 100%）。

（4）冻伤损伤程度：冻伤与冻伤人群、作业性质等有关。

（5）冻伤面积：发病季节影响冻伤面积，冬季的冻伤面积明显大于夏季。海拔高度也影响冻伤面积，海拔 5182m 以下地区冻伤累及超过 1 个手掌面积，而海拔 5182m 以上地区的冻伤累及 2～4 个手掌面积的病例数明显增加。

（6）就诊时间：冻伤伤员在等待后送过程中，可因长时间受冷引发低体温；或冻结肢体自行融化，后送途中因受冷再次冻结而造成严重组织丢失。

2. 主要影响因素 引起冻伤的主要原因是冷暴露，许多因素增加患冻伤的危险，包括自然环境因素，如潮湿、大风、高原低氧等；人体因素，如着装不当、疾病、大量饮酒及使用麻醉药品；作业因素，如静态作业、活动受限、作业时间延长、过度疲劳等。冻伤发病大多涉及多个因素。每个因素与其他因素之间都有协同作用。

（1）冷暴露：随着环境温度降低，冻伤发病率增高，患病时冷暴露时间长短不一，随环境气象条件而异，潮湿和大风可使寒冷的作用增强几倍至十几倍。

（2）海拔高度：冻伤发病率随海拔高度增高而增多。据报道，1500 例冻伤中 87 例发生在海拔 5182m 以下地区，1269 例发生在海拔 5182～6400m 地区，在海拔 6400m 以上地区很少有人类活动，故病例数很少，可见海拔 5182m 为冻伤发病率的转折点。高原低氧影响脑功能，降低人体采取有效保护措施的能力，直接影响冻伤发病率。

（3）疾病：糖尿病、外周血管疾患、精神疾病、脱水、高原红细胞增多症、高原作业引起的疲劳甚至体力耗竭、既往冷损伤史、创伤等均可增大患冻伤的危险性。

(4)着装:着装不当或服装太紧,特别是鞋袜狭小造成局部血液循环障碍,往往导致冻伤。如此时在冷环境中静止不动,则更易患冻伤。

(5)防寒知识水平:冻伤发病与伤员掌握防寒知识的多少密切相关。官兵掌握防寒知识越多、识别冻伤越早、采取防治措施越及时,冻伤发病率就越低、损伤程度就越轻。

(6)其他:大量饮酒、使用麻醉药品可诱发冻伤的发生。

(二)临床表现

冻结状态下,冻伤的分度较为困难。冻区融化后,各度冻伤的表现不同,可根据临床症状和体征对冻伤进行分度。

1. Ⅰ度冻伤 伤及表皮层。复温后局部皮肤充血稍肿胀,呈红色或微紫红色且快速消退,有痒感、刺痛或感觉迟钝。即使不加治疗,一般1周后亦可自愈。

2. Ⅱ度冻伤 伤及真皮层。复温后皮肤水肿,呈红色或暗红色,疼痛较重或灼热感;有较大浆液性水疱,疱浆橙黄色,清澈透明,疱底鲜红,有少量浆液性渗出。如无感染,一般2周内可完全恢复。可能留有后遗症,如对冷过敏、指尖处神经血管微损伤。

3. Ⅲ度冻伤 伤及皮肤和皮下组织。复温后肤色由苍白转为紫红或青紫色,明显水肿,感觉迟钝或消失;有散在的血性水疱,疱液鲜红,疱底暗红,随后疱液可转为褐色甚至黑色;局部深处较多;局部逐渐形成黑色痂皮,4～5周后分离脱落,露出其下的肉芽组织;最终可致皮肤及皮下组织坏死。感觉恢复缓慢,有后遗症。

4. Ⅳ度冻伤 累及肌肉、骨骼等深层组织。复温后皮肤呈紫蓝或青灰色,明显水肿,渗出多,感觉迟钝或消失;有厚壁血性小水疱,疱底污秽,严重时无水疱;随后远端开始出现坏死,无感染时逐渐变干变黑转为干性坏疽而自行脱落,露出肉芽组织逐渐长出上皮而愈合;合并感染时易合并湿性坏疽需截肢处理。病程2～3个月,预后更差。

Ⅲ度和Ⅳ度冻伤较难鉴别,但在伤后早期的治疗方法相同。在同一严重冻伤的肢体上,常有不同程度的冻伤共存。

(三)诊断

1. **冻伤诊断**　冻伤的诊断主要依据冷暴露史与临床表现。因此诊断并不难。

2. **冻伤的早期伤度诊断**　冻伤伤度早期诊断依据伤员指(趾)尖的情况,由于皮肤和深层组织损伤程度不一致、难以早期做出确切的伤度诊断。一般冻后 4~5d 才能确定是轻度或重度冻伤,需 2~3 个月才能确定重度冻伤的坏死分界线,以界定最适截肢部位。

就诊时冻区皮肤呈红色或灰蓝色提示冻区已融化或融化后再冻。采用正确方法治疗的冻伤,冻后 10~21d 出现组织坏死或干瘪皱缩,如冻后 3~5d 内冻区干瘪皱缩,可诊断为冻-融-再冻或过热融化损伤,冻-融-再冻时组织丢失严重,5d 内全部组织坏死、远端早期木乃伊化。

3. **冻伤的辅助诊断**　临床采用多种不同方法辅助冻伤的早期伤度诊断。

(1)X 线照片:冻伤早期,X 线照片可显示软组织肿胀、骨髓炎等严重感染;晚期可见骨折、骨结构破坏、骨骺中心消失,以及继发性骨关节感染及骨关节炎等变化。

(2)激光多普勒血流图:传入体内的激光波束遇到移动的红细胞时,反射激光束的频率发生变化,频率变化与红细胞移动速度成正比,借此可评价冻区血液循环状态。伤员适时做此检查,注意观察治疗效果。

(3)^{99m}Tc(^{99m} 锝)骨扫描术:^{99m}Tc 骨扫描能准确、可靠地预测可能的组织丢失,是冻后最初几日内评估组织灌注与活存率的方法,是早期伤度诊断的最好方法之一。临床上传统的处理方法是等待坏死分界线出现后再施行清创或截肢术。冻伤后 48~72h 做 ^{99m}Tc 骨扫描,可获得早期评估组织灌流和活存率的信息,早期确定坏死分界线,早期进行清创或截肢,缩短伤员住院时间、避免在等待坏死分界线出现过程中坏死组织感染造成的危险。本法不能显示软组织状况或清晰的软组织分界线,有作者认为磁共振成像和磁共振血管造影术更好。

(四)治疗原则与方法

冻伤治疗可分为现场救治、入院治疗两个阶段,包括冻区复温、抗感染、扩张血管、溶栓、局部处理、全身支持疗法及外科疗法等,通过局部与全身治疗增强体质、改善血液循环、避免或消除感染,减少组织丢失、保留冻区生理功能。

1. 现场急救

(1)保暖:伤员获救后应尽早脱离冷环境,进入温暖避风场所,采取措施包裹保暖避免再次受冷。给予热饮热食。

(2)局部复温:如不能及时后送伤员至医院治疗,且受冻部位仍冻结,为争取最好的预后,应在现场创造一切条件,对伤员冻结局部施行温水快速复温急救,这是最有效的治疗方法。具体方法是:将冻结部位浸泡在 40～42℃ 水中,直至远端皮肤尤其是趾(指)甲床红润、血液循环恢复为止,一般需要 20～30min,也可能需要更长时间。复温过程中,应鼓励伤员活动伤肢,以促进血液循环,但不要做局部揉搓、按摩。不易浸泡的部位,如面部,可用毛巾放于 42℃ 温水,然后局部热敷。复温后,如有针刺样感觉,皮肤色泽正常、触之温暖,出现至可扩爬至指、趾尖端的澄清大水疱,预示预后良好。复温后,外涂呋喃西林冻伤膏,用无菌纱布轻轻包扎。

复温过程中应保持水温相对恒定,但不能用直接加热容器的方法来提高水温,以免容器内部过热烫伤患部,使病情复杂化。如鞋靴等与患部冻结在一起,不可强行脱下,可一起复温,待鞋靴等融化后,再用剪刀剪掉。

温水快速复温过程中,冻区恢复感觉时会出现剧烈疼痛,这是正常现象。可口服布洛芬、吲哚美辛等镇痛。有报道,连续 24h

硬膜外给予吗啡治疗,既可选择性镇痛,又可避免使用麻醉药引起的深度镇静、呼吸抑制、恶心、呕吐等不良反应。

(3)尽快后送:如有条件快速后送,且患部仍冻结,一般主张送到医院后再复温,这样既可避免复温后冻结融化部位发生冻-融-再冻损伤(冻-融-再冻可造成不可逆转的组织损伤),也可避免复温后后送途中造成冻区水肿部位创伤。如受冻部已融化,后送途中要做好冻区保温,避免组织创伤。后送途中一般不做其他治疗,注意使用垫子和夹板保护受冻肢体。

冻足未融化的伤员,如无其他伤病,必要时可步行一段路程去就医,不会引起受冻伤肢体的进一步损伤。但禁止用已融化的冻伤肢体行走,以免造成水疱破裂和创伤,增加感染的风险。

(4)其他复温方法:伤员获救后,如无条件后送,只能就地救治时,最好采用温水快速复温治疗。如既无后送条件,又无条件施行温水快速复温治疗,可采用下述方法复温。利用体热复温,由他人或伤员本人怀抱冻肢利用体热复温,如将冻伤的手指放在腋下、腹部或大腿根部复暖,将冻伤的足踝放在伙伴腹部衣服下复暖。该法预后不如温水快速复温。自发融化复温:在室温下,让受冻部位自发融化复温。自发融化复温常见于在救援过程中冻区融化,或在等待后送时因室内或睡袋内温暖使冻区融化,或在步行撤离或乘车后送途中冻区融化。自发融化复温的预后较温水快速复温和利用体热复温方法差。

(5)严禁采用的复温方法:冻伤伤员急救时,严禁采用民间流传的错误方法复温。如采用冰雪搓擦、冷水浸泡或捶打按摩冻伤局部的方法复温,这些复温方法往往造成明显甚至严重的组织丢失,预后很差。严禁使用明火(篝火、炉火)或发动机废气(温度超过50℃)烘烤的过热复温方法,过热烘烤复温常使原已冻伤的部位再添烧(烫)伤,大部分病例的组织严重丢失,预后极差。

2. 入院治疗

(1)确定伤度与合并症:入院后详细询问伤员受冻时的环境

温度、风力、海拔高度、冷暴露时间、着装情况等,以协助判断伤情,无法判断伤情则按重度冻伤治疗。做全身检查,排除低体温、骨折及颅脑损伤等,如有上述合并症需先行处置。如伤员不需做心肺复苏和其他紧急处理、患部仍冻结,应立即做复温治疗。

(2)复温治疗:伤员入院后,冻区仍冻结的,应立即做温水快速复温治疗,疗效最好。温水快速复温是治疗平原冻伤的最有效方法,组织丢失少、功能恢复好,尤其适用于重度平原冻伤治疗。动物实验证实,此法也适用于重度冻伤治疗。如伤员合并低体温,应首先做全身复温,体心温度恢复至35℃再做冻伤肢体复温。

如受冻部位已融化,则温水快速复温无效。此时,应采取氯己定液多次温浸治疗,有利于减少组织坏死、防止和(或)减轻感染,还可改善血液循环、加速愈合。用40℃1%氯己定液浸泡冻伤部位20~30min,每日2次,连续6d。不宜浸泡的部位,可用40℃1%氯己定液热敷。浸泡过程中,鼓励伤员适当活动伤肢以利功能恢复。温浸后,患肢空气干燥,局部外涂1%呋喃西林冻伤膏或5%磺胺嘧啶锌霜,受冻指(趾)间放置棉拭子,无菌纱布包扎。将伤肢放在洁净的被单上,避免感染或受伤。如无氯己定,可用苯扎溴铵溶液温浸。该法对融化72h以内的平原冻伤有显著疗效,动物实验证实该法对重度冻伤也有显著疗效。轻度冻伤外涂1%呋喃西林冻伤膏治疗即可。

(3)防止或减轻局部感染:伤部感染是冻伤的主要合并症而影响预后。预防感染,防止水(血)疱破溃。急救时创面尽可能做无菌包扎。

重度冻伤伤员尽早确定破伤风免疫状况,未曾做破伤风免疫者注射破伤风抗毒素,曾行破伤风免疫者注射破伤风类毒素。

冻伤伤员常有骨骼、软骨及关节的无菌性创面,应采取严格的无菌措施、注意无菌操作,以防继发感染。引起感染的常见细菌有葡萄球菌、链球菌、假单胞菌和革兰阴性杆菌,偶见梭状芽胞杆菌。在耐药菌株不断增多的情况下,多数专家不主张预防性使用抗生素,但应做常规细菌培养和药敏试验;深部感染及漩流浴不能清除的感染才是使用抗生素的指征。冻-融-再冻及合并肢体创伤时多有严重感染,可致败血症,常需截肢以免发生中毒性休克,在保守治疗期间应严密观察,及时处理气性坏疽等严重并发症。

(4)改善受冻局部和全身血液循环:血液循环障碍是冻伤组织损伤的主要原因之一,改善血液循环状况是治疗高原冻死的重要措施。

①扩张血管:妥拉唑林具有舒张血管、阻断交感神经的作用,可缓解血管痉挛性疼痛,使冻伤水肿快速消退,较早出现坏死分界线,减少组织丢失。动脉内注射利血平可防止冻区血管痉挛。前列环素的稳定代谢产物伊洛前列素,可扩张血管,改善侧支循环,抑制血小板聚集,溶解纤维蛋白原,保护细胞,这可能是其有效治疗冻伤的机制。有报道,5名Ⅱ度、Ⅲ度平原冻伤和寒区冻伤伤员静脉注射伊洛前列素(0.5ng/kg),3d内增加至2ng/kg,用药14～42d。治疗后1～3d,伤员疼痛均缓解,血液灌注明显改善,最后伤员完全恢复,均未截肢。

②溶栓疗法:溶栓可改善血液循环,减轻冻伤特别是重度冻伤组织损伤。采用组织纤溶酶原激活物/肝素溶栓疗法可使重度冻伤伤员指(趾)截肢数目明显减少,而且静脉内用药更安全,无出血合并症。有报道,冻后24h内动脉内给予组织纤溶酶原激活物治疗可明显降低截肢率(治疗组截肢率为10%,对照组截肢率高达为41%)。对干冷暴露超24h或冻-融-再冻的重度冻伤,溶栓疗法无效。

寒区冻伤与平原冻伤的发病机制基本相同,溶栓疗法也适用于重度冻伤治疗,采用包括蝮蛇抗栓酶在内的综合疗法治疗重度冻伤疗效明显改善。采用溶栓疗法时,需检测出凝血时间,防止用药过量。合并创伤特别头部创伤时,不用或慎用溶栓药物。

③血液稀释疗法:长期高原移居者常患高原红细胞增多症,

血液黏度增高;冻伤后大量血浆外渗加重血液浓缩、使冻伤局部微循环血流淤滞。这类伤员可采用血液稀释疗法,降低血液黏度(血液黏度30%~35%时供氧量最大)、改善血液流变性质和微循环,可减轻损伤、促进组织修复。方法是:一次性做治疗性献血300ml,再输注等体积低分子右旋糖酐,治疗后血红蛋白浓度和红细胞数趋近正常。还可采用抗淤积疗法:冻区局部复温后,静脉输注500ml低分子右旋糖酐扩张血容量,每日1次,连续1~2周,可减轻毛细血管床血液淤滞。

(5)加强局部护理与治疗:加强局部护理与治疗是医院治疗的重点。

①加强局部护理:早期应观察冻区血液循环状况、询问主观感觉,治疗中观察皮肤色泽、纹理、肢体水肿、组织坏死等。防止水疱破溃,水疱感染时可考虑做清创处理;痂皮干燥坚硬限制指、趾运动时,应蚕食切痂并在漩流浴中进一步清创。卧床伤员应抬高患肢促进循环(筋膜间隔综合征伤员除外)、减轻水肿,增强局部抗感染能力。

②保护受冻肢体:限制冻结与冻结交界部位的运动,以免造成组织不可逆损伤。严禁冻足(趾)已融化的伤员行走,严禁冻手(指)已融化的伤员使用拐杖,以免造成水疱破裂和创伤,增加感染危险。用干燥、无黏性绷带轻松包扎受冻部位,指(趾)之间充分垫好。

③尽早开始康复锻炼:鼓励伤员尽早开始康复锻炼。上肢冻伤伤员锻炼手指尤为重要,以防手的小关节畸形,丧失功能;下肢冻伤伤员做 Buerger 运动(伤员平卧,抬高患肢 45°以上并维持1~2min,再在床边下垂患肢 2~3min,然后将患肢水平放置 2min并做足部旋转、屈伸活动,反复做 20min),每日 4 次,促进下肢功能恢复。如运动可能损害循环、造成创伤,应限制伤员活动,必要时用夹板将冻伤上肢固定在功能位,防止功能丧失和肢体变形。

(6)辅助治疗

①镇痛:复温后的疼痛程度随冻伤伤度、水肿程度及有无感染而异。活动肢体、理疗、做漩流浴可减轻疼痛。剧痛时做交感神经阻断,如妥拉唑林 25mg 缓慢静脉注射,每日 3 次,或酚苄明 10mg/d(根据需要可增至 60mg/d),后遗症较少。有报道,视冻伤部位不同,于双侧脊柱旁间隙注射 0.5% 盐酸布比卡因(含 1:200 000 肾上腺素)做腰部硬膜外阻滞或臂丛阻滞,每日 2 次,连续 4d,可消除交感神经张力,此方法简便、镇痛效果好。

②高压氧治疗:高压氧疗法作为治疗重度冻伤的辅助疗法,其作用尚未确定。在高原上,给予高压氧能改善冻伤伤员的全身状况,可能有助于提高冻伤的疗效。

③抗氧化剂:每日口服 500mg 维生素 C,可提高人体耐寒力,常用于冻伤治疗。维生素 E 是作用很强的氧自由基清除剂,也用于冻伤治疗。

(7)全身支持疗法:重度冻伤伤员需住院治疗。给予高蛋白、高热量饮食,补充必要的维生素和微量元素。鼓励伤员饮水,纠正脱水,可用碳酸氢钠纠正酸中毒,维持水、电解质和酸碱平衡,促进循环恢复和组织修复。血液浓缩的伤员,视尿量和血细胞比容情况给予乳酸化的复方氯化钠注射液(Ringer 液)1000～3000ml,使 24h 排尿量保持在 1ml/(h·kg)以上。冻伤伤员多伴有动脉血氧饱和度降低,给氧 24h 可恢复正常。

(8)外科治疗:冻区融化后外科治疗包括水疱与伤口清创,切痂,伤口修复,皮肤移植,截肢术,骨节、关节脱位的闭合复位与开放复位,关节切除、置换与融合,分离指(趾)间隙,骨-筋膜室切开等。

①外科治疗的原则:外科疗法虽然可以缓解组织压力、增加关节活动度、抑制感染,从而改善预后,但多在晚期使用。冻伤后的最初几周尽可能用保守疗法,只有在不得已的情况下,才采用外科手术治疗。如冻伤早期,尽可能不做大范围清创,以免造成受伤局部血管和组织的严重损伤、增加感染机会;只有出现抗生素不能控制的痂下感染或远端血液循环受限时,才可在密切监视

下谨慎做有限的手术切痂。

②创面处理与清创移植，水疱感染时可不处理，水疱很大时可无菌抽出疱液。水疱破裂、皮肤紧贴创面时应保留皮肤，水疱感染、疱液压力过大或限制关节运动时方可剪去疱壁，消毒后涂药。每日清洗伤口数次，然后涂敷外用药。常用的冻伤外用药有1%呋喃西林冻伤膏，使用时外涂 0.5mm 厚，1 次/天，无菌纱布包扎；换药时，用 0.5%氯己定液擦净旧药后再上新药，指（趾）间放置敷料防止渗出物浸渍创面。呋喃西林作为一种人工合成的抗菌药，能抑制革兰阳性、阴性细菌和真菌感染；同时，呋喃西林能减轻血管内皮损伤，降低血管通透性，减少渗出，降低肌肉氧耗量。1%呋喃西林冻伤膏治疗轻度冻伤疗效较好，对中度冻伤亦有一定的作用。也可外涂 5%磺胺嘧啶锌霜或 2%硫酸新霉素软膏。

无法控制的感染是早期清创的唯一指征。冻伤后第 3～14天，可做中厚皮片移植覆盖肉芽创面或适宜的区域，其疗效仅次于温水快速复温。血管蒂皮瓣移植是晚期治疗措施。筋膜切开术中或术后做网孔皮肤移植，可减少瘢痕和感染。

③筋膜间隔综合征：重度冻伤伤员受冻部位剧痛，感觉减退、表皮绷紧、脉搏减弱，而温水快速复温和全身支持疗法不能有效缓解时，应考虑筋膜间隔综合征。出现该综合征时，筋膜间隔内压升高，影响血液循环及间隔内组织的功能，应不失时机地做筋膜切开术，解除血液循环障碍。前臂和小腿的正常组织压分别为9mmHg 和 15mmHg，如组织压分别上升至 65mmHg 和55mmHg，则血流完全停止。神经缺血 30min 出现感觉过敏或感觉异常，缺血 12～24h 发生不可逆损害；肌肉缺血 2～4h 出现功能障碍，缺血 8～12h 发生不可逆损害。可根据病史和临床表现做出诊断，以要时可测量组织压确诊。组织压小于 30mmHg 时，不会造成组织坏死，无须手术；组织压大于 45mmHg 时，应立即做筋膜切开，手术减压；组织压介于两者之间时，严密观察临床表现和组织压变化，或做预防性筋膜切开减压，延误筋膜切开可造

成严重后果。

④截肢：早期截肢的唯一指征是出现湿性坏疽，采用环切法较安全，坏死分界线形成后再做修复和死骨切除。过早截肢可因组织水肿导致创面不易愈合，且易误将活存组织切除，所以必须截肢的病例通常应延迟至冻后 15～45d 进行。需截肢肢体常伴有严重感染或创伤，截肢后缝合伤口有加重感染或组织坏死的可能，可采用开放性截肢，用生理盐水和抗生素溶液冲洗伤口，14d后做二期手术修整残端和伤口，疗效会更好。冻后 1～6 个月，肢端出现干性坏疽完全木乃伊化、坏死分界线明显后，可截肢或让其自行脱落。截肢部位尽可能靠近坏死分界线，伤口愈合精确，伤口边缘无张力。

(9)复合损伤的治疗：合并创伤时的救治原则是保存生命和肢体，其次是保留功能和美观。合并低体温时，要监测伤员的生命体征，尽早恢复电解质平衡和酸碱平衡，尽快恢复体温，体心温度恢复至 35℃ 才能开始冻伤局部复温。

冻伤合并肢体骨折或关节脱位时，两者引起的局部血液循环障碍相互加重损伤，如不复位一般预后不良。冻区融化后水肿消退前，骨折治疗应采取保守疗法，最好是充分衬填固定。如果骨折或脱位需行开放复位，应尽量避免血管损伤，术后手术部位远端仍要做漩流浴治疗和积极的指(趾)锻炼。

五、预防与保健

在寒冷地区执勤，应针对寒冷环境特点，提前进行耐寒锻炼，合理安排饮食，保证足够营养，及时抓好冻伤的预防，切实提高对寒区部队的适应能力和执勤能力。

1. 加强组织领导，做好宣传教育　要把防寒、防冻列入党委支部议事日程，各级领导在冬季来临之前，应结合部队执勤、训练和施工制定防寒防冻计划，严格把关，坚决执行。

2. 进行耐寒锻炼，加强寒冷适应　是防寒防冻积极有效的措施。常用的方法如下。

①冷水锻炼:用冷水刷牙、洗脸或浸泡等,每天 1~2 次,每次3~5mim,洗后用干毛巾摩擦皮肤至局部发红为止。条件许可时可用冷水擦身一次,按上肢、胸、腹、背、下肢的顺序进行,用干毛巾摩擦皮肤,直至发红为止。冷水锻炼时,应注意防止感冒。

②冷空气锻炼:为了提高锻炼全身的能力,不要过早穿棉衣服,让机体逐渐适应寒冷环境,做到"迟穿棉,逐渐添,室内减,室外穿"。

③野营行军训练:在寒冷环境中有一定负荷的情况下进行锻炼,并注意坚持。

④体育锻炼:如球类、跑步、爬山等体育活动。锻炼时适当减少着装,如与耐寒锻炼相结合,提高耐寒力的效果会更好。

3. 做好冬季准备 加强行政管理,入冬前应及早做好防寒防冻的物资准备,备齐防寒服装及防寒用品,衣服大小一定要合适,维修营房及取暖设备,保证寒冷季节住热房、吃热饭、喝热汤。野营拉练,外出执勤时应做到:穿得暖,防冻装备带得全,并考虑可能遇到的特殊情况,做好相应的准备。

4. 动静结合,以动制冻 在严寒条件下执勤,尽量避免长时间静止。根据任务、身体条件和军事要求,采取可能的各种活动方法,增加机体产热和改善循环,是预防冻伤的一条重要经验。有些执勤人员由于极度困乏,在寒冷环境中停止不前,也不采取动静结合,结果给身体造成很大的伤害,要高度警惕!

5. 使用复方中药制剂 通过改善机体内部的抗氧化能力来提高机体的抗寒能力。

第三节 沙漠环境

一、环境的主要特点

1. 气候酷热,地温高,温差大。沙漠边缘地区的夏季最高气温经常超过 40℃,地表最高温度可达 76℃。

2. 缺少水源,极端干燥,多大风,多尘土。风速大于 5m/s 时就能把细沙吹起,形成沙暴、扬沙和浮尘天气。

3. 日照强,湿度低:沙漠地区经常无云,日照强,因此蒸发力强。同时由于降水量稀少,全年相对湿度很低。

4. 水资源少,水质较差,饮水问题突出。

5. 植被稀疏,人口稀少。

二、对机体的影响

(一)沙漠环境中人体的水盐代谢

1. 水的代谢及补充　汗液的蒸发是热环境中水代谢的主要表现,是调节体温的主要途径。气温每升高 1℃,出汗量约增加 0.77%,每蒸发 1ml 汗液可释放 2.47kJ 的热量。出汗量受气温、劳动强度、热应激及适应程度的影响,与饮水量也有关。同等劳动强度下,干热环境的出汗量要比在湿热地区的少,同一时间热适应者出汗量比未适应者明显减少。男子在训练时出汗要比女子多,但在休息时区别不大。

虽然热环境工作者出汗常超过 1 L/h,但轻度失水者并无口渴感,如自由饮水,通常只能补充失水量的 2/3,易发生自发性脱水。机体缺水可限制热的散发,导致体温升高。所以应强制饮水,只要在训练中饮用足够的水,就不会发生自发性脱水,而且还可减轻热疲劳和循环疲劳。

2. 无机盐的代谢　干热沙漠中机体出汗量大,造成水盐大量丢失。夏季受训士兵在其体内缺钾达最大程度时,尿钾排出量仍高达 41~79 mmol/d。当气温在 30℃以上时,经汗排钾浓度随气温升高明显增加。士兵沙漠行军试验 4 h 期间经汗、尿排出的钾、钙量分别占全天钾、钙摄入量的 1/3 和 1/4。对英式足球队员大量出汗时的调查资料表明,每小时碘、钠、钾、钙在汗中的平均丢失量分别为 52 μg、1896 mg、248 mg、20 mg。缺钾可降低劳动效率,增加中暑发生。我国膳食中镁含量较高,一般不会出现较严重的体内缺镁。一般认为,盐的需要量和补充方式应根据出汗量而定,在摄入正常膳食情况下,出汗量在 3～4 L/d,不需额外补充氯化钠,出汗量在 4 L/d 以上时,对食盐的需要量增加,可适当补充含盐饮料;中度和重度劳动时,每天应额外补氯化钾 3～4 g、钙0.4 g。体温调节中枢和神经系统参与并调节影响体温的各个环节,使体温升高到一定范围之内。当体温超过一定限度时,身体产热大于散热,体温调节中枢失控后,体温在短时间内可明显骤增。

(二)人体热应激和热损伤

在常温下(18～22℃)进行重体力劳动时,蓄热量只有 55.2 kJ/h,而据美军资料介绍,在沙漠中,当气温为 37.8 ℃时,中午太阳辐射使人体热负荷增加到 765.9 kJ/h,在 43.3 ℃时机体热负荷增加到 879 kJ/h 以上。人体皮肤对红外线辐射非常敏感,3 s内就可以引起皮肤温度上升 0.003℃,夏季中午在沙漠中如果无有效的蒸发散热,人体体温每小时可增加 2℃。未习服者的热应激反应较重,接近甚至超过热负荷限度。穿着 NBC 防护服在热环境中训练也可导致显著的热应激,严重增加机体的热负荷。

1. 中暑 是环境高温和(或)剧烈体力劳动时,因热的作用而引起的一组急性热致疾病,主要有热痉挛、热衰竭和热射病。一般认为热痉挛发病机制主要为机体大量出汗导致水盐代谢紊乱,使腹部、臂部等肌肉群发生痉挛,常发于高温环境下进行强体力劳动和大量出汗后,突然发生阵发性的四肢肌肉、腹壁、肠平滑肌痉挛及疼痛。

2. 热衰竭 主要由于高热引起外周血管床扩张,导致脑供血暂时不足或心血管功能不全、周围循环衰竭。机体表现为头晕、头痛、口渴、胸闷、面色苍白、大汗淋漓、脉搏细弱、血压偏低,可出现晕厥、手足抽搐等,脑功能可轻微改变,体温升高,严重者可有循环衰竭。

3. **热射病** 是最严重的一种,头部未戴帽子或在无遮盖的情况下,头部直接受太阳照射或强烈的热辐射所致,称日射病,有时日射病与热射病同时存在。不但具有热痉挛和热衰竭的症状,而且死亡率高达 17%~80%。热射病有 3 大特点:①高体温;②皮肤灼热干燥;③中枢神经系统症状。神经系统损伤并出现精神症状是热射病的关键指征。脑水肿、脑缺血、脑缺氧是热射病的重要病理生理基础。有研究观察了 55 名沙漠热射病患者,深部体温均超过 40℃。高体温与持续时间的组合对热射病预后有很大影响。

(三)对神经系统的影响

在干热环境劳动,大脑皮质抑制,或因缺氧使大脑皮质功能改变,或因体温调节中枢的兴奋性增高,产生负诱导效应,使其他中枢的抑制作用加强。机体表现为:反应迟钝,疲劳,嗜睡,工作效率降低,差错率增高,有焦虑、忧郁、易怒等倾向。有实验表明在高温环境下数字译码、目标追踪得分下降,简单反应时间延长,手工敏捷度降低等。

(四)对心血管功能的影响

炎热环境中血容量的维持,是能否进行继续训练的首要问题。在沙漠环境作业或训练时,机体散热中枢活动增强,皮肤血管明显扩张,血流量增加,末梢阻力下降。随着机体大量水的丢失,导致血浆高渗和低容量,长期热暴露时,血液碱储备和 pH 降低,易引起代谢性酸中毒。心率随受热及失水程度的增加而增加,相同劳动强度下,心率的恢复随环境温度升高而减慢。失水量大于体重的 2% 时可使心率明显加快,达 3%~4% 易出现中暑。干热环境中防御战演习时战士的生理反应研究表明,约有41% 的战士即刻心率接近生理安全上限。说明在沙漠热环境中心血管系统反应是限制劳动能力的一个主要因素。

机体由于散热需要,血管扩张,血液重新分配,心排血量增加,结果心脏负荷加重,可导致心功能减弱,此时心排血量反而减少,最后皮肤末梢血流量减少而影响散热。

(五)对消化功能的影响

消化系统高热引起血液重新分配而使胃肠血流量减少,导致胃肠蠕动减弱、胃酸分泌减少,病员因口渴而大量饮水使胃酸被稀释,可发生消化不良等胃肠道疾病。

(六)对泌尿系统的影响

在沙漠高强度热负荷和劳动负荷时,肾功能的损害是产生生理紧张的主导因素。沙漠负重行军研究表明,受试者肾小球滤过功能降低,尿钾明显增高,出现行军性蛋白尿。当直肠温度升高到 $41\sim42℃$ 时,可使肾功能进一步恶化,肾小管坏死,甚至在机体降温后仍不可逆转,甚至肾衰竭。

(七)沙漠应激时内分泌系统的反应

沙漠热环境劳动对人体是一种强烈的应激刺激,内分泌系统反应强烈。对沙漠负荷行军士兵内分泌指标的检测结果提示,沙漠应激时下丘脑-垂体反应增强,甲状腺、肾上腺皮质和髓质功能增强,肾素-血管紧张素-醛固酮系统变化显著。

(八)沙漠环境中人体的营养代谢

1. 热能代谢　炎热环境中血容量的维持,是能否进行继续训练的首要问题。在沙漠环境作业或训练,机体散热中枢活动增强,皮肤血管明显扩张,血流量增加,末梢阻力下降。随着机体大量水分的丢失,导致血浆高渗和低容量。长期热暴露时,血液碱储备和 pH 降低,易引起代谢性酸中毒。心率随受热及失水程度的增加而增加,相同劳动强度下,心率的恢复随环境温度升高而减慢。失水量大于体重的 2% 时可使心率明显加快,达 $3\%\sim4\%$ 易出现中暑。干热环境中防御战演习时战士的生理反应研究表明,约有 41% 的战士即刻心率接近生理安全上限,这说明在沙漠热环境中心血管系统反应是限制劳动能力的一个主要因素。高温作业时血压的变化,视体力劳动的升压因素与高温的降压因素的拮抗结果而定。一般情况下,重体力劳动超过高温的作用而出现收缩压的升高,升高的程度不及常温下体力劳动明显,舒张压变化不大或稍下降,因此,脉压趋于增加。

2. **蛋白质、脂质和糖类** 高温环境对热能和蛋白质代谢的影响程度与机体对热环境是否适应有关,适应前影响较大,适应后影响较小,供给量以占总热量的 12%~15% 为宜,且应充分供给营养价值较高的蛋白质。脂肪的供给量不超过总热量的 30%,糖类的供给量不低于总热量的 58%。补充糖类饮料可明显增加对糖类和能量的摄入,在短时训练中可维持机体的营养状态。

3. **维生素** 大量出汗不仅使大多数水溶性维生素丢失,而且也因代谢增强使某些水溶性维生素消耗增加。进入沙漠作业初期,每天维生素 B_1、B_2 的排出量占摄入量的 1/4~1/3,随着热适应的形成,汗中丢失量迅速减少,但仍超过摄入量的 10%。就供给量而言,维生素 C 为 150~200 mg/d,硫胺素为 2.5~3.0 mg/d,核黄素为 3.0~4.5 mg/d,维生素 A 以视黄醇当量 1500 μg/d 为宜。

三、沙漠伤情护理

(一)戈壁沙漠战伤伤情特点

1. 气候干,蒸发量大,伤员极易发生脱水。

2. 冬季寒冷,夏季酷热,温差变化大,伤员易伴发冻伤或热损伤。

3. 空气中沙尘含量高,伤员创面与伤口易受污染。

(二)戈壁沙漠战伤的救治

1. 应立即脱离高温环境,转移到通风阴凉处就地抢救,迅速降温,口服凉开水,控制抽搐,纠正水、电解质及酸碱紊乱。

2. 对意识障碍、换气过度的患者,应立即吸氧,并保持呼吸道通畅。

3. 炎热季节每人每日至少应补充水 3000ml 以上(提供足够的饮料或静脉注射等渗溶液),防止或纠正脱水。

4. 预防伤员中暑。对先兆中暑的伤员，3h 内至少应给 2000ml 复方乳酸钠葡萄糖液(乳酸盐林格液)。

5. 后送过程中对开放性伤口及暴露创面，应及早用无菌敷料覆盖。后送途中，仍应防止脱水。

6. 清创时要尽力将伤口冲洗干净。

7. 液冷夹克衫可以维持舒适的小气候、适宜的皮肤和中心体温，使受试者们维持舒适的热平衡。

8. 多环路液冷服能使机体感觉更舒适，进行有效的体温调节。

9. 头部冷却法中，前额部分的冷却对体温调节的影响最大。即使是穿着 NBC 防护服从事重体力劳动者，也可通过冷却法有效降低机体的热紧张程度，延长热耐受时间。

10. 沙漠热损伤的预防仍是热习服锻炼，补充水盐和卫生监督，增强对热致疾病的认识。热相关疾患每年导致数百人死亡，但如果能及时发现处于危险状态的个体，并采取相应的防治措施，热致疾病是可以防治的。

第四节 海上环境

一、环境特点

我国位于欧亚大陆东端、太平洋西岸，既是一个大陆国家，又是一个濒海大国。

海上气候条件与陆地上气候相比，有很大差异。海上气候取决于海水温度，基本随海水温度而变化。海上温度一般可高达 36℃，相对湿度 80%～90%。温度高时可达到 38℃，有时可达 40～45℃，或者更高，原因是船体受太阳照射后，更容易将热量传递给空气，使空气迅速增热。

海水具有极其特殊的理化特性。海水呈碱性(pH 为 8.2)，渗透压为 1250～1350mOsm/L。海水中的钠离子含量是人体血浆钠离子的 3 倍,其产生的渗透压是人体血浆渗透压的 4.3 倍。因此,对人体的体液来讲,海水是一种高渗、高钠和高碱的环境。

海水中有多种细菌,优势菌对伤口具有一定的感染能力。

二、对机体的影响

(一)导致机体低体温

海水热传导速度为空气的 15～20 倍,因而落水者的体热很快被冷水带走,机体只能通过收缩体表血管、减少血流量和肌肉颤抖产生更多的热量来维持体温。若接触冷水时间过长,机体则不能保存或产生足够的热量,中心体温开始下降;当中心体温降至 35℃时,会出现疲倦、共济失调、麻木、定向障碍和精神紊乱等症状;当中心体温降至 32℃时,落水者将会失去知觉、静脉萎陷、肌肉僵硬、瞳孔散大、心律失常、心搏减弱,最终死亡。

(二)淹溺

海水淹溺(drown in seawater)后,引起死亡的主要原因是海水淹溺性肺水肿(PESWD)。PESWD 不伴血压下降者死亡率为 5.2%,伴有血压下降者死亡率达 19.4%,如伴有呼吸停止或呼吸心跳停止,死亡率则高达 44%～93%。PESWD 患者肺泡通气及换气功能障碍,代谢性酸中毒贯穿于整个病程,肺毛细血管内皮细胞、肺泡上皮细胞的 Na^+-K^+-ATP 改变,肺泡表面活性物质含量下降,进一步发展为海水型呼吸窘迫综合征,则病情更加危重,救治极为困难。

(三)海水浸泡对伤口的影响

海水浸泡的伤口感染严重,伤口组织细菌培养计数显示,火器伤海水浸泡后细菌数为非浸泡的 10 倍左右。伤口海水浸泡可导致局部微循环障碍,血管通透性增强,引起局部水肿、广泛出血;海水与皮肤、伤口接触或进入组织细胞可引起高渗性脱水,进入血液可出现高钠、高氯、高凝状态,多发性微血栓形成,从而引起严重的血流动力学异常及水电解质紊乱。

三、海上伤情护理

海上及登陆作战具有战区狭窄、人员集中以及环境特殊的特点，人员受伤的发生率高，伤势重。海上作战通常以炸伤和烧伤为主，多发伤的发生率可高达80%，休克发生率也高。与陆战相比，海上炸伤伤员的数量为陆战的2倍，烧伤较陆战高2~3倍，休克发生率为陆地的2.5~3倍。

(一)烧伤

1. 海水浸泡后的伤情特点

(1)死亡率高：烧伤合并海水浸泡者，其死亡率明显高于单纯烧伤，并随浸泡时间的延长而增加。海水浸泡烧伤创面后海水的高渗、高盐、低温等因素加重机体损伤。动物实验显示24h内单纯烧伤死亡率为6%，烧伤合并海水浸泡2h的死亡率为10%、3h死亡率为25%、4h死亡率为50%。

(2)休克严重：海水的高渗、低温、强散热作用，使体温迅速下降，微循环障碍进一步加重、代偿期缩短，伤情迅速恶化，烧伤休克海水浸泡后的伤员较未浸泡者伤情明显严重。

(3)酸中毒严重且持续时间长：海水低温引起机体低氧血症和高碳酸血症，加之烧伤、血管通透性的改变和微循环障碍进一步加重了酸中毒的程度及纠正的难度。海水浸泡烧伤动物2h即发生严重代谢性酸中毒，迅速失去代偿能力。

(4)体温过低：可引起血管功能紊乱及呼吸抑制，其特点是心率减慢、血压下降、左心室收缩和舒张功能下降、心肌顺应性降低，生存率下降。

2. 救治与护理

(1)尽快离开海水环境：将海水浸泡的伤员成功打捞后立即离开，寒区海上落水人员捞救后应迅速移至舱室内，盖被保温。没有条件时最好把落水者裹在一个塑料袋或毛毯里，只露出脸部;在救生艇筏里,只要不妨碍稳定性,可以挤在一起来减少体热散失;在封闭的救生艇筏里,把进出口拴紧,免受风浪袭击。

(2)保持呼吸道通畅:按淹溺伤员的抢救方法,迅速清除口鼻腔内海水、污泥、杂草等异物,如有吸入性损伤或严重呼吸困难,应紧急行环甲膜穿刺或气管切开术,给予氧气吸入。有呼吸道损伤时,鼓励深呼吸、咳嗽、翻身叩背、湿化气道或气道清洗、吸痰,必要时行机械通气。

(3)补充液体:建立静脉通道,按计划补充液体。烧伤合并海水浸泡 3h 以上(包括烧伤-海水浸泡-打捞离水这段时间)者,第 1 个 24h 内液体输入量:前 8h 输入所需液体的一半,余下液体量于后 16h 内输入;若合并休克,输液速度要快,前 3～6h 应输入 24h 总液量的 1/2。输液监测指标:①尿量 30～50ml/h;②心率 60～120 次/分;③收缩压＞90mmHg;④脉压＞20mmHg;⑤中心静脉压 8～12cmH$_2$O;⑥安静,呼吸平衡,肢体湿暖,体温 36℃ 左右,静脉和毛细血管充盈良好。当接近上述指标时可减缓输液速度。第 2 个和第 3 个 24h 补充胶体及电解质液体量、输入速度均须根据伤情随时调整。小面积烧伤者给予烧伤饮料(100ml 含氯化钠0.3g,碳酸氢钠 0.15g,苯巴比妥钠 0.03g,糖适量),少量多次口服,不宜喝白开水。

(4)复温:评估低体温的严重程度,采取复温措施。保持舱室温度 28～30℃。用大量清洁温淡水(40℃±2℃)冲洗全身(包括烧伤创面),以去除海水的有害影响,同时加速体温恢复。体温大于 35℃ 的伤员可用清洁被褥包裹,热水袋放置躯干、腹股沟、腋下等部位,行体表加温使其自动复温。体温 33～35℃ 者,可采用体表复温,热水浸泡,微波、热吹风等。体温低于 32℃ 或冻僵者,采用机体中心复温,吸入热空气、热氧气;亦可用温水灌洗胃肠,输入37～40℃ 的热液体,注意防止发生复温休克。医院船上可采用腹膜透析复温,透析液为 40～42℃ 含 5% 葡萄糖的等渗溶液,每 40 分钟换液一次,当中心体温达 36℃ 时即可停止。其特点是可直接加温腹腔内脏器官及血液,并通过隔膜传热而有利于心脏复温。

(5)创面处理:海水浸泡的烧伤创面应在 6～12h 内冲洗、清创,根据伤情采取包扎或者湿润暴露(MEBT)疗法。创面暴露时舱室温度保持在 28～32℃,相对湿度 40%。接触创面的床单、垫、套均应灭菌,避免创面长期受压。创面使用湿润烧伤膏有迅速止痛和形成创面保护屏障的作用。尽早使用广谱抗生素及破伤风抗毒素血清。

(二)颅脑伤

1. 海水浸泡后的伤情特点

(1)血脑屏障(BBB)的通透性增强:BBB 的结构基础是脑毛细血管内皮细胞,其细胞膜的有效孔径为 0.7～0.9nm,限制直径大于此孔径的物质通过。脑损伤患者经海水浸泡后,脑毛细血管内皮细胞管腔面变得不光滑,微绒毛和吞饮小泡明显增多,泡饮活动增强,使 BBB 的通透性增高。

(2)脑组织含水量增加:BBB 的破坏使血中蛋白等大分子进入脑组织,组织渗透压升高,脑组织含水量增加。

(3)脑细胞毒性脑水肿(brain edema):脑损伤时各种因素导致细胞膜的通透性改变,细胞内外 Na^+、K^+、Ca^{2+} 等离子已发生失衡,海水中的高浓度离子介入,脑损伤后的离子紊乱,是加重细胞毒性脑水肿的重要原因。

2. 救治与护理

(1)伤情判断:迅速检查伤员意识、瞳孔、生命体征、肢体活动和伤部情况,以及头痛、呕吐等神经异常的体征,防止将昏迷伤员误认为死亡伤员而失去抢救机会。

(2)妥善处理伤口:仔细检查伤口,用无菌敷料包扎,防止出血和减少污染机会。遇有脑膨出者,脑表面覆盖明胶海绵,上面再覆以无菌纱布,用纱布圈围在膨出组织周围,或用无菌换药碗覆盖脑膨出部,然后包扎固定,防止脑组织受压和干燥。最外层使用防水三角巾或绷带,防止海水接触伤口。

(3)减轻脑水肿:利用甘露醇和呋塞米脱水能减轻脑水肿的程度,大剂量地塞米松能降低 BBB 的通透性,改善离子紊乱而减轻脑水肿。静脉输入 20％甘露醇 250ml 或呋塞米 20mg,二者可交替使用;每天静脉滴入地塞米松 10～20mg。

(4)及时后送:颅脑伤伤员经救治后,应尽早(48h 内)组织分类后送至有神经外科的医院进行专科治疗。病历上注明伤员的意识、生命体征、瞳孔、对光反射和肢体活动情况,后送途中加强观察。昏迷伤员采取侧俯卧位防止误吸,头部使用冰袋降温。

(三)胸部创伤

1. 海水浸泡后的伤情特点

(1)死亡率明显增高:4h 内死亡率高达 90％,而单纯胸部开放伤则为 10％。其原因如下。①海水灌入胸腔后,伤侧胸内压明显增高,使健侧肺受压,呼吸运动受到抑制;同时心脏及大血管受到压迫,造成静脉回流受阻,心排血量下降,因此在短时间内引起急性呼吸及循环衰竭,多脏器衰竭发生率高;②海水具有极其特殊的理化性质,海水浸泡后出现高钠、高氯、高渗血症等严重电解质平衡紊乱;③海水浸泡后全身组织缺氧,引起严重代谢性酸中毒,同时由于二氧化碳潴留产生严重的呼吸性酸中毒,两者共同形成重度酸中毒。

(2)浸泡的开放伤严重

①单纯胸部开放伤的呼吸功能障碍以低氧血症为主(Ⅰ型呼吸衰竭),而海水浸泡后则同时存在严重的低氧血症和高碳酸血症(Ⅱ型呼吸衰竭)。

②海水浸泡后造成严重肺泡通气不足为主的通气功能障碍和肺内分流引起的换气功能障碍。动物实验显示,胸部开放伤海水浸泡后出现呼吸加快、严重低氧血症、肺出血、肺水肿、肺含水量和肺湿干比值明显增加等改变,以及气体交换功能降低。

2. 救治与护理

(1)开放性伤口的处理

①封闭伤口,立即用无菌敷料覆盖伤口,如伤口较大,可用纱布填塞伤口,并用防水巾包扎或防水胶布固定。引流海水,迅速于伤侧腋中线第 6 肋间放置闭式引流管,将胸腔海水引流出体外,尽早消除海水对机体的有害影响。纠正低氧血症,经鼻导管或面罩吸氧;条件允许时应行气管插管,机械辅助呼吸,后者可使肺充分膨胀并消除纵隔摆动。

②张力性气胸的处理:可在伤侧锁骨中线第 2 或第 3 肋间用粗针(16 号注射针头)刺入胸膜腔采用活瓣式排气减压,或在局麻下插入口径为 0.5～1cm 的胶管做胸腔闭式引流。

③创伤性血胸处理:可分为小量血胸(胸腔积血在 500ml 以下)、中量血胸(500～1500ml)、大量血胸(1500ml 以上)。

出血已停止的血胸,小量多采用胸腔穿刺抽出积血,使肺及时复张,胸腔内注入抗生素以防感染;对于中量以上的血胸,多采用胸腔闭式引流,使积血尽快排出,监测引流情况。活动性出血,当首次胸内积血排净后,如每小时仍有 200ml 以上的血液流出,并持续 2～3h,需紧急剖胸止血。

(2)肋骨骨折固定

①胶布固定法:用宽 5～7cm 的胶布,在伤员呼气末胸廓缩至最小时自对侧肩胛线经脊柱向前贴于胸壁,其前端超过中线5cm,自上而下,相互重叠约 2cm 呈叠瓦状;固定范围包括断肋上、下各 2 根肋骨,以减轻疼痛。

②固定浮动胸壁,纠正反常呼吸:可用敷料、沙袋加压包扎,减轻反常运动的程度。

(3)尽早使用有效抗生素,皮下注射破伤风抗毒素。

(4)纠正电解质、酸碱平衡紊乱:输入无张性液体,迅速降低血钠浓度和血液渗透压。将 5%葡萄糖液或无菌蒸馏水 1000ml于 1～2h 输入,而后持续输入低张液体。如无胃肠道损伤,可口服或鼻饲大量液体。输入 5%碳酸氢钠 100ml,然后根据血气分析结果调整用量。补液过程中要注意监测血压、呼吸、脉搏等生命体征,同时定期检查血生化及血浆渗透压。

(四)腹部创伤

1. *海水浸泡后的伤情特点* 高渗海水不断进入腹腔通过腹膜的透析交换作用,使血液中的水分大量析出、丢失,血液浓缩,有效循环血量减少,逐渐发展为低血容量性休克。表现为平均动脉压、心排血量、心脏指数、中心静脉压均下降。海水中高浓度的钠、钾、氯离子通过腹膜的透析交换使机体血浆中钠、钾、氯离子浓度不断升高,进一步导致高钠、钾、氯血症,诱发代谢性酸中毒,导致重要脏器尤其是心脏的功能受抑制,心脏收缩力下降。平均动脉压、心排血量、心脏指数下降,肺动脉压上升。海水进入腹腔使腹腔内压力升高,腹式呼吸运动受到限制,回心血量减少,有效循环血量不足,心排血量下降,更进一步加重了机体血流动力学的紊乱。海水浸泡时间愈长,进入腹腔内的海水量愈大,损伤愈严重。

2. *救治与护理*

(1)伤员落水应尽快打捞,伤员出水时应缓慢平稳,防止血压大幅度下降;尽可能排出腹腔内的海水,用防水敷料加压包扎伤口。

(2)判断伤情,有呼吸、心搏骤停者,现场立即行心肺复苏。快速静脉补液。

(3)快速建立至少两条静脉通道,最好使用套管针,选择大静脉穿刺置管,按高渗性脱水补液,补液量(ml)=[血钠测量值(mmol/L)-血钠正常值(mmol/L)]×体重(kg)。补液内容和次序:出水后 30min 内按 5ml/kg 的用量依次输入 38～40℃ 的 5% 葡萄糖、5% 碳酸氢钠和低分子右旋糖酐。5% 葡萄糖以 2ml/(kg·h),5% 碳酸氢钠以 0.8ml/(kg·h),低分子右旋糖酐以 0.8ml/(kg·h)及 1/2 张液以 2ml/(kg·h)的速度维持输液 6h,力争出水 6h 内纠正高渗、高钠和高氯血症,并使血流动力学稳定,酸中毒得到纠正。6h 后根据血生化、血气分析结果随时调整输液量及输液种类。

(4)持续胃肠减压：禁食、禁水并留置胃管持续胃肠减压，保持胃肠减压管通畅，记录引流的质和量。

(5)需要手术治疗者应遵循简便、快捷、安全、有效的原则，纠正血流动力学不稳定状态后再实施手术。

(五)四肢骨与关节伤

1. 海水浸泡后的伤情特点

(1)伤口污染加重：浸泡后 6h 及 36h，伤口处的细菌数均高于单纯爆炸伤时的细菌数。浸泡后机体状况差，低温、免疫功能低下均可加重伤口感染。

(2)病理损伤程度重：高渗海水可直接刺激血管内皮细胞，促使生成并分泌与炎症有关的细胞因子(或介质)，致细胞肿胀，炎症反应加重。脱离海水浸泡后，浸泡组织的继发损伤持续加重，组织压力升高，局部组织的血液灌注减少，加重伤情。

(3)伤口愈合延迟：由于感染、血液循环障碍，浸泡伤口愈合时间明显延迟，通常较单纯软组织伤的伤口晚 4～5d。

2. 救治与护理

(1)尽早脱离海水环境，缩短海水浸泡时间，根据情况给予保温。

(2)对肢体受伤的落水伤员，使用海战专用防水巾为其包扎伤口。

(3)包扎止血：伤肢迅速行加压包扎止血；有活动性出血时，行钳夹后结扎止血。检查伤员有无休克及合并脑、胸、腹脏器伤。固定骨折预防继发性血管神经损伤。

(4)早期清创：初期行清创术，须遵循"早期清创，延期缝合"的原则，保证清创质量，做到"五要""五不要"。

①"五要"：要彻底冲洗创面伤口，深部用过氧化氢冲洗；要适当扩大创口，充分暴露和减张；要重视深部组织的清理，将切之不出血、触之软泥状、夹之不收缩的组织全部切除；要去除血块、组织碎片以及弹片等异物，但远离主伤道的弹片和散在的小弹片不

必去除;要做充分的引流,必要时做对位引流。

②"五不要":不要做一期缝合;不要损伤神经、血管;不要忽视深部清创;不要过久地使用止血带;不要过多地摘除碎骨片。

(5)抗感染、抗破伤风治疗:口服或注射广谱抗生素,伤口局部应用抗菌、抗炎药。注射破伤风抗毒素血清。

(六)海水淹溺的救护

现代海战中,舰船受到空中、水面、水下的立体袭击,落水人员多有炸伤、烧伤,容易发生淹溺。特别是当舰船损害严重、大批船员弃舰落水时,如不能迅速组织有效的海上救生,则有较多的淹溺。

1. 溺水机制　海水内含有 3.5% 的氯化钠和大量钙盐、镁盐,为高渗性液体。海水被吸入肺泡后,其高渗透压使血管内的液体或血浆大量进入肺泡内,可引起急性肺水肿,最后导致心力衰竭而死亡。体液从血管内进入肺泡,可出现血液浓缩、血容量减少、低蛋白血症、高钠血症。海水中的钙盐和镁盐可引起高钙血症和高镁血症。高镁可导致心搏缓慢、心律失常、传导阻滞,甚至心搏停止;可抑制中枢和周围神经,扩张血管和降低血压。

2. 溺水临床表现　溺水者最初的反应大多是屏气挣扎,大口吞水,继之昏迷。有的并无多少水吸入肺内而是因惊慌、寒冷、呛水等引起喉头、气管发生反射性痉挛,造成急性窒息,导致心搏停止而死亡。窒息程度主要取决于淹溺时间与灌入水的量。伤员被从水中救出后,常处于昏迷状态,一般面部肿胀、肢体冰冷、皮肤青紫、双眼充血、口鼻充满泡沫,甚至呼吸停止,脉息全无。较轻者神志尚清,口鼻腔有泡沫液,胃内积水者可见腹部膨隆。胸部检查可呈肺水肿体征,心室纤维颤动则属罕见。心电图检查可因心肌缺氧而出现 T 波低平、ST 段下移等非特异性改变。

3. 海水淹溺的急救　海上遇难最大的问题是从落水到获救的时间过长,心搏骤停的时间超过了脑复苏的时限而很难获得预期效果。因此,海水淹溺若能及时获救,应及早行 CPCR(心肺复苏)。对溺水者应刻不容缓地进行积极的抢救,急救阶段是从出水到医疗后送的这一段时间,应由连、营救生员施行急救。

(1)自救互救:大批量伤员落水后确保生存的关键是进行有领导、有组织的集体自救。如跳海前组织众人穿好救生衣、戴好救生圈,并分成若干小组;跳入海中后立即用绳子将每小组的人员联系在一起,甚至手拉手,大家互相照顾,消除紧张、恐惧心理,水性好的帮助水性差的,拉起被风浪打翻者,避免人员丢失和严重溺水,也给营救工作带来方便。另外,落水人应不失时机地使用各种光、声、电联络信号和器材,向救援舰艇直升机发出求救信号。

(2)战位急救:以失事海域为中心,划分若干搜索区,组织飞机、舰艇分片搜索,运用舰载直升机用救生吊篮营救落水伤员。救护原则为迅速将伤员救离出水、立即恢复有效通气、施予心肺复苏术、根据病情对症处理。

4. 卫生船内救护

(1)经现场初步处理后,应迅速后送至卫生船上进一步救治,并注意在转送途中仍需继续监护与救治。迅速将伤员安置于抢救室内,换下湿衣服,盖被子保暖。

(2)保持呼吸道通畅,维持呼吸功能:心搏恢复后自主呼吸未必恢复,或即使恢复但不正常,故仍需加强呼吸管理,吸痰及清除呼吸道内存水和分泌物。确保呼吸道通畅,继续进行有效的人工通气,及时行血气监测,促使自主呼吸尽快恢复正常。对使用口对口的方法进行人工呼吸无效者,应行气管内插管或气管切开,给予机械辅助呼吸。同时静脉注射呼吸兴奋药,如洛贝林、尼可刹米等。

(3)纠正血容量:海水淹溺者,静脉滴注 5% 葡萄糖溶液或输入血浆,以稀释被浓缩的血液和增加血容量。注意不能输注盐水。

(4)肺水肿的处理:在采取加压给氧的同时,迅速给予除泡沫剂应用,常用40%～50%的乙醇置于氧气湿化瓶内,随氧气吸入,可使泡沫化为水性分泌物,从气管内排出,以改善呼吸交换量。根据情况选用强心、利尿的药物,以减轻肺水肿;如血容量不足,则不宜使用利尿药。

(5)防治脑水肿:使用大剂量皮质激素和脱水药防治脑水肿;如有抽搐可用地西泮、苯巴比妥、水合氯醛等镇静药,促进脑功能恢复。

(6)防治肺部感染:由于淹溺时泥沙、杂物、呕吐物等吸入气管,容易发生肺部感染,应给予抗生素预防或治疗。

5. 海上救治的基本原则

(1)同时发现遇难者,先救水中人员,后救舰船上的遇难者。给最需要者以优先救援。

(2)先发现先救,后发现后救的原则:在浩瀚的海洋上不易发现落水人员,所以一旦发现应立即救援,不要失掉机会。特别对少数或个别的漂流、浮散人员,更应及时救援。

(3)先救单人,后救集体的原则:个别漂流的落水人员多系伤病较重者,或受风浪的影响单独漂流,精神紧张、恐惧、孤独,体力不支,且不易被发现;而集体漂浮人员,能互相帮助,有支持力,目标较大,容易被发现。因此,在两者被同时发现时,应先救单人,后救集体。

(4)先近后远,主次兼顾的原则:所谓的"近"就是与捞救人员距离短,易接近;捞救节省时间,以便救出更多的落水者。

(5)先救伤病员,后救健康者,最后打捞死亡者的原则:对落水的健康人员,可让其向救援船附近浮游,沿舷梯上救生船,船上的人员给予必要的协助。

(6)先抢救治疗,后快速后送的原则:对落水的伤员,有条件时应就地进行救护治疗;在转送途中也应坚持边送边治的原则,使伤员始终接受良好的救治,减低伤亡率。

(7)先稳定伤情,后确定性治疗的原则:对伤员首先进行分类检查,按照轻重缓急实施确定性治疗。

(8)海水浸泡伤的救治原则

①受伤后立即用防水敷料进行伤口包扎,防止海水浸泡伤口或进入体腔。

②迅速打捞出水,减少浸泡时间。

③打捞动作平稳,防止猛然出水引起血压骤降。

④出水后立即采取复温、保温、给氧措施。

⑤用加温的生理盐水或低张液反复冲洗伤口及腹腔。

⑥急查血钠,明确有无高渗性脱水。

第五节　空中环境

一、环境特点

1. 气压变化　大气压是由大气的重量产生的压强,气压是单位横截面积上大气柱的重量。高度越高,压在上面的大气柱就越短,大气压力也就越低,即气压随高度的变化而变化。气压以近似指数函数的方式降低,空气变得稀薄,气压、氧分压逐步降低。

2. 高空缺氧　随着海拔高度的增加,大气压力越来越低,氧分压也随之降低。在3000m高空时,大气中的氧分压使健康机体产生缺氧的病理生理效应。缺氧会抑制大脑皮质,使反应迟钝,记忆力、判断力下降,甚至突然发生意识丧失。

3. 温度变化大

(1)在地面至10km左右高度,气温随高度升高而降低。此层的气温沿垂直高度而下降,平均每升高100m,气温下降0.65℃。

(2)在11~30km高度范围,气温几乎不随高度变化而发生变化。温度的年平均值为−56.5℃。

(3)在30~50km高度范围,臭氧的生成和破坏反应最为强烈,使气温随高度的增高而上升。约50km处气温达到最大值 35℃。

(4)在 50～80km 高度范围,气温又随高度增高而降低,大气再次发生强烈垂直方向运动。

4. 辐射 随着高度的增加,地球大气与磁场的保护作用逐渐减弱,使得来自空间的辐射增强,如太阳辐射与银河的宇宙辐射。

二、对机体的影响

(一)低气压的物理性影响

大气压力随着飞行高度的增加而降低,人体内的气体会遵循波义耳定律而膨胀。如果膨胀的气体不能被排出,则会损伤内脏空腔壁或损伤血液循环系统。主要表现如下。

1. 低气压对消化道的影响

原因:胃肠道内通常含有约 1000ml 的气体,主要存在于胃与下部肠管中;大多是随饮食及唾液咽下的空气,少量是食物分解产生的。

症状:大气压力降低时,胃肠道内气体膨胀是否足以引起胃肠道管壁扩张达到发生腹胀、腹痛的程度,主要是由下述两方面因素决定的。一方面是上升高度与上升速率,高度越高,大气压力降低越多,膨胀程度就越大。上升高度一定时,上升速率越大,膨胀的气体来不及迅速排出,膨胀程度也就越大。另一方面是胃肠道的功能状态,在含气的空腔器官中,以胃肠道与体外的交通管道为最长,特别是肠内气体的排出,阻碍较多。胃肠道通畅性降低(如便秘)、含气量增加都能减慢膨胀气体的排出速度。高空胃肠胀气是一系列症状的总称,其主要表现为腹胀和腹痛;膨胀的气体还可使膈肌升高,呼吸运动受限,出现呼吸困难。

2. 低气压对中耳的影响

原因:中耳是对气压变化最敏感的器官。飞机在上升减压过程中,除非咽鼓管有严重阻塞,一般都不会引起气压性损伤。形成气压性损伤的客观因素取决于飞行高度、下降速率和咽鼓管狭窄及阻塞的程度,主观因素则和伤员能否做主动性咽鼓管开放动作有关。

症状:听力下降、耳痛、耳鸣、眩晕感、鼓室内液体渗出等耳气压损伤,并称为"航空性中耳炎"。

3. 低气压对鼻窦的影响

原因:正常情况下,无论是飞机上升、大气压力降低,还是飞机下降、大气压力升高,空气都可自由地进出鼻窦口,保持鼻窦与鼻腔内外的气压平衡。如有上呼吸道疾患可引起鼻黏膜组织炎性肿胀、增生或形成赘生物阻塞窦口,呈活瓣样作用,使外界的气体无法进入窦腔内,使窦腔内外的压力失去平衡,就会发生鼻窦气压性损伤,也称为"航空性鼻窦炎"。

症状:主要是局部疼痛,疼痛的程度视窦腔内外的压差而异。

4. 低气压对肺的影响

原因:迅速减压可引起不同程度的肺损伤。当环境压力降低的速率尚不太大时,肺内膨胀的气体可以有较充分的时间从呼吸道排出,对肺基本上不造成损伤;但减压速率很快,肺内膨胀的气体一时来不及以相应速率由呼吸道排出时,就发生了胸壁外的压力降低快,而肺内压力降低慢的情况,出现一过性的肺内压相对升高的状态,即可引起肺气压性损伤。

症状:胸痛、缺氧、呼吸困难、咯血、肺表面或深部肺组织出血、气胸、间质性肺气肿、纵隔积气及肺萎陷等。

(二)高空减压病

1. 原因　大气压力降低时,在组织、体液中溶解的氮气呈现过饱和状态而离析出来形成气泡,在各种组织内形成的气泡,可能压迫、刺激局部组织;血管内的气泡,则可成为气体栓子堵塞血管或与血液成分发生相互反应。由于形成气泡的多少不同、压迫或栓塞的部位不同、与血液成分发生相互反应的性质不同、引起继发性反应特点的各异,从而导致各种不同症状。

2. 症状与体征

屈肢症(肢体关节痛):是本病最常见的症状,发生此症状时,患者常因剧烈疼痛而将肢体屈曲,故称此症状为"屈肢症",占全部症状的 65%～70% 以上。疼痛多发生在四肢的关节内或其周围的骨及肌肉等深部组织,以膝、肩等大关节为最多。

皮肤症状:症状表现为痒感、刺痛、蚁走感及异常的冷、热感觉等,多为一时性的,其部位主要在脊背和肩部的皮肤;此外,也有局部皮肤出现斑点者,斑点出现在上胸部及上臂者,多属严重病例。

呼吸系统症状:包括胸骨后不适或疼痛、咳嗽及呼吸困难。

神经系统症状:包括视觉、感觉、运动、前庭及意识等多方面的功能障碍。

最严重的表现为"神经循环虚脱",表现为不安、面色苍白、手及前额出冷汗、四肢皮肤潮湿、温度降低,有交替性的冷、热感觉和恶心,很快发生意识模糊、脉细微、心搏徐缓,如不采取急救措施,终至意识丧失。

3. 低气压对创伤及其他的影响

原因:大气压力降低时气体膨胀,血液对血管壁的侧压增加,渗出增加,导致循环障碍。大气压力降低时,对各种伤口的引流装置、输液装置、充气医疗器械影响较大。

症状:伤口增加,其他症状因创伤部位不同而有不同的渗出。

4. 低氧的影响　因暴露于高空低气压环境所致的缺氧,属于"低压性缺氧",由于高空吸入氧气分压降低,血液氧合不足引起动脉血氧饱和度与氧合量降低的"低氧血症",也称高空缺氧。

(1)缺氧对休克的影响:不同时期明显地存在着缺氧和酸中毒的病理改变及症状,对心、脑、肾功能具有严重影响。对外伤引起的出血性休克伤员,本身就存在缺血性缺氧,失血后血红蛋白减少伴有贫血,这类伤员在空运中再次受到缺血性缺氧的影响,进一步加重组织缺氧,病情将进一步恶化,甚至危及生命。休克伴有窒息、大出血和重要脏器损伤的病员,必须从现场抢救开始对大血管伤实施迅速有效的止血,采用紧急通气术保证呼吸道通畅,积极采取复苏治疗,必须在休克症状控制后才能飞行。

(2)缺氧对胸部伤病的影响:胸壁软组织或胸骨骨折时,胸部正常的呼吸动度受到限制、使肺活量减少,出现不同程度的呼吸功能不全,因而对缺氧的耐受性降低。空中缺氧可使呼吸加深加快,由于胸部过分运动,有可能使已断的肋骨明显错位而划破胸膜,诱发气胸。同时,因包扎伤口的绷带限制了伤员的呼吸运动,使呼吸量减少。各种原因造成的气胸、肺组织被压缩、空中受到缺氧的多重作用,使呼吸困难进一步加重。因此,空中必须持续供氧;多根肋骨骨折的患者应将骨折固定后空运,在运行过程中严密观察患者生命体征的变化。对于血气胸的患者,必须放置闭式引流管,胸腔引流管应用单向活瓣式引流装置,呼吸困难改善后方可空运,空运前注意检查引流管的固定是否牢靠。

(3)加速度的影响:较低水平的加速度对坐位伤员来说,作用力或方向与腹背相垂直,影响不明显。但对卧位的伤员来说,降落和起飞时产生的加速度与身体长轴同向,可产生明显的影响。对于头朝向机头且循环系统不稳定,起飞时发生静脉血淤滞的伤员,可使心排血量明显下降。同时飞机的飞行姿态进一步加重了这种变化,这是由加速度和陡峻的爬升角所引起的。因此,在安置伤员时应将头朝向机尾。

5. 振动的影响

(1)在空运伤员飞行中,由飞机的动力系统和大气湍流引起机械振动,通过飞机传递给人体,当振动强度影响到伤员的舒适、健康时便引起一系列卫生学问题。振动可通过人的双足、臀部和背部传给坐位伤员,或通过机舱壁、担架床传给卧位伤员,引起人体全身或某些部位的运动,产生疲劳、不适。

(2)对振动的防护:可应用座椅减振器、减振垫、减振地毡、安全束带等降低振动强度。性能良好的减振器能明显降低振动的能量,在水平飞行时,它能降低垂直振动能量的 $1/3\sim1/2$,而在着陆时能降低能量的 $3/4\sim4/5$。

6. 噪声的影响

(1)噪声对人体影响的程度取决于噪声的强度、作用时间和频率。噪声对伤员的影响主要是听觉器官和神经系统。噪声强度超过 65dB 时,对机舱内人员交谈产生严重干扰,从而影响机上医务人员与伤员之间的对话,同时也使某些常规医疗、护理操作无法进行,如心肺听诊、血压测量等。

(2)对噪声最敏感的是中枢神经系统。在噪声作用下,可引起中枢神经系统活动平衡失调,大脑皮质中出现抑制过程减弱,兴奋性增强,表现为头痛、头晕、睡眠障碍、易疲劳、注意力不集中、记忆力减退、心理反应减慢等。同时,对机体各系统的器官功能均有不同程度的影响,出现心率和血压不稳定、食欲缺乏、脂类代谢紊乱、糖耐量改变等。

三、空中伤情的护理

(一)伤员运送前医学准备的要求

1. 维持伤员生命体征的稳定:航空环境对伤员伤病情有一定的影响,尤其是对某些病情不稳定的伤员。因此,空运前必须进行稳定伤病情的医学准备,最大限度地维持血压、脉搏、呼吸的基本正常和稳定。

2. 最大限度地减少机上医疗、护理操作:对昏迷或颌面、颈部伤影响呼吸者空运前应做气管切开,以保持呼吸道通畅;需静脉输液给药者空运前做好静脉穿刺、插管并妥善固定;严重颅脑伤需继续脱水降低颅内压治疗者、大面积烧伤的伤员、有骨盆伤者及膀胱、尿道损伤者,空运前常规留置导尿管并妥善固定。

3. 处置符合航空环境要求:对胸腔引流者采用单向活瓣式胸腔闭式引流装置(应使用塑料器具);骨折伤员用单片石膏托或小夹板固定;胃肠脏器伤术后时间短的伤员常规放置胃肠减

压管并用束腹带包扎腹部;气管套管外气囊不用空气而改用盐水充填等。

(二)伤员后送分类

1. 按伤员的救治要求(专科治疗)或后送的地点(方向、航线)分类。将向同一地点、同一方向、同一航线的伤员或同一类伤员分为一类,以便按后送目的搭乘飞机。

2. 按伤情的紧急程度,分出后送的先后顺序,通常分为3种。

(1)紧急空运,指有生命危险或主要脏器功能障碍者,如肢体、眼球伤;患有严重并发症如急性肾衰竭、心力衰竭等必须立即后送的伤员,这类伤员的空运后送常常十分紧迫,分秒必争。

(2)优先空运:指需要尽快得到某种医疗救治而在当地又不能得到解决的伤员,通常是需专科治疗的伤员。如严重颅脑伤、脊柱脊髓伤、周围大血管、神经损伤。

(3)常规空运:指空运对伤员的病情无特殊影响,而伤员短期又不能康复或重返战斗岗位,野战医院或当地救治机构收治能力有限而需空运后送的伤员。这类伤员的后送无特殊的时间、条件限制和要求。

(三)伤情处置

1. **一般战创伤**　空运前1～2h进食少量食物,排空大、小便。晕车、晕机伤员于空运前30～60min给予药物治疗,伤口常规更换敷料并妥善包扎伤口。

2. **创伤性休克**　多以失血为主的低血容量性休克。空运前控制失血,并充分进行抗休克治疗(如补充血容量,输新鲜全血等),血红蛋白含量应保持在70g/L以上,每小时尿量不少于20～30ml;保持良好的静脉通道,常规留置导尿管并吸氧。休克原因不明或未良好控制失血者,生命体征波动大需要靠输血输液维持血压者,以及非紧急空运者应列为空运禁忌。

3. **颅脑损伤**　开放性颅脑损伤空运前应妥善清创、止血、包扎伤口,常规头颅X线拍片,除外颅内积气、颅骨高压;无清创条件或需要紧急空运者,应妥善包扎伤口,控制活动出血,保持呼吸道通畅。闭合性颅脑损伤应无明显颅内血肿症状、体征及高颅内压现象;严重脑挫裂伤、脑水肿需紧急空运者,做好颅腔外或颅腔内减压术,系统脱水及激素治疗,常规留置导尿管维持良好的静脉通道,保持呼吸道通畅。深昏迷,呼吸道痰多或有舌后坠的伤员,应做气管切开。

4. 颌面颈部损伤　空运前应妥善止血,固定骨折,防止血肿形成或骨折松脱梗阻呼吸道。上、下颌骨骨折行颌间固定时,空运前 0.5h 肌内注射止吐药物,必要时可重复使用。

5. 脊柱脊髓损伤　脊柱伤伴或不伴脊髓伤者,空运前应妥善固定脊柱,用木板担架后送。颈椎骨折或脱位的伤员选用各种方法固定,用石膏颈围或头胸石膏背心固定时,应带弹簧装置;高位截瘫伴呼吸困难时应做好气管切开,身体受压部位垫软垫或胶圈,防止压疮形成。

6. 气胸　单纯少量气胸,肺压缩不超过 $20\%\sim30\%$,患者无呼吸困难、发绀等症状,在限制飞行高度($2000\sim2500$m)条件下无需特殊准备;中等量以上气胸或张力性气胸,空运前应反复胸穿抽气,或做好胸腔闭式引流,应采用活瓣式胸腔引流装置。

7. 腹部伤　腹腔实质脏器损伤,空运前止血,纠正休克,保持生命体征稳定;空腔脏器伤行修补和吻合术后,待肠道排气后空运。加压包扎腹部,留置胃肠减压管并接负压引流袋;结肠造瘘术后,应备较大的造瘘袋。

8. 骨盆伤　骨盆骨折应积极控制出血及纠正休克,骨盆环连续性受到破坏的骨折应用单侧髋人字石膏固定,行膀胱穿刺导尿,妥善固定导尿管。

9. 四肢伤　四肢长骨干骨折,以石膏托及小夹板固定为宜;避免采用管型石膏;骨折牵引重物应带弹簧装置。

10. 烧伤　维持良好、稳定的有效循环;妥善保护创面和防止急性肾衰竭,常规留置导尿管;建立良好的静脉通道并可靠固定,伴呼吸道烧伤者应做好气管切开。

11. 血管伤 已行血管修补、吻合或血管移植者,空运前应用石膏托固定伤肢,并详细记录损伤血管的部位、处置情况及处置时间等,便于后送途中观察及处理。备止血带。未处理损伤血管而用止血带控制出血者,醒目标明上止血带的时间,开通良好的静脉通道,妥善包扎及保护创面。

(四)机上伤员的安置

担架后送伤员安置于机舱中,安置的顺序是:先安置上层轻伤员,再安置中层较重的伤员,最后安置伤势重、身体重和需要输液的伤员,卧位伤员的头朝向机尾。担架伤员和坐位伤员混合装载时,先搬运担架伤员,后安置坐位伤员。重伤员靠近舱门和随机医师,在该区域集中布置监护仪、呼吸机、吸痰器、急救箱等设备,形成一个小型的空中 ICU,必要时可在该区域内单独布置医疗单元。

(五)空中伤员的护理

1. 纠正不正确的体位,向伤员简要介绍乘机常识和注意事项,可用耳塞或用棉花塞住伤员的双耳。检查各种管道的固定情况,以及调整各种管道和引流袋于正常位置。

2. 紧急情况处置、维持伤员生命体征的稳定:继续维持输血、输液、给氧及其他连续性治疗护理措施。伤员伤情恶化时应立即采取紧急救治措施。气压性耳痛明显时,教伤员做咽鼓管通气,或者在鼻、鼻咽部使用血管收缩药,减轻疼痛。

3. 持续病情观察:以危重伤员为重点,严密观察生命体征和创伤部位,对包扎伤口应注意敷料有无渗出液及肢体末梢血供情况。经常检查各种管道,保持通畅,观察各引流物的性质与量。

4. 做好护理记录:每位患者胸前需佩戴标明患者姓名、年龄、性别、血型等的转送卡,认真做好护理记录。重点包括伤情及其处置,输注的液体类型和量、尿量。

5. 组织伤员离机和交接：在机上医疗组的指导下，由接收单位负责组织实施。接收单位组织人员、车辆、物品于飞机着陆前0.5h 到达机场，做到无缝衔接。飞机着陆后，迅速办理交接手续，组织伤员离机。交接的重点是清点伤员人数，交接医疗文书和危重伤员伤病情介绍。

第六篇

灾害事件心理应激与干预

第 31 章

灾害心理危机与干预

第一节　灾害心理危机

心理危机(psychological crisis)是指个体面临创伤性事件时的心理崩溃状态,当个体遭遇重大问题或变故感到难以把握时,意识到某一事件和情境超过了自己的应付能力,心理的平衡就会打破,内心的紧张不断积蓄,进入失衡状态,这就是危机状态。心理危机意味着个体平衡状态被打破,个体会出现一系列身心反应:在生理方面,表现为疲倦、失眠、身体发抖、抽筋、胸闷、恶心等;在情绪反应方面,个体会感到恐惧、悲伤、焦虑、愤怒、内疚等;在认知行为方面,个体会有感知混乱、思维迟钝、言语混乱并有逃避、退化、依赖等表现。研究显示,在灾害性事件发生后,对于大部分人而言灾后导致的心身反应会逐渐消失,但相当一部分人反应将持续或程度加重,进而出现心理应激障碍,主要表现形式为急性应激障碍(ASD)和创伤后应激障碍(PTSD)。

第二节　灾害心理干预

心理危机干预(crisis intervention)起源于美国精神疾病学家Erich Lindemann 对 1944 年的一场大火后受难者家属的追踪研究。是指对处于心理危机状态下的个体采取明确有效的措施,使其最终战胜危机重新适应生活。它是一种对遭受挫折而具情绪危机的求助者予以关怀和帮助的心理救助过程。进行心理危机干预的时间一般在灾难发生后的数小时、数天,或是数周内。最佳的黄金时间就是在危机发生后的 24～72h。其干预的主要目的是避免个体自伤或伤及他人以及恢复心理平衡与动力。

一、国外突发公共事件心理危机干预模式

1. 三阶段模式

(1)平衡模式:此模式认为突发公共事件中人们常常处于情绪或心理失衡状态,以往的应急能力和处事方法不足以解决问题,因而干预重在稳定情绪,恢复其情绪和心理平衡,通常适用于危机早期干预。

(2)认知模式:即 ABC 模式,此模式认为危机导致心理伤害的主要原因在于受害者对危机事件和自己的境遇产生了错误思维。危机干预的要点是转变人们的思维方式,改变其认识和看待事物的角度,纠正其对事件形成的错误的歪曲的认识,使当事人克服自我否定与非理性,适用于危机稳定后的干预。

(3)心理转变模式:认为分析受害者的危机状态应该从内、外两个方面着手,除了考虑受害者个人的心理资源和应对能力外,还要了解受害者的同伴、家庭、职业、宗教和社区的影响。危机干预的要点是帮助其利用社会支持力量和环境资源、调整应对方式来获得对生活的自助控制。

2. 整合模式

是指将不同阶段干预模式和支持资源相整合的一种模式。包括三阶段模式的整合;支持资源的整合;综合全面的干预系统等。

3. 美国灾害心理干预的特殊干预模式

危机事件应激报告模式;灾难后心理卫生服务;严重突发事件应激管理模型;消融干预模式。

二、国内突发公共事件心理危机干预模式

1. 符合当地灾情特色的心理危机干预模式：实践证明，这种心理干预方式容易为广大受灾群众所接受。从短期随访结果看，收到了良好的效果。

2. 回顾、理解、反思和引导的心理危机干预模式。

3. 预防式危机干预模式。

4. "双途径三阶段"的危机干预模式："双途径"是指危机干预通过危机教育与危机支持相结合的双向途径进行，即建立危机教育系统和危机支持系统。"三阶段"是指危机干预分解在 3 个阶段进行，即进行预防性危机干预、介入式危机支持和恢复性危机干预。

三、灾后心理危机干预的主要技术

1. 心理急救（psychological first aid，PFA）　灾后心理危机干预所使用的首要方法是心理急救。在灾难事件发生后对灾后受助者立刻开展心理急救，它是一套系统化技术，具体思想是灾后幸存者还未有严重身心障碍，通过心理救助者的支持和关爱，其早期心理反应可以得到有效控制。PFA 的核心行动共有 8 个方面。在每个行动内，PFA 对救助者提供了各种具体建议，这取决于幸存者的个性化需要和提供服务的环境。每个核心行动的理论基础是有关极端事件后压力、应对及适应的理论与研究。PFA 有选择策略和技术的五项基本原则：①促进安全感；②促进镇静；③促进自我效能感和社区效能感；④促进联络与沟通；⑤激发希望。

2. 严重应激诱因疏泄治疗技术（critical incident stress debriefing，CISD）　严重应激诱因疏泄治疗（也称为心理晤谈）主要是采取一种结构化小组讨论的形式，引导灾后幸存者谈论应激性的危机事件，通过系统交谈来减轻其心理压力，可个别或集体进

行,自愿参加。其主要思想是让受助者相互讨论内心感受以获得心理上的支持与安慰,使救助者在认知及感情上淡化创伤体验。进行晤谈的理想时间是灾难发生后 24～48h 之内,若其后实施收效甚微。晤谈方式最好以小组形式开展。

3. 认知-行为疗法(cognitive-behavior therapy,CBT)　认知-行为疗法是心理危机干预治疗中的基础疗法,针对受助者在创伤后的自我评价,帮助患者控制不正常的想法与行为。

4. 眼动脱敏再处理技术(eye movement desensitization and reprocessing,EMDR)　眼动脱敏再处理是一种以暴露为基础的治疗技术。在 EMDR 中,患者在持有创伤性回忆及相关的负面认知(如内疚、羞愧)时,随医师移动的手指快速眼动,然后患者被要求描述一种不相关的正面认知(如个人价值、自我效能、信赖感),医师对患者的创伤记忆强度及正面认知信念进行评价。

四、预防性"医学-心理-社会"多维系统化的心理干预模式

1. 突发公共事件发生前的心理危机预防　预防医学以预防为主要思想指导,运用现代医学知识和方法研究环境对健康影响的规律,制定预防人类疾病发生的措施,实现促进健康,预防伤残和夭折。根据预防医学的启示,可应用美国心理学家卡普兰提出的三级预防系统,作为构建我国心理干预模式的一部分。一级预防是指日常心理健康知识大范围内的宣传,主要针对普通大众,指导人们克服生活中常见的危机与困扰,包括在生理、心理、社会等方面维护个人心理健康的一切措施。可通过多种途径和方式进行,如报刊、心理节目、影视剧、公益广告、科普讲座等。二级预防针对一般心理问题者,如因学习问题、人际关系问题、情感问题等生活中的各种危机所引起的一般心理问题。二级预防系统可采用常规性的咨询,如医院的心理咨询门诊、学校的心理咨询室等。三级预防的对象是严重的心理问题及可疑神经症者。这部分工作由专职心理工作者进行。

2. 突发公共事件发生时的"医学-心理-社会"多维系统化的心理干预模式 采用临床医疗与心理干预相结合的综合干预模式。一方面治病救人,一方面运用社会支持系统解决生存危机,并进行及时的心理关怀干预。多维系统化的干预网络应包括政府层面应激管理、灾民危机服务、救援人员危机服务、电视媒体和网络危机服务、热线电话危机服务、暴发区危机服务、社区危机服务等多方面、多种方式和方法相结合的全面的心理干预系统。

3. 重视危机干预的后续干预 事件发生时的心理危机通过及时的心理干预得到缓解或减轻后,并不能说心理危机就完全解除。重大灾害事件还有可能引起创伤后应激障碍,多数在经受创伤后数日至半年内出现,有强烈的精神痛苦,有些甚至可持续几十年或一生,因而,还需要重视危机干预的后续干预。一方面可以巩固事件发生时的心理危机干预效果,另一方面,还可较有效地应对创伤后应激障碍,减缓或解除创伤后应激障碍的不良影响。

4. 心理干预的全程应充分调动受灾者的主观能动性 处于突发公共事件心理危机中的人们很少会去发挥其主观能动性,面对现实灾难,往往容易出现麻木和放弃,此时心理干预是必须的。在心理干预的全程包括预防阶段和干预阶段都应注重充分调动心理危机人群的主观能动性。矛盾内外因的辩证关系也说明内因是事物的内部矛盾,是事物变化的根据,要使受灾者真正走出心理危机,关键在于其本人。心理干预的目的之一是需要帮助和激励当事人自身利用环境和社会资源、积极主动寻求社会支持,调整自己的思维方式和应付方式以获得对生活的自助控制,因此心理干预的全程都应充分调动受灾者的主观能动性,这也是多维系统化干预的内容之一。

5. 药物治疗 是心理干预的辅助方法,可缓解抑郁、焦虑症状,改善睡眠质量,减少回避症状等。

第 32 章

应激障碍与干预

第一节　应激障碍概述

急性应激障碍(简称 ASD)是指个体暴露于某创伤事件后 4 周内所表现的应激症状,其症状主要表现为分离、再现、回避和过度警觉等。

创伤后应激障碍(简称 PTSD)是指由于受到异乎寻常的威胁性、灾难性的心理创伤,导致延迟出现和长期持续的心理障碍。研究发现,PTSD 终身患病率为 8.53‰,时点患病率为 3.525‰。

急性应激障碍持续时间小于 4 周,若不及时进行心理危机干预或干预不当,其中一部分人症状超过 1 个月会发展成为创伤后应激障碍,个体将会遭受更大的精神痛苦。心理学工作者若能及时准确地进行心理危机干预,大部分灾后个体的心理状态会逐渐恢复正常。

第二节　应激障碍干预

PTSD 临床发病率为 1%～14%,在经历过重大创伤的患者中发病率可高达 3%～58%。但并非所有经历过重大创伤的患者都会出现应激反应,其中部分患者在经历重大创伤后会逐渐恢复良好的适应状态,临床上将这种在逆境、困难、灾难面前能及时有效地调整及应对的能力称为心理弹性。有研究指出，对 PTSD 患者进行全面评估，并对患者建立有效的护理支持系统，提高患者心理适应性及应对能力，对促进 PTSD 患者心理健康，让患者重塑心理弹性具有重要的意义。随着 20 世纪心理学新的研究领域——积极心理学的出现和兴起，大量学者开始研究对抗创伤事件或情景（慢性病或自然灾害等）后积极正向的改变——创伤后成长（post-traumatic growth，PTG）。研究证实，PTG 可提高创伤者的生命质量，培养积极的应对方式，提高自我效能和实现心灵成长。

一、认知-行为疗法

美国颁布指南将认知-行为疗法（cognitive-behavioral therapy，CBT）定为治疗创伤后应激障碍的临床首选方法。认知心理干预是一种基于人们认知及思维决定任命行为及情绪的心理干预方法，该方法可帮助患者建立正确的疾病认知，有利于患者病情康复。具体措施如下。

1. 与患者建立良好的医患关系：以共情理解的态度与患者进行沟通及交流，患者入院后对引起患者疾病的应激源进行分析及评估，了解患者精神创伤发起频率、严重程度及对生活的影响，掌握患者回避行为及情绪变化的情况，以"同理心"体会患者处境，鼓励、支持及耐心倾听患者需求，在与患者相处过程中应用心理护理技巧给予患者关怀及体谅，指导患者有效控制情绪，并利用共情技术、暗示性语言帮助患者积极缓解痛苦，以减轻创伤事件对患者的伤害。

2. 通过应用自我演示法、运动模仿法、自动式思维法，鼓励患者积极面对某次经历或事件，让患者进行细致的体验及自我审查。

3. 充分评估患者思维方式，让患者了解行为与情绪间的关系，帮助患者建立正确的思维模式。

4. 指导患者合理应用自我对话、去中心化等方式找出自身思维及应对方式上存在的不足。

5. 鼓励患者坚持写治疗日记,通过让患者坚持写治疗日记,记录自己每天出现负性思想的次数及自我调节情况,让患者通过自我调节逐渐减少负性思想,稳定病情。

6. 指导患者每天坚持参与正性思维训练、自信训练、放松训练、呼吸训练,通过锻炼转移患者注意力,并为其制定目标,鼓励患者间相互监督、互相帮助,充分发挥患者自身潜能,增强患者康复信心。

7. 鼓励患者积极参与娱乐活动,多与他人接触及交流,改善患者认知功能,促进康复。

8. 定期邀请康复效果理想的患者进行现身说法,从患者角度出发,充分发挥患者生理及心理潜能,提高患者治疗依从性。

二、正念冥想疗法

研究证实,经冥想练习的患者表现出更高的 PTG,特别是外在状态和内在情感的变化。正念冥想干预(mindfulness-based meditation intervention)是在以意念集中和身体练习为主的正念减压疗法(MBSR)基础之上发展而来的一种新的综合精神心理疗法。通过肢体伸展练习减轻精神痛苦;指导患者进行呼吸调试、坐式冥想、低强度的瑜伽训练,让其集中注意力感知内心的想法和认知;同时,指导患者进行冥想触摸,即各自表达消极思想,并互相讨论抑制其蔓延的方法。

三、正念减压疗法

以团体训练课程的形式,教导患者运用自己内在的身心力量,为自己的身心健康积极地做一些他人无法替代的事,培育正念来对抗疼痛及紧张。主要内容包括:患者集中注意力于身体及呼吸的起伏;减少对客观存在的担忧,同时增加对不舒适状态的忍耐力;通过瑜伽训练放松肢体和减轻紧张情绪。

四、暴露疗法

研究表明,获得实证研究支持最多的心理疗法是暴露疗法。Hagenaars 等对 80 例存在 PTSD 出院患者进行了为期 3 个月的标准化想象暴露,引导患者闭上眼睛,想象置身于创伤事件中,思考产生焦虑症状出现的原因;将暴露内容刻录为磁带让患者每周重复听 5 次以上,从而改变其对刺激的感知,建立新的行为模式,结果证实,暴露疗法可以减轻患者的 PTSD 症状。

五、体力活动

研究证实,运动可预防疾病发生,延缓病情进展,促进患者身心健康。体力活动可以通过情绪的释放减轻患者的焦虑状况,社会支持被看作是决定心理应激与健康关系的重要中介因素,是人类遭受创伤后重要的感知因素,运动作为社会支持的保护因素可以提高 PTG 水平。

六、自我表露/表达

创伤者通过表达内心的消极情感,思考创伤意义和自身感受,激发其创伤后认知加工,从而促进 PTG。

七、心理咨询

焦点解决短期干预(solution-focused brief therapy,SFBT),主要通过语言的作用强调个体正向、积极的能力和特质。

在结合临床特点和借鉴国外研究的基础上,应针对不同创伤事件、疾病阶段和患者特点,探索适合我国国情和患者需求的干预模式。

第三节 军事心理应激障碍干预

军人作为一个特殊的群体,战争时期的恶劣环境与和平时期的军事演习、部队生活及应对社会突发事件等都对其心理产生强烈的冲击,进而引发心理应激反应。如何预防和及时消除军人心理应激障碍已成为众多国家军事医学专家研究的重点。因此,制定具有我军现代化特色的心理干预系统有深刻意义。

1. 建立仿真现代战场背景 对 MPSD 的干预措施缺乏实效性,尤其对 CSR 的干预只是来源于平时演习,缺乏实战考验。因此,应着手利用虚拟现实技术和计算机技术,建立特殊作战环境和作业条件下虚拟现实模型、信息处理模型和情景意识模型,对作战人员进行科学的心理训练,以消除可能出现的应激心理障碍,提高情景意识水平和作业绩效,从而提高部队战斗力。

2. 加强心理学专业人才队伍建设 心理学专业人才是部队进行心理干预的主体,是影响心理干预措施施行的直接因素。在有条件的卫生机构建立心理干预分队,并制定干预分队管理规定,对队员的工作定岗、定位、定责,保证一旦发生群体性心理应激障碍,能够有效开展群体性心理干预工作。

3. 建立健全心理干预管理体系 心理干预管理体系是实现心理干预系统功能的基础和保障。应立足我军心理干预管理的现状,借鉴国外的有关经验,建立和完善我军心理干预的四级心理干预体制。在团以上单位成立心理咨询室,为本单位提供心理咨询,并明确各自职责;同时建立和完善心理干预信息系统及心理健康档案管理制度。

4. 加大心理训练的实用性 已初步形成了具有我军特色的心理训练理论基础,加大在模拟战场背景下或大规模野外演习中的实战应用。

5. 测评表 建立健全具有我军特色的心理测评表。

第四节　医护人员应激障碍防护

近年来,全球灾害事件频发,每次灾害事件发生后,医护人员奋不顾身地冲向一线,参加救援工作。有研究显示,灾难幸存者和救援人员(医护人员、消防员、志愿者等)都有出现心理危机的可能,医护人员作为救援者,往往更容易出现心理危机。Berger等研究表明,在灾难事件中,医护人员创伤后应激障碍发病率高于消防员和警察,出现的心理危机症状多样,轻则产生性格改变、身体不适;重则产生消极情绪和职业倦怠感,对生活和工作造成影响,同时还可能存在自杀的风险。因此应重视参与救援的医护人员的心理状况,及时给予心理疏导,降低救援人员出现心理危机的风险。

一、常见心理危机

1. 急性应激障碍(ASD)　是指由于突然而来且异乎寻常的、强烈的创伤事件引起的一过性精神障碍。ASD多在灾难后即刻发生,医护人员面对大型灾难现场、大量伤员、随时可能发生的二次灾害,常会出现ASD症状,如抑制不住的悲伤、痛苦,面对惨状情不自禁流泪,无法集中注意力,对周边事物表现绝望、愤怒、麻木、出现强烈恐惧体验的精神运动性兴奋,以及面色潮红、心动过速等自主神经兴奋性表现。

2. PTSD　PTSD是由严重的威胁或灾难导致心理创伤的延迟出现和长期持续的精神障碍。PTSD临床症状明显,表现为警觉性增高引起的睡眠障碍、睡眠较轻、易激惹,闯入性回忆引起的反复梦魇创伤画面,以及可能回避相关话题导致无法对工作和生活产生兴趣。地震、瘟疫、恐怖袭击、爆炸、海啸等灾难中常见PTSD,而医护人员需要长时间面对大型灾难现场,出现PTSD症状的可能性也在持续增加。据报道,救援人员创伤后应激障碍的患病率为 10％,其中医疗救援人员占总数的 20％。PTSD 的高发易导致身体和心理疾病多发,若未及时给予干预,病情严重时即会产生共病。

3. 抑郁、焦虑　参与灾难救援的医护人员较常见的心理危机为 PTSD 的共病,即抑郁、焦虑,主要表现为因看到大规模伤亡人员场景而感到心里内疚、痛苦,沉浸在痛苦中无法自拔,注意力不集中,经常独自流泪,不愿意说话、情绪低落,不愿意与他人交往。如果没有及时给予干预,可能会影响其日后的工作和生活。

4. 紧张、恐惧　在灾难现场,医护人员需要面对数量庞大的伤员,有些伤员伤势过重、生命垂危,救护难度和强度增大,同时灾难现场环境复杂、破坏性强,使护理人员自身安全存在隐患。

二、心理危机相关因素

1. 环境因素　包括灾难程度、灾难现场停留时间以及工作强度。灾难现场往往危险系数较高,大规模人员伤亡以及流离失所的人群、灾区随时可能发生的二次灾难、交通中断等严峻形势都会刺激医护救援人员产生压抑心理。在一些启动一级响应的重大传染病疫区,医护人员身穿防护服工作,高强度的工作任务、灾难现场中很多不确定的危险因素,都会导致医护人员出现心理危机。

2. 自身因素　医护人员在初到灾难现场后首先表现为震惊、恐惧,在救援过程中对灾民和病人产生同情,在医疗资源有限的情况下,优先将物资供给急需的患者,同时还要面对大规模人员伤亡,产生悲伤、愧疚的情感。在重大传染病疫区,面对未知的传染性疾病,在救治患者的过程中也存在自身感染的风险。

3. 社会因素　重大灾难事件发生后,交通不畅或中断,导致灾区、疫区物资供应困难,无法保障医护人员日常医疗所需,也会使医护人员产生消极心理。另外,随着网络越来越发达,民众可以通过网络来了解救援的最新进展,由于民众关注度高,对医护人员寄予很高的期望,都将目光放在救援进度上,从而忽视了救援人员的心理承受能力。

三、应对措施

1. **灾难救援前** 在日常工作中,将灾难救援培训纳入专业培训和考核。目前,美国心理协会、红十字会等机构均强调,灾难发生前对救援人员进行心理培训的重要性,通过救援前的心理指导,使医护人员可以掌握一些自我调节的方法,增强心理素质,提高心理弹性。

2. **灾难救援中**

(1)自我调整:作为救援人员,医护人员应该敏锐地捕捉到自己是否发生了心理危机,及时通过一些方法调节心理失衡,如通过唱歌、呼喊进行合理的宣泄,找一些自己喜欢的运动减压,与同事良好沟通,对自己的情绪进行正向引导。

(2)社会支持:在灾难救援中,社会支持很重要,尤其是组织支持,保证医疗救援物资及时供应,网络媒体引导正确的舆论方向,给予医疗救援人员精神鼓励。合理安排医护人员的工作时间,关注医护人员的心理变化,为其提供心理疏导和心理援助,慰问一线医护人员,开通心理热线,给医护人员提供倾诉的渠道,提供人文关怀。

3. **灾难救援后** 救援结束后,许多医护人员会出现不同的心理变化,如果不及时给予干预,就会影响其之后的生活和工作。干预的基本方法以心理干预为主、药物治疗为辅。

(1)心理治疗:研究表明,灾难发生后 24～48h 是理想的心理干预时间,及时进行心理治疗对于病情缓解有较好的作用。最常用的心理治疗方式——松弛训练,可以帮助医护人员更好地处理压力。国外还提倡通过团体训练、心理急救或创伤风险管理来改善医护人员的心理危机。通过提供社会支持,增强同事之间的凝聚力,改善心理危机。认知-行为疗法也是一种比较有效的方法,一般由创伤教育、放松训练、想象暴露、现场暴露、认知重构构成，认知-行为疗法可以有效减轻医护人员的心理危机。

（2）药物治疗：在心理干预的前提下，也可以应用药物进行辅助治疗，从而使心理治疗产生更好的效果。表现兴奋的人员常用艾司唑仑、劳拉西泮等抗抑郁药物；严重者常选用氯丙嗪等抗抑郁药物。随着中医研究越来越深入，很多中药和中医技术也被应用于辅助治疗 ASD 和 PTSD。安神定志丸治疗心胆气虚型疾病有良好效果；半夏厚朴汤对痰气郁结所致的抑郁有一定疗效；朱砂安神丸、珍珠母丸等可缓解焦虑。

参考文献

[1] 周袖宗,张华鸣.灾害医学紧急救治的伦理冲突及对策探讨[J].中华灾害救援医学,2014,2(07):362-365.

[2] 秦挺鑫.国外应急管理标准化及对我国的启示[J].安全,2020,41(08):1-6,89.

[3] 黄叶莉,钱阳明.灾害医学救援护理指南[M].太原:山西科学技术出版社,2017.

[4] 李秀华,张利岩,刘华平.灾害护理学[M].北京:人民卫生出版社,2015.

[5] 舒玲华,李葭.警务急救理论与实践[M].武汉:武汉大学出版社,2019.

[6] 许奇伟,蔡莉,李运华.内科护理学[M].武汉:华中科技大学出版社,2018.

[7] 纵伟,郑坚强.食品卫生学[M].北京:中国轻工业出版社,2019.

[8] Finn Warburg.军事灾难医学救援手册-危机、冲突、战争灾难躯干创伤救治[M].马晓东、张连阳,译.北京:人民军医出版社,2016.

[9] 军事护理技术操作规范(试行)[M].军队内部发行,2018.

[10] 《"十四五"应急救援力量建设规划》解读[N].中国应急管理报,2022(002).

[11] 金荣华.新型冠状病毒肺炎[J].首都医科大学学报,2020,41(2):149-154.

[12] 朱凤琴,李刚.中东呼吸综合征[J].临床内科杂志,2016,33(2):91-93.

[13] 姚元章,程晓斌,邓艳华.从汶川地震救援探讨军队医疗队参与模式[J].中华卫生应急电子杂志,2015,1(3):13-16.

[14] 王满宜.地震伤的救援与治疗[J].中华创伤骨科杂志,2013,15(6):461-462.

[15] 俞晓梅.创伤后成长心理干预措施的研究进展[J].解放军护理杂志,2018,35(7):45-47.

[16] 范姜珊,商临萍.灾害救援护理人员心理危机研究进展[J].护理研究, 2020,34(4):1420-1422.

[17] 张艳菊,赵润平,任俊华,等.急性应激障碍与创伤后应激障碍研究进 展[J].中国现代护理杂志,2018,24(12):1486-1488.

[18] 丁凡,刘国云,等.森林火灾烧伤伤员的紧急医学救援[J].灾害医学与 救援,2012,11:260-261.

[19] 刘国云.武警森林部队卫生员教材[M].北京:人民军医出版社,2009.

[20] 罗增让,郭春涵.灾害心理健康教育的创新方法——美国《心理急救现 场操作指南》的解读与启示[J].医学与哲学,2015,36(9):58-70.

[21] 王莹.建筑火灾扑救与应急救援[M].北京:中国人民公安大学出版 社,2015.

[22] 戴明月.消防安全管理手册[M].北京:化学工业出版社,2020.

[23] 范玉松.高层建筑火灾致因与防火安全对策分析[J].今日消防,2021, 4:40-41.

[24] 张明明.工业火灾爆炸事故分析与预防[J].科技成果管理与研究, 2011:67-69.

[25] 苏文利.化工企业安全管理现状及对策[J].化工管理,2015:101.

[26] 张莹,李永平.中医对慢性高原病的认识刍议[J].亚太传统医药,2017, 13(21):62-63.

[27] 李素芝,殷作明,胡德耀.等.高原寒区战时肢体枪弹伤对机体糖、蛋白 质和脂肪代谢的影响[J].西南国防医药,2010,20(11):1173-1176.

[28] 陈亚妮,王延琦,万红,等.高原环境对人体功能的影响与预防[J].职业 与健康,2014,30(10):1409-1412.

[29] 张秋梅.高原低氧对机体整体的影响及适应性分析[J].中外医疗, 2018,31(11):187-189.

[30] 孙婧,赵娟,佟长青.高原低氧环境下军事训练对武警新兵微循环功能 的影响[J].武警医学,2015,26(7):663-666.

[31] 谌秋华,朱清仙.寒冷应激对机体免疫功能影响分析[J].南昌大学学 报,2012,52(05):84-86.

[32] 吕辉,张文斌,孟姗姗,等.复方中药制剂在寒冷诱导机体损伤中作用 及机制[J].现代生物医学进展,2012,12(05):855-860.

[33] 陈宝库.寒冷环境的影响及边防卫生防冻措施[J].医学动物防制,2003

(04):237-238.

[34] 葛常英,戴胜归.沙漠干热环境对人体生理机能的影响[J].西北国防医学杂志,2003(01):53-54.

[35] 刘兵,邬堂春,徐文,等.沙漠干沙环境不同负荷和速度行军对人体血浆一氧化氮的影响[J].中国公共卫生,2000(03):16-17.

[36] 吴江,贾建平,崔丽平,等.神经病学[M].北京:人民卫生出版社,2008.

[37] Hanley A W,Peterson G W,Canto A I,et al. The relationship between mindfulness and posttraumatic growth with respect to contemplative practice engagement[J]. Mindfulness,2015(3):654-662.

[38] Wang X,Lan C,Chen J,et al. Creative arts program as an intervention for PTSD:A randomized clinical trial with motor vehicle accident survivors[J]. Int J Clin Exp Med,2015,8(8):13585-13591.